普通高等教育"十五"国家级规划教材 配套教学用书
新世纪全国高等中医药院校规划教材

中医妇科学习题集

主　编　张玉珍（广州中医药大学）
副主编　谭万信（成都中医药大学）
　　　　尤昭玲（湖南中医学院）
　　　　孙卓君（上海中医药大学）

中国中医药出版社
·北　京·

图书在版编目（CIP）数据

中医妇科学习题集/张玉珍主编．—北京：中国中医药出版社，2004.1（2021.2重印）

普通高等教育"十五"国家级规划教材配套教学用书

ISBN 978 – 7 – 80156 – 460 – 3

Ⅰ．中…　Ⅱ．张…　Ⅲ．中医妇科学 – 中医学院 – 习题　Ⅳ．R271.1 – 44

中国版本图书馆 CIP 数据核字（2003）第 048828 号

中国中医药出版社出版

发行者：中国中医药出版社
　　　　（北京经济技术开发区科创十三街 31 号院二区 8 号楼　传真：010 64405721　邮编：100176）
　　　　（邮购联系电话　84042153　64065413）
印刷者：三河市同力彩印有限公司
经销者：各地新华书店经销
开　　本：850 × 1168 毫米　16 开
字　　数：427 千字
印　　张：17.75
版　　次：2004 年 1 月第 1 版
印　　次：2021 年 2 月第 10 次印刷
书　　号：ISBN 978 – 7 – 80156 – 460 – 3
定　　价：48.00 元
如有质量问题，请与出版社发行部调换（010 64405510）
HTTP：//WWW.CPTCM.COM

编 写 说 明

　　《中医妇科学习题集》，是"普通高等教育'十五'国家级规划教材"、"新世纪全国高等中医药院校规划教材"《中医妇科学》的配套教学用书。由编写上述教材的全国13所高等中医药院校具有丰富教学、临床经验的专家共同编写。习题范围按照新世纪全国高等中医药院校规划教材《中医妇科学》教学大纲要求的范围，与教材内容一致。供全国高等中医药院校本科生、成人教育学员、执业医师资格考试人员及其他学习中医药人员使用，亦可供研究生入学考试参考。

　　编写本书的目的是帮助学生对已学过的知识，以习题形式进行复习、巩固、强化，也为学生应考提供便利。

　　本习题集力求科学、规范、覆盖面广、实用性强、便于学习，所以编写时要求：

　　1. 根据教学大纲要求，首先列出每章、节的学习目的与要求，使学生在学习中清楚各章节的主要知识点，明确学习要求，抓住重点，主动学习。

　　2. 覆盖教材的全部知识点，对必须掌握的基本知识、重点内容，以变换题型的方法予以强化。并按教学大纲"掌握、熟悉、了解"的不同要求，对每章各病证的题量、题型、难易程度、能力层次（识记、理解、简单应用、综合应用）予以全面考虑，可帮助学生全面复习，掌握重点，顺利通过考试。

　　3. 题型采用目前各高等中医药院校常用的考试题型，并注意涵盖"国家执业医师资格考试"的全部题型。

　　4. 习题以各章节纵向题为主，同时注意各章节之间的横向关联题，纵横交错，有利于学生知识点的综合应用。

　　5. 题量按教学时数计，每学时20题左右，本习题集共命题1560题左右。

　　6. 本习题集与教材章节顺序一致，便于学生同步练习，与教材配套复习。对于部分章节内容较少的，采用了按章或数节联合出题的方式。

　　7. 由于本版教材（"新世纪第一版"，习称"七版教材"），在继承历版教材，尤其是五版教材优点的同时，注意反映中医妇科学的新进展、新经验、新成果、新病种，所以在出题时也注意体现这方面的内容，以反映教材的全貌。

　　8. 本习题集在各章节习题后备有参考答案，部分题型有答案分析，以精练的语言写出选与不选的理由，抓关键，抓要点；简答题、问答题、论述题、病案分析题均列出必答要点。

9. 书末附模拟试题，有本科试题 A、B 卷和硕士研究生入学考试题，有难易之分，便于学生自我测试学习效果。

由于试题要求科学、严谨、规范，编写有一定难度，加之教材内容不断发展，本习题集可能存在缺点与不足，恳请各院校本学科教学人员在使用中发现问题，及时反馈给我们，以便再版时予以修改，使本习题集更切合教学使用。

《中医妇科学习题集》编委会
2003 年 4 月

目　录

总　论

第一章　绪　论

【学习目的要求】

1. 了解《内经》、《难经》、《神农本草经》、《金匮要略》等中医经典著作是中医妇科学的源头。

2. 熟悉中医妇科学在 10 个历史时期的重大学术成就、代表医家及其代表著作名称。以史为鉴，开拓未来，激发学生学习中医妇科学的兴趣与责任感。

📝 习题

一、填空题

1. 马王堆帛书《＿＿＿＿＿＿》是我国目前已知最早的以胎产命名的产科专著。

2. ＿＿＿＿＿＿时期是中医妇科学形成的奠基时期。

3. 《素问·腹中论》记载了妇科历史上第一首方＿＿＿＿＿＿，治疗血枯经闭。

4. 《＿＿＿＿＿＿》是现存中医古籍中最早设立妇科专篇的医著。

5. 《＿＿＿＿＿＿》首先提出"月经"之名。

6. ＿＿＿＿＿＿时期，最突出的成就是妇产科独立分科。

7. 《＿＿＿＿＿＿》首先提出"妇人以血为基本"的学术观点。

8. 明代，妇产科有较大的发展，其特点是＿＿＿＿＿＿的理论研究得以深化。

9. ＿＿＿＿＿＿时期，已具中医妇科学的雏形。

10. 明代赵献可著《＿＿＿＿＿＿》，是历史上第一部研究肾的专著。

二、选择题

（一）A₁ 型题

1. 四乌贼骨一藘茹丸，是妇科历史上第一首方，治疗血枯经闭，出自（　　　）
   A. 《素问·腹中论》
   B. 《金匮要略》
   C. 《素问·上古天真论》
   D. 《千金要方》
   E. 《妇人大全良方》

2. 现存中医古籍中最早设妇科专篇的医著是（　　　）
   A. 《金匮要略》
   B. 《诸病源候论》
   C. 《证治准绳》
   D. 《千金要方》
   E. 《黄帝内经》

3. 把妇人列于卷首的医著是（　　　）
   A. 《圣济总录》　　B. 《千金要方》
   C. 《坤元是宝》　　D. 《外台秘要》
   E. 《景岳全书》

4. 妇产科独立分科始于（　　　）
   A. 汉代　　　　　B. 唐代
   C. 宋代　　　　　D. 隋代

E. 明代

5. 妇科历史上的第一首方是( )
   A. 温经汤
   B. 四物汤
   C. 胶艾汤
   D. 四乌贼骨一蘆茹丸
   E. 当归芍药散

6. 设立"太医局"的朝代是( )
   A. 汉代　　　B. 隋唐五代
   C. 宋代　　　D. 秦汉时代
   E. 金元时代

7. 历史上最早使用针和药下死胎的医家是( )
   A. 张仲景　　B. 华佗
   C. 扁鹊　　　D. 淳于意
   E. 杨子建

8. 首先提出了女子生长发育和生殖规律的是( )
   A. 《素问·上古天真论》
   B. 《素问·腹中论》
   C. 《经效产宝》
   D. 《灵枢·经水》
   E. 《金匮要略》

9. "妇人之生，有余于气，不足于血"，出自( )
   A. 《妇人大全良方》
   B. 《内经》
   C. 《金匮要略》
   D. 《诸病源候论》
   E. 《难经》

10. 首先提出"月经"之名的古籍是( )
    A. 《内经》
    B. 《金匮要略》
    C. 《脉经》
    D. 《诸病源候论》
    E. 《神农本草经》

11. "妇人以血为基本"语出( )

A. 《妇人大全良方》
B. 《内经》
C. 《脉经》
D. 《金匮要略》
E. 《景岳全书·妇人规》

12. 清代的妇科著作影响较大的是( )
    A. 《济阴纲目》
    B. 《傅青主女科》
    C. 《妇科玉尺》
    D. 《血证论》
    E. 《达生篇》

13. 肾主生殖的理论研究得以深化是在( )
    A. 汉代　　　B. 唐代
    C. 宋代　　　D. 明代
    E. 清代

14. 中医妇科学形成的奠基时期是( )
    A. 夏商周时期
    B. 春秋战国时期
    C. 秦汉时期
    D. 三国两晋南北朝时期
    E. 隋唐五代时期

15. "妇三岁不孕"出自( )
    A. 《内经》　　B. 《周易》
    C. 《史记》　　D. 《难经》
    E. 《山海经》

16. 金元时代，哪部医书记载了牵引助产下死胎的成功病案( )
    A. 《素问病机气宜保命集·妇人胎产论》
    B. 《儒门事亲》
    C. 《兰室秘藏》
    D. 《脾胃论》
    E. 《格致余论》

17. "妇人血崩，是肾水阴虚，不能镇守胞络相火，故血走而崩也"，语出( )

A.《景岳全书·妇人规》

B.《格致余论》

C.《兰室秘藏》

D.《妇人大全良方》

E.《傅青主女科》

18. "寿胎丸"是防治自然流产的基础方，出自（　　）

A.《景岳全书·妇人规》

B.《傅青主女科》

C.《女科撮要》

D.《医贯》

E.《医学衷中参西录》

19. "胎教"最早记载在（　　）

A.《列女传》

B.《内经》

C.《经效产宝》

D.《妇人大全良方》

E.《逐月养胎方》

20. 妇人少年治肾，中年治肝，老年治脾的观点是从哪位医家的学术观点中引申出来的（　　）

A. 朱丹溪　　　B. 刘完素

C. 张子和　　　D. 李东垣

E. 张景岳

（二）B₁型题

A. 夏商周时期

B. 春秋战国时期

C. 秦汉时期

D. 隋唐五代

E. 两宋时期

21. 中医妇科学的奠基时期是（　　）

22. 中医妇科学的形成是（　　）

A. 秦汉时期　　　B. 两宋时期

C. 金元时期　　　D. 明代

E. 隋唐五代

23. 中医妇产科历史上最早设有产科教授是（　　）

24. 中医妇产科历史上最早设立产科

（　　）

三、名词解释

1. 中医妇科学

2. 带下医

四、简答题

1. 为什么说两宋时期标志着中医妇产科学已经形成？

2. 金元时代医家刘完素在《素问病机气宜保命集》中，对妇人生理作出什么规律性阐述？

五、论述题

1. 试论《内经》奠定了中医妇科学的理论基础。

2. 试述朱丹溪对妇产科的贡献。

3. 你对陈自明《妇人大全良方》提出的"妇人以血为基本"如何理解？

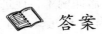 答案

一、填空题

1. 胎产书

2. 春秋战国

3. 四乌贼骨一藘茹丸

4. 金匮要略

5. 脉经

6. 两宋

7. 妇人大全良方

8. 肾主生殖

9. 秦汉

10. 医贯

二、选择题

（一）A₁型题

1. A。

答案分析：篇内所论者，皆腹中之病，与题干相符。

2. A。

答案分析：《金匮要略》中有三篇专论妇人妊娠病、产后病、杂病脉证并治。

3. B。

答案分析：《千金要方》把"妇人方"三卷列于卷首以示重视，认为"先妇人、小儿而后丈夫……则是崇本之义也"。

4. C。

答案分析：宋代设太医局，在规定设立的九科之中有产科，设产科教授，妇产科专著大量出版，尤其是出版了概括全科的专著《妇人大全良方》。

5. D。

答案分析：四乌贼骨一藘茹丸出自《素问·腹中论》，是妇科历史上的第一首方。

6. C。

答案分析：宋代重视专科人才的培养，又发明了活字版印刷术，促进科学的发展，如设"太医局"有九科学生，额300人，产科10人。

7. B。

答案分析：在《华佗传》中记载了华佗用针和药下死胎的史实。

8. A。

答案分析：《素问·上古天真论》记载了女子从7岁至"七七"49岁生长发育和生殖的规律。

9. B。

答案分析：《内经·灵枢·五音五味篇》中指出了"妇人之生，有余于气，不足于血，以其数脱血也"。这是妇人容易导致气血失调的生理病理基础。

10. C。

答案分析：《脉经》首先提出"月经"之名。以前称为"月事"、"月水"、"月信"等。

11. A。

答案分析：《妇人大全良方》提出"妇人以血为基本"，源于《内经》。

12. B。

答案分析：《傅青主女科》治疗妇科病重视调气血、养肝肾、健脾胃，调理奇经，继承历代学术，不断创新。临床注重辨证，理法严谨，创制的方剂实用有效，大多流传至今，临床有较大的实用价值。

13. D。

答案分析：明代，房劳伤肾在社会上较突出，促进了医家对肾与命门的研究，直接影响着妇科学术理论的深化。如《证治准绳·女科》、《万氏妇人科》、《妇人规》等从各方面研究肾与生殖的关系，尤其是张景岳提出"无形之水"，赵献可提出"无形之水"、"无形之火"的概念与西医所指的生殖内分泌颇相似，赵献可著《医贯》，为历史上第一部研究肾的专著。

14. B。

答案分析：《内经》对妇女的解剖、生长发育与生殖的生理规律、病因病机、诊断、治则和方药以及临床重点病证的机理和治则等都有论述，为中医妇科学的形成和发展奠定了基础。

15. B。

答案分析：《周易》在《易经·爻辞》中最早记载了不孕不育症，如"妇三岁不孕"，"妇孕不育"。

16. B。

答案分析：《儒门事亲》中记载了张子和牵引助产下死胎的成功病案。

17. C。

答案分析：是李东垣对《内经》"阴虚阳搏谓之崩"的解释和深化，也为后世医家提出滋阴固气止崩奠定了理论基础。

18. E。

答案分析：寿胎丸出自张锡纯《医学

衷中参西录》，以补肾为主用以防治滑胎。经现代临床和实验研究，寿胎丸已成为防治自然流产的基础方，随证加减获高效。

19. A。

答案分析：据历史资料记载，"胎教"最早见于《列女传》，说的是文王之母怀孕时进行"胎教"的史实。

20. B。

答案分析：刘完素在《素问病机气宜保命集·妇人胎产论》中提出"妇人童幼天癸未行之间，皆属少阴；天癸既行，皆从厥阴论之；天癸已绝，乃属太阴经也"。后人加以引申。

（二）B₁型题

21. B。

答案分析：春秋战国时期，主要是我国现存的第一部医学巨著《内经》，确立了中医学的基础理论，也为中医妇科学的形成和发展奠定了基础。

22. E。

答案分析：两宋时期设"太医局"，在其规定设置的九科之中有"产科"，并设产科教授，同时陈自明《妇人大全良方》的问世，第一次概括了全科。综上所述标志着中医妇产科已形成。

23. B。

答案分析：据历史资料记载，两宋时期最早设有产科教授陈自明。

24. B。

答案分析：据《元丰备对》载："太医局九科学生，额三百人……产科十人。"

三、名词解释

1. 中医妇科学：中医妇科学是运用中医学基础理论和方法，认识和研究妇女解剖、生理、病因病机、诊治规律，以防治妇女特有疾病的一门临床学科。它是中医临床医学的重要组成部分，是高等中医药院校主

干课程之一。

2. 带下医：出自《史记·扁鹊仓公列传》："扁鹊，过邯郸，闻贵妇人，即为带下医"。带下指带脉以下，带下医指治疗裙带以下疾病的医生，即今妇（产）科医生。

四、简答题

1. 答：宋代设"太医局"培养专门人才，在规定设置的九科之中有产科；设有产科教授，领头学科的发展。当代陈自明三世业医，汇集和系统总结了南宋以前40余种医籍中有关妇产科的理论和临证经验，结合家传和自己的经验，编著了《妇人大全良方》，历史上第一次概括了全书，成为划时代的著作。可以说宋代标志着中医妇产科学已经形成。

2. 答："妇人童幼天癸未行之间，皆属少阴；天癸既行，皆从厥阴论之；天癸已绝，乃属太阴经也"。这成为后世医家主张妇人少年治肾，中年治肝，老年治脾的立论根据。

五、论述题

1. 答：《内经》奠定了中医妇科学的理论基础。

（1）基础理论方面：生殖器官的解剖，外生殖器官有毛际、廷孔，内生殖器官有女子胞、子门；生理方面，首先提出了女子生长发育与生殖的规律，至今仍为妇科经典理论；病因病机方面，揭示了妇人脏腑肾、肝、心、肺、脾功能失常，气血失调和冲、任、督、带脉为病导致妇科病的病机；已有男女诊法区别及四诊的应用，还有"面王以下，膀胱子处也"的特殊诊法；治则方面，载有"因天时而调血气"、孕期用药"有故无殒，亦无殒也"，"衰其大半而止"和新产后或产后大出血禁泻，以及对石瘕、肠覃"可导而下"等。

（2）临床病证记载了崩漏、闭经、带下病、子痫、转胞、死胎、产后大出血、产后发热、癥瘕（石瘕、肠覃）、不孕等病名、机理和症状或治则。记载了妇科历史上第一首方四乌贼骨—藘茹丸治疗血枯经闭。

综上所述，《内经》从基础理论到临床病证奠定了中医妇科学的理论基础。春秋战国时期，是中医妇科学的形成和发展的奠基时期。

2. 答：朱丹溪对妇产科的贡献主要是：

（1）在《格致余论》中第一次明确描述了子宫的形态，"阴阳交媾，胎孕乃凝，所藏之处，名曰子宫。一系在下，上有两歧，一达于左，一达于右。"有学者理解与现代解剖学的子宫相同。也有学者理解与现代解剖学中的子宫及附件相同。

（2）描述了真假阴阳人。

（3）提出"产前安胎，黄芩、白术为妙药也"。

（4）提出痰湿导致月经病、带下病、不孕症的机理。

（5）提出"男不可为父，女不可为母"的不孕不育病机。

（6）对妊娠转胞，创丹溪举胎法。

（7）对子宫脱垂，创"皮工"疗法。

（8）对难产导致的膀胱阴道瘘，主张补气血，"令气血骤长，其胞自完"的治疗

原则。

3. 答：宋代陈自明《妇人大全良方》提出"妇人以血为基本"的学术观点有如下理由：

（1）此论来源于《内经》所说的"妇人之生，有余于气，不足于血，以其数脱血也"。《圣济总录·卷一百五十一》设"血气统论"，已提出"妇人纯阴，以血为本，以气为用"的学术观点。陈自明进一步归纳为"妇人以血为基本"。

（2）妇女的主要生理特点月经、妊娠、产育与哺乳均以血为用。月经的主要成分是血，然血为脏腑所化，赖气以行，气血和调，血海由满而溢泻而为月经；孕后阴血下注冲任、血海以养胎，促进胎儿的生长发育和成熟；"瓜熟蒂落"分娩要耗气伤血，以血用事；乳汁由血所化，赖气以行以哺育婴孩。所以妇人每一生理过程都以血为用，并消耗一定的气血才能完成。

（3）气血失调是妇科疾病的主要病机。临证时要知道"气为血之帅，血为气之母"，分清在气还是在血，又要注意气和血的相互关系。

（4）调理气血是治疗妇科疾病的重要治法，四物汤补血养血是治疗妇科病的通用方。故《妇人大全良方》提出"妇人以血为基本"是正确的。

第二章 女性生殖器官解剖位置及其功能

【学习目的要求】

1. 熟悉内、外生殖器官的解剖名称、位置及功能。

2. 了解胞脉、胞络的功能。

3. 了解女性生殖器官的发育异常。

习题

一、填空题

1. 解剖一词，最早见于《＿＿＿＿》。

2. 廷孔，是＿＿＿＿的最早名称。出自《素问·骨空论》。

3. 阴户，又称廷孔、四边，均指＿＿。

4. 阴户，最早见《＿＿＿＿＿》。

5. 《诸病源候论·卷三十七》说："已产属＿＿＿＿，未产属＿＿＿＿，未嫁属＿＿＿＿。"

6. 阴道之名，最早见于《＿＿＿＿》。

7. 内生殖器，包括＿＿＿＿＿＿。

8. 首次描述子宫的形态是＿＿＿＿所著《＿＿＿＿＿＿＿》。

9. 胞宫，是女性内生殖器官的概称，包括解剖学上所指的＿＿＿＿＿＿。

10. 子宫，是中医固有的名称，即解剖学上所称的＿＿＿＿。

11. 子门即＿＿＿。

12. 古人认识女性生殖器官畸形有"＿＿＿＿"和"＿＿＿＿"。

二、选择题

（一）A₁型题

1. 解剖一词，首见于（ ）
   A.《素问·上古天真论》
   B.《灵枢·经水》
   C.《灵枢·经脉》
   D.《素问·骨空论》
   E.《灵枢·五色》

2. 阴道之名，最早见（ ）
   A.《素问·上古天真论》
   B.《难经》
   C.《诸病源候论》
   D.《妇人大全良方》
   E.《经效产宝》

3. 子宫之名，最早见（ ）
   A.《内经》
   B.《难经》
   C.《神农本草经》
   D.《金匮要略》
   E.《经效产宝》

4. 对子宫形态的描述首见于（ ）
   A.《格致余论》
   B.《兰室秘藏》
   C.《神农本草经》
   D.《景岳全书·妇人规》
   E.《丹溪心法》

5. 毛际主要指前阴隆起的脂肪垫，青春期开始长出阴毛。出自（ ）
   A.《灵枢·经脉》
   B.《灵枢·经水》
   C.《素问·上古天真论》
   D.《素问·厥论》

E. 《素问·骨空论》

6. 阴器指外生殖器，最早出自（　　）
    A. 《灵枢·经脉》
    B. 《灵枢·经水》
    C. 《素问·上古天真论》
    D. 《素问·五脏生成篇》
    E. 《素问·阴阳别论》

7. "女阴图"载于马王堆汉墓出土古籍《　　》，是现存最早的女性外生殖器图。
    A. 《金匮要略》　　B. 《华佗传》
    C. 《养生方》　　　D. 《难经》
    E. 《汉书》

8. 胞宫一词，始载于（　　）
    A. 《内经》
    B. 《活人书》
    C. 《神农本草经》
    D. 《女科百问》
    E. 《妇人大全良方》

（二）B₁型题
    A. 阴户　　　B. 子宫
    C. 胞宫　　　D. 子门
    E. 阴道

9. 西医解剖学所称的子宫即是中医学称的（　　）

10. （　　）包括解剖学上所指的子宫、输卵管和卵巢。
    A. 阴户　　　B. 阴道
    C. 子宫　　　D. 子门
    E. 子处

11. 相当于西医解剖学中的阴道口是（　　）

12. 相当于西医解剖学中的子宫颈口是（　　）

（三）X型题
13. 关于子宫的位置，下列正确的说法是（　　）
    A. 带脉以下
    B. 小腹正中，盆腔中央

C. 前邻膀胱
D. 后为直肠
E. 下接阴道

14. 子宫的功能是（　　）
    A. 主行月经　　B. 分泌带液
    C. 种子育胎　　D. 发动分娩
    E. 排出恶露

15. 阴户的功能有（　　）
    A. 是防御外邪入侵之第一道门户
    B. 是排月经、泌带下之出口
    C. 是合阴阳之入口
    D. 是娩出胎儿、胎盘之产门
    E. 又是排出恶露的出口

16. 阴道的功能有（　　）
    A. 防御外邪入侵的关口
    B. 排出月经、分泌带下的通道
    C. 阴阳交合的器官
    D. 又是娩出胎儿及胎盘的路径
    E. 可反映女性脏腑、精气津液的盛衰

17. 阴道口的不同命名有（　　）
    A. 廷孔　　　B. 玉门
    C. 龙门　　　D. 胞门
    E. 阴户

18. 古人对女性生殖器官的畸形分别名之（　　）
    A. 螺　　B. 纹　　C. 鼓
    D. 角　　E. 女涵男

19. 《内经》对女性外生殖器官的解剖名称记载有（　　）
    A. 毛际　　　B. 阴户
    C. 廷孔　　　D. 阴
    E. 四边

20. 《内经》对女性内生殖器官的解剖名称有（　　）
    A. 女子胞　　B. 子宫
    C. 子门　　　D. 胞宫
    E. 子处

21. 胞宫，本教材界定是女性特有的内生殖器官的概称，包括解剖学上所指的（　　）

    A. 子宫　　　B. 卵巢

    C. 输卵管　　D. 阴道

    E. 子宫韧带

22. 子宫，本教材界定是解剖学称的子宫，它的功能是（　　）

    A. 主行月经　　B. 分泌带液

    C. 种子育胎　　D. 发动分娩

    E. 排出恶露

三、名词解释

1. 阴器
2. 胞宫
3. 子宫

四、简答题

1. 试述子宫的功能。
2. 试述阴道的功能。

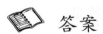 答案

一、填空题

1. 灵枢·经水
2. 阴道口
3. 阴道口
4. 校注妇人良方·求嗣门
5. 胞门　龙门　玉门
6. 诸病源候论
7. 阴道、胞宫、子门
8. 朱丹溪　格致余论·受胎论
9. 子宫、输卵管和卵巢
10. 子宫
11. 子宫颈口
12. 五不女　女涵男

二、选择题

（一）A₁型题

1. B。

答案分析：经水篇内论人身有十二经脉，合于天地有十二经水，而内属于五脏六腑。天地难于度量，人身死后可剖视，出现了"解剖"一词。

2. C。

答案分析：《诸病源候论·妇人产后病诸候下》在"产后阴道肿痛候"、"产后阴道开候"中最早见"阴道"之名。

3. C。

答案分析：子宫之名最早见《神农本草经》紫石英条下"女子风寒在子宫，绝孕十年无子"。

4. A。

答案分析：朱丹溪在《格致余论·受胎论》中首次描述了子宫的形态"一系在下，上有两歧，一达于左，一达于右"。

5. A。

答案分析：经脉篇言十二经之脉。在论足少阳胆经循行路径时，出现了"毛际"。

6. A。

答案分析：经脉篇言十二经之脉。在论足厥阴肝经循行路径时，出现了"阴器"。

7. C。

答案分析：经查史料，汉代《养生方》出现了现存最早的女性外生殖器图"女阴图"。

8. B。

答案分析：胞宫一词，始载于北宋朱肱《活人书·卷第十九》。

（二）B₁型题

9. B。

答案分析：子宫，本教材根据史料和客观解剖及临床实际出发，首次界定中国固有的子宫与西医解剖学中的子宫相同。

10. C。

答案分析：根据史料和现代中医提出的"肾－天癸－冲任－胞宫生殖轴"的新理论及临床实际，首次界定胞宫包括了西医解剖学中的子宫、输卵管和卵巢。

11. A。

答案分析：西医解剖学中的阴道口是中医学的阴户。

12. D。

答案分析：西医解剖学中的子宫颈口是中医学的子门。

（三）X 型题

13. ABCDE。

答案分析：从上、下、前、后、中位确定了子宫的正确位置。

14. ABCDE。

答案分析：从经、带、孕、产女性生理特点，全面认识子宫的功能。

15. ABCDE。

答案分析：从女性生理特点全面认识阴户的功能。

16. ABCDE。

答案分析：从女性生理月经、带下、妊娠、分娩等特点认识阴道的功能。

17. ABCDE。

答案分析：不同历史时期和对婚、嫁、产的不同，对阴道口冠以不同的命名。

18. ABCDE。

答案分析：《格致余论》提出"女函男"，即两性畸形。《广嗣纪要·择配篇》又提出"五不女"，即螺、纹、鼓、角、脉不能婚配生育。按原文可知"脉"不一定都是畸形，也可以是功能失调导致月经不调或闭经。

19. AC。

答案分析：据查《内经》经文，对女子外生殖器官的解剖名称有毛际和廷孔。

20. ACE。

答案分析：据查《内经》经文，对女子内生殖器官的解剖名称有女子胞、子处、子门。

21. ABC。

答案分析：胞宫，本教材界定是女性特有的内生殖器官的概称，包括解剖学上所指的子宫、输卵管和卵巢。

22. ABCDE。

答案分析：子宫，本教材界定为解剖学上所称的子宫。子宫的功能是主行月经、分泌带液、种子育胎、发动分娩、排出恶露。

三、名词解释

1. 阴器，泛指男女外生殖器。

2. 胞宫，是指女性特有的内生殖器官的概称，包括西医解剖学上的子宫及附件（卵巢、输卵管）。

3. 子宫，是中医固有的女性特有生殖器官的解剖名称，即西医解剖学所称的子宫。中西医所指相同，均为子宫实体。

四、简答题

1. 答：子宫的功能是主月经、泌带液、种子育胎、发动分娩、娩出胎儿及胎盘、产后排出恶露。子宫具有明显的周期性、节律性变化，具有藏和泻的双重功能，有脏"藏精气而不泻"和腑"传化物而不藏"的一些特殊功能，《内经》称"女子胞"，为"奇恒之府"。

2. 答：阴道是内外生殖器的通道。其功能首先是防御外邪入侵的关口，有"自洁"作用；是排出月经、分泌带下的通道；是阴阳交合的器官；又是娩出胎儿、胎盘的路径，故称产道；阴道还可反映五脏六腑、精气津液之盛衰。肝、肾、脾及任带二脉功能正常，阴中津津常润，反之阴中干涩，带下过少或带下过多。

第三章 女性生殖生理

【学习目的要求】

1. 熟悉女性一生各期的生理特点。
2. 掌握经、带、胎、产、乳的生理现象。
3. 掌握月经产生的机理。
4. 了解月经周期的调节。
5. 了解绝经现象和绝经机理。
6. 熟悉生理性带下及其产生的机理。
7. 熟悉妊娠机理及妊娠生理现象。
8. 熟悉产褥生理及乳汁生化的机理。
9. 掌握妊娠保健和预产期的计算。

习题

一、填空题

1. 女性的特殊生殖生理，包括_____、_____、_____、_____。

2. 《素问·上古天真论》曰："女子七岁，肾气盛，齿更发长；二七而_____，_____，_____，月事以时下，故有子。"

3. 《素问·奇病论》曰："胞络者，系于_____。"

4. 《素问·评热病论》曰："胞脉者属_____而络于_____。"

5. 月经的产生，是女子发育到成熟的年龄阶段后，_____、_____、_____、_____协调作用于_____的生理现象。

6. 月经初潮是_____期开始的一个重要标志。

二、选择题

（一）A₁型题

1. 身体无病，月经定期三个月一潮者，称为（　　）

   A. 居经　　　　　B. 并月

   C. 暗经　　　　　D. 激经

   E. 避年

2. 在月经产生的过程中，起主导作用的是（　　）

   A. 肾　　　B. 肝　　　C. 脾

   D. 天癸　　　E. 气血

3. 首先提出"经本于肾"，"经水出诸肾"的是（　　）

   A. 《内经》

   B. 《妇人大全良方》

   C. 《难经》

   D. 《妇人规》

   E. 《傅青主女科》

4. 天癸的至与竭与下列哪一脏的盛衰最关重要（　　）

   A. 肾　　B. 肝　　　C. 脾

   D. 心　　E. 肺

5. "胞中之水清和……乃种子之的候，无病之月信也"，语出（　　）

   A. 《妇人大全良方》

   B. 《广嗣纪要》

   C. 《妇人规》

   D. 《傅青主女科》

   E. 《血证论》

6. "男精壮而女经调，有子之道也"，语出（　　）

   A. 《傅青主女科》

B. 《女科正宗》

C. 《证治准绳·女科》

D. 《广嗣纪要》

E. 《妇科玉尺》

（二）X 型题

7. 女性的特殊生理包括（　　）

  A. 月经　　　　　B. 带下

  C. 妊娠　　　　　D. 产育

  E. 哺乳

8. 月经周期的调节机理目前有几种说法（　　）

  A. 天人相应说

  B. 肾阴阳转化说

  C. 肾－天癸－冲任－胞宫生殖轴说

  D. 脑－肾－天癸－冲任－胞宫轴说

  E. 妇人以血为基本说

9. 妊娠生理现象是（　　）

  A. 停经

  B. 脉滑

  C. 妊娠反应

  D. 子宫增大变软，腹部膨隆

  E. 乳头乳晕着色，乳房增大

10. 影响分娩的因素是（　　）

  A. 产力　　　　　B. 产道

  C. 胎儿　　　　　D. 精神因素

  E. 忍痛

三、名词解释

1. 月经

2. 月经周期

四、简答题

1. 何谓天癸？

2. 简述肝与月经产生的关系。

3. 简述月经的生理现象。

4. 简述带下的生理现象。

五、论述题

1. 试论肾在月经产生中的主导作用。

2. 试述经络与月经产生的关系。

3. 试述气血与月经产生的关系。

4. 你对《傅青主女科》提出的"经本于肾"，"经水出诸肾"如何理解？

5. 试述妊娠机理。

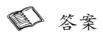 答案

一、填空题

1. 月经　带下　妊娠　产育　哺乳

2. 天癸至　任脉通　太冲脉盛

3. 肾

4. 心　胞中

5. 脏腑　天癸　气血　经络　胞宫

6. 青春期

二、选择题

（一）A₁ 型题

1. A。

答案分析：以身体无病为前提，3 个月定期来潮一次，名居经，以季为期，又称"季经"。

2. A。

答案分析：肾藏精，主生殖，为天癸之源，冲任之本，气血之根，主系胞宫，与脑相通，肾又为五脏阴阳之本，故在月经产生的过程中，以肾为主导。

3. E。

答案分析：《傅青主女科》在论"经水后期"中提出"经本于肾"，在论"经水先后无定期"中提出"经水出诸肾"，两者含义相同，说明肾是月经产生的本源。

4. A。

答案分析：天癸的至与竭决定月经的潮

与止，然肾为天癸之源，故与肾气的盛衰最关重要。

5. E。

答案分析：语出《血证论·崩带》，明确指出生理性带下的性状、周期性变化，并与生殖有关。

6. B。

答案分析：《女科正宗》指出"男精壮，女经调，有子之道也"，对临证治疗不孕不育有指导意义。

（二）X 型题

7. ABCDE。

答案分析：月经、带下、妊娠、产育与哺乳是女性特有生理。

8. ABCD。

答案分析：月经周期的调节尚无定论，答案 A、B、C、D 从不同的角度阐述机理，其中肾－天癸－冲任－胞宫生殖轴调节说，目前得到中医妇科界较普遍的认同。

9. ABCDE。

答案分析：5 个备选答案均从各方面表达了妊娠的生理现象。

10. ABCD。

答案分析：影响分娩的因素是产力、产道、胎儿和精神因素，关系到母子双方。

三、名词解释

1. 月经是有规律的、周期性的子宫出血。月月如期，经常不变，故古称"月事"、"月信"、"月水"，以表示月经有"月节律"的周期性。如《妇人规》曰："月以三旬而一虚，经以三旬而一至，月月如期，经常不变，故谓之月经，又称之月信。"

2. 月经周期是指出血的第一天为月经周期的开始，两次月经第一天的间隔时间称为一个月经周期，一般 28～30 天，提前或推后一周之内仍属正常。

四、简答题

1. 答：天癸，男女皆有。是在一定的年龄阶段，肾精肾气充盛到一定程度时，体内出现的具有促进人体生长、发育和生殖的一种精微物质。天癸来源于先天肾气，靠后天水谷精气的滋养而逐渐趋于成熟、泌至，此后又随肾气的虚衰而竭止。对女性来说，天癸与月经相始终，是肾主生殖的精微物质，"属无形之水"。《景岳全书·阴阳篇》曰："元阴者，即无形之水，以长以立，天癸是也，强弱系之。"

2. 答：肝藏血，主疏泄，喜条达，恶抑郁。肝体阴而用阳，具有储藏血液，调节血量和疏泄气机的作用。月经以血为物质基础，以血用事。在月经产生与调节中，肝血下注冲脉，主司血海之定期蓄溢，肝参与月经产生，周期、经期和经量的调节。

肝还通过冲、任、督脉与胞宫相通，而使子宫行使其藏泻有序的功能。

肝肾又同居下焦，乙癸同源，为子母之脏，肝主疏泄，肾主闭藏（精），一开一合共同调控月经的产生。

3. 答：月经的生理现象必须从月经初潮，月经的周期、经期、经量、经色、经质和月经的表现，以及绝经多方面来认识。

初潮年龄一般 13～15 岁，平均 14 岁；月经周期一般 28～30 天，前后一周属正常，平均 28 天；经期 3～7 天；经量每次 50～80ml，用卫生纸 1～2 包；经色暗红；经质不稀不稠，不凝固，无血块，无臭气。行经前可出现胸乳略胀，小腹及腰略坠或略酸。

妇女 45～55 岁为绝经年龄，平均 49.5 岁。

此外，尚有少数妇女身体无病，出现特殊月经，如并月、居经、暗经、避年和激经。

4. 答：带下属津液、阴液、带液，有滋润、濡养作用；带下虽说生而即有，津津常润，但随着肾气和天癸的调节，带下有周期性月节律，带下与月经同步，呈现周期性变化并与生殖有关。如月经前后，尤经间期，带下量会增多，质清，晶莹而透明，具韧性可拉长。如《血证论》曰："胞中之水清和……乃种子之之候，无病之月信也"；同时，带下量随妊娠期增多；带下淖泽胞宫、阴道。经绝后渐少，但不能断绝，否则阴中干涩为"带下过少"，故带下为津液，伴随女性一生的生理活动，以滋润胞宫、阴道。

五、论述题

1. 答：五脏的生理功能是化生和贮藏精、气、血、津液。肾藏精，肝藏血，脾生血，心主血，肺主气，气帅血，在月经产生的生理中，各司其职，互相协调，其中肾在月经产生中起主导作用：

（1）肾藏精，主生殖，是指肾具有生成、贮藏和施泄精气的作用，发挥其化生月经主生殖的功能。

（2）肾为天癸之源，天癸至，月事以时下，天癸竭，月经断绝。

（3）肾为冲任之本，任通冲盛，月事以时下，任虚冲衰则经水断绝，然冲任的通盛以肾气盛为前提。

（4）肾为气血之根，血是月经的物质基础，气为血之帅，气血和调，经候如常，然气血之根在于肾，气血久虚，常从肾治，补肾益精生化气血以调经助孕。

（5）肾与胞宫相系，胞宫司月经，肾与冲、任、督脉相关，与胞宫相系，直接影响月经的产生与调节。

（6）肾与脑相通，直接参与月经的调控。

（7）肾为五脏阴阳之本，肾气调节机

体的代谢和生理活动、是通过肾中阴阳来实现的，肾中阴阳平衡协调，才能维持机体生理，包括月经生理的正常。

综上所述，肾通过多渠道、多层次、多位点，对月经的产生发挥主导作用。

2. 答：经络与月经产生的关系，主要从经络循行路径和经络的功能作用来认识。

（1）循行路径：冲、任、督三脉同起于胞中，一源而三歧，带脉环腰一周，络胞而过。冲、任、督在下腹部所经路径正是生殖器官所在部位，冲、任、督、带经气参与月经产生的生理活动，关系密切。

（2）功能作用："冲为血海"，为"十二经之海"；任主胞胎，为阴脉之海，总司精、血、津、液等一身之阴液；督脉属肾络脑；带脉约束诸经，使经脉气血循行保持常度。在肾气、天癸的作用下，冲、任、督、带脉各司其职，调节着月经的产生和维持其正常。

3. 答："妇人以血为基本"，月经的主要成分是血。然气为血之帅，血为气之母，血赖气的升降出入运动而周流。气血来源于脏腑。在月经产生的机理中，血是月经的物质基础，气能生血、行血、摄血。气血和调，经候如常，气血失调，月经异常。故气血和月经产生密切相关。

4. 答："经本于肾"，是《傅青主女科·经水后期》中提出来的。"经水出诸肾"，是《傅青主女科·经水先后无定期》中提出来的。两者含义相同，说明肾是月经产生的本源。可以分别从肾在月经产生的机理、月经病的病机以及临床运用滋肾补肾达到调经治本的疗效，再结合实验研究疗效机理等多个方面来理解。

（1）生理上：肾在月经产生中起主导作用。

（2）病理上：先天肾气不足，不足于生化天癸、气血，直接影响月经的初潮、周期、经期、经量及色质的异常。

（3）临床上：治疗月经病虽有补肾、疏肝、扶脾、调理气血等法，然补肾在于填补精血以固本，佐以助阳之品，使肾中阴阳平衡协调，精血俱旺，月经自调。

（4）实验室研究证明补肾中药方可以调整生殖内分泌达到调经、促排卵、受孕、安胎的目的。

5. 答：妊娠的机理在于男女肾气充盛，天癸成熟泌至，任通冲盛，女子月事以时下，男子精气溢泻，即男精壮，女经调的基础上，氤氲排卵之时，阴阳和合，男施精，女摄精，男女之精妙合其间，结合为孕卵种植于子宫内发育而为妊娠。即是要在肾气、天癸、冲任、胞宫各个环节的协调和滋养下，氤氲排卵时，阴阳和合，才能妊娠。

第四章 妇科疾病的病因病机

【学习目的要求】

1. 熟悉导致妇科疾病发生的病因及其致病特点。

2. 掌握妇科疾病发生的主要病机，深刻理解妇科病机特点。

3. 熟悉发病过程中病机的转归。

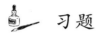 习题

一、填空题

1. 妇科常见的病因是_____、_____、_____和_____。

2. 现代社会中又出现了一些新的病因，如_____、_____、_____等都可导致妇科疾病。同时一些病理产物如_____、_____在一定条件下又转变为致病因素。

3. 妇科疾病的主要病机是_____，_____，_____，_____以及_____。

4. 子宫受损的病机，主要有_____、_____和_____。

5. 冲、任、督、带损伤的常见病机是_____、_____和_____。

6. 妇科疾病的主要病机，多直接或间接损伤_____、_____，导致妇科疾病的发生。但各病机之间又是相互联系，相互影响的。

二、选择题

（一）A₁型题

1. 六淫与"内生五邪"中与妇科关系最大的是（　　）

   A. 寒、热、风邪

   B. 风、寒、湿邪

   C. 寒、热、湿邪

   D. 风、湿、热邪

   E. 寒、热、暑邪

2. 寒、热、湿邪导致妇科疾病，主要易引起什么病变（　　）

   A. 气分病变　　B. 血分病变

   C. 肾　　　　　D. 肝

   E. 脾

3. 生活失度导致妇产科疾病，下列哪项是错的（　　）

   A. 七情内伤　　B. 房劳多产

   C. 饮食不节　　D. 劳逸失常

   E. 跌仆损伤

4. 脏腑功能失常导致妇科疾病，关系最密切的是（　　）

   A. 肾、肝、脾　　B. 肾、脾、心

   C. 肝、脾、胃　　D. 肝、脾、心

   E. 肾、脾、肺

5. 下列妇科病证，哪项与寒邪无关（　　）

   A. 痛经　　　　B. 月经后期

   C. 胎萎不长　　D. 月经先期

   E. 不孕症

6. 下列妇科病证，哪项与热邪无关（　　）

   A. 月经先期　　B. 月经过多

   C. 崩漏　　　　D. 带下过多

   E. 子肿

7. "气血失调"是妇科最常见的发病机理，主要理论依据是（　　）

A. 百病皆生于气

B. 气为血帅，血为气母

C. 妇人之生，有余于气，不足于血，以其数脱血也

D. 血病必及气

E. 气病必及血

8. 下列妇科病证中，哪项与肾气虚有关（　　）

　　A. 闭经　　　　B. 月经过多

　　C. 经行吐衄　　D. 经期延长

　　E. 经行头痛

9. 下列病证中，哪项与气虚统摄无权有关（　　）

　　A. 月经过多　　B. 痛经

　　C. 月经过少　　D. 经行吐衄

　　E. 癥瘕

10. 肾阴虚导致的妇科病，下列哪项是错误的（　　）

　　A. 崩漏　　　　B. 闭经

　　C. 经间期出血　D. 子晕

　　E. 子肿

（二）B₁型题

　　A. 月经先期

　　B. 月经后期

　　C. 月经先后无定期

　　D. 痛经

　　E. 闭经

11. 肾虚肝郁，血海蓄溢失常，可发生（　　）

12. 肾气虚，封藏失司，冲任不固，可发生（　　）

　　A. 痛经　　　　B. 带下过少

　　C. 胎动不安　　D. 子晕

　　E. 滑胎

13. 肝气郁结，血为气滞，冲任不畅，可发生（　　）

14. 肝阴不足，肝阳偏亢，可发生（　　）

　　A. 滑胎　　　　B. 不孕症

　　C. 带下过少　　D. 经行浮肿

　　E. 子肿

15. 肾气虚，胎失所系，可发生（　　）

16. 肾阳虚，命门火衰，不能暖宫，可发生（　　）

　　A. 子肿

　　B. 滑胎

　　C. 带下过多

　　D. 子宫内膜异位症

　　E. 子晕

17. 肾阳虚，气化失常，水湿下注任带，使任脉不固，带脉失约，可发生（　　）

18. 肾阳虚，血失温运而迟滞成瘀，发生肾虚血瘀，导致（　　）

　　A. 痛经　　　　B. 闭经

　　C. 经期延长　　D. 产后血劳

　　E. 月经先后无定期

19. 血虚，冲任血海匮乏，不能由满而溢，可发生（　　）

20. 产后精血亏损，冲任血海空虚，脑髓失充，脏腑虚损，可发生（　　）

（三）X型题

21. 妇科常见的病因有（　　）

　　A. 寒热湿邪　　B. 七情内伤

　　C. 生活失度　　D. 体质因素

　　E. 淫邪因素

22. 七情内伤导致妇科疾病，为害尤甚者有（　　）

　　A. 怒　　B. 思　　C. 恐

　　D. 忧　　E. 悲

23. 生活失度导致妇科病，主要是（　　）

　　A. 房劳多产　　B. 饮食不节

　　C. 劳逸失常　　D. 跌仆损伤

　　E. 嗜烟酗酒

24. 现代社会出现新的病因有（　　）

　　A. 免疫因素　　B. 生物因素

C. 环境因素　　D. 瘀血
E. 痰饮

25. 妇科疾病的主要病机是(　　)
A. 脏腑功能失常
B. 气血失调
C. 冲任督带损伤
D. 胞宫、胞脉、胞络受损
E. 肾－天癸－冲任－胞宫生殖轴失调

26. 肾的功能失常，冲任损伤，导致妇科病，临床上分为(　　)
A. 肾气虚　　B. 肾阳虚
C. 肾阴虚　　D. 肾阴阳两虚
E. 阴虚阳亢

27. 脾的功能失常，主要有(　　)
A. 脾失健运　　B. 脾失统摄
C. 脾虚下陷　　D. 脾胃虚弱
E. 肝胃不和

28. 冲任督带损伤的常见病机是(　　)
A. 冲任损伤　　B. 督脉虚损
C. 带脉失约　　D. 冲任不固
E. 冲任血热

三、名词解释

1. 体质
2. 病机

四、简答题

1. 简述妇科病机有哪些？它与其他科不同的特点是什么？
2. 简述冲任损伤与月经病的关系。

五、论述题

1. 为什么说气血失调是妇科疾病的重要病机。
2. 试述肾阳虚导致妇科疾病的机理。
3. 试述肝的功能失常导致妇科疾病的机理。

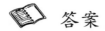 **答案**

一、填空题

1. 寒热湿邪　七情内伤　生活失度体质因素
2. 免疫因素　生物因素　环境因素瘀血　痰饮
3. 脏腑功能失常　气血失调　冲任督带损伤　胞宫　胞脉　胞络受损以及肾－天癸－冲任－胞宫生殖轴失调
4. 子宫形质异常　子宫藏泻失司　子宫闭阻
5. 冲任损伤　督脉虚损　带脉失约
6. 冲任　胞宫

二、选择题

(一) A₁型题

1. C。
答案分析：妇人以血为基本，寒热湿邪易与血相搏，发生妇科病。

2. B。
答案分析：寒热湿邪易与血相搏，导致血分病变，妇人以血为基本，进而发生妇科疾病。

3. A。
答案分析：七情内伤不属生活失度范围，是妇科病的重要病因之一。

4. A。
答案分析：肾、肝、脾与妇女的生理、病理密切相关。

5. D。
答案分析：月经先期由气虚、血热所致，与寒邪无关。

6. E。
答案分析：子肿由脾虚、肾虚、气滞所致，与热邪无关。

7. C。

答案分析：妇人经、孕、产、乳数伤于血，使妇人处在气有余、血不足的状态，为气血失调的理论依据。

8. A。

答案分析：闭经与肾气虚密切相关。

9. A。

答案分析：气虚统摄无权，可导致月经过多。

10. E。

答案分析：子肿由脾虚、肾阳虚、气滞有关，与肾阴虚无关。

（二）B₁型题

11. C。

答案分析：血海蓄溢失常，可导致月经先后无定期。

12. A。

答案分析：题干所述是月经先期的病机之一。

13. A。

答案分析：题干所述是痛经的机理之一。

14. D。

答案分析：题干所述是子晕的机理之一。

15. A。

答案分析：题干所述与滑胎病机相符。

16. B。

答案分析：题干所述与不孕症病机相符。

17. C。

答案分析：题干所述符合肾阳虚带下过多的病机。

18. D。

答案分析：题干所述符合子宫内膜异位症的病机之一。

19. B。

答案分析：题干所述符合虚证闭经病机。

20. D。

答案分析：题干所述符合产后血劳病机。

（三）X型题

21. ABCD。

答案分析：A、B、C、D均符合题干要求。淫邪因素提法概念不清。因淫邪是指六淫邪气，为外感病范围，但妇科病更多由"内生五邪"所致，二者所致病证的临床征象相似，常冠"内"、"外"二字以区别。六淫邪气与内生五邪中与妇科关系最大的是寒、热、湿邪，因其易与血相搏为病。

22. ABC。

答案分析：怒伤肝，思伤脾，恐伤肾。被选上的答案符合题干要求。

23. ABCDE。

答案分析：被选上的答案符合题干要求。

24. ABC。

答案分析：被选上的答案符合题干要求。而D、E为病理产物转变为病因。

25. ABCDE。

答案分析：被选上的全部答案，符合题干的要求，较以往教材传统病机新增加了"D、E"。

26. ABCD。

答案分析：所选上的答案，符合题干要求。肾阴虚中可包括"阴虚阳亢"，此项备选不能选上。

27. ABCD。

答案分析：所选上的答案，符合题干的要求。肝胃不和不属于脾的病机。

28. ABC。

答案分析：所选上的答案，符合题干的要求。D、E已在A之中包括了。

三、名词解释

1. 体质：体质一词出现在清代《通俗伤寒论》，古籍多以"素体"、"禀赋"等表达。体质受之于父母，并受后天影响。体质在疾病发生、发展和转归以及辨证论治中有着重要的地位，体质体现了中医形神统一观，精神面貌、性格、情绪等对体质的识别具有重要的意义。

2. 病机：即疾病发生、发展与变化的机理。妇科疾病的主要病机，多须直接或间接地损伤冲任、胞宫，才能发为妇科病。但各病机之间也是相互影响的。

四、简答题

1. 答：妇科疾病的主要病机是：脏腑功能失常、气血失调、冲任督带损伤、胞宫、胞脉、胞络受损和肾－天癸－冲任－胞宫生殖轴失调。

妇科病机与其他科的不同特点是各种病机须直接或间接损伤冲任督带、胞宫，才能发为妇科病。

2. 答：冲任二脉皆起于胞中，为女性生殖器官所在部位。冲为血海，为十二经之海；任主胞胎，为阴脉之海。女子发育到一定年龄阶段，肾气盛，天癸至，任通冲盛，才能月事以时下和有子。若冲任损伤则导致妇科疾病，尤其是月经病，如冲任不固，经血妄行可致月经先期、月经过多、崩漏、经期延长；冲任不足，血海不盈，可致月经后期、月经过少、闭经、痛经；冲任失调，血海蓄溢失常，可致月经先后无定期；冲任血热，热迫血行，可致月经先期、月经过多、崩漏、经间期出血、经期延长；冲任寒凝和冲任阻滞，瘀滞胞宫，可致痛经、闭经、月经后期、月经过少等。

五、论述题

1. 答：妇女经、孕、产、乳的生理活动均以血为用又须耗血，致使机体常处于血常不足，相对气常有余的状态。如《灵枢·五音五味》曰："妇人之生，有余于气，不足于血，以其数脱血也"。说明气血失调是妇科疾病的重要机理。所以临证中要分清在气在血之不同。在气者，有气虚、气陷、气滞、气逆；在血者，有血虚、血瘀、血热、血寒。同时由于气和血是互相滋生，互相依存的，"气为血之帅，血为气之母"，气病可及血，血病可及气，故要注意常有气血同病，虚实错杂，常见气血两虚、气虚血瘀、气滞血瘀等。

2. 答：肾阳，即命门之火。肾阳虚是指全身机能低下，温煦、气化及兴奋施泄作用减弱的病理状态。肾阳虚，命门火衰，上不能暖土，水湿下注，发为经行浮肿、经行泄泻、子满、子肿；肾阳虚，命门火衰，下不能暖宫，胞宫虚寒，可致闭经、月经后期、子宫发育不良、不孕等；肾阳虚，气化失司，水湿下聚成痰，痰湿阻滞冲任、胞宫，可致月经后期、闭经、多囊卵巢综合征、不孕；肾阳虚，气化失常，水湿下注任带，发为带下病；肾阳虚，兴奋施泄功能减退，可出现性冷淡、闭经、不孕；肾阳虚，血失温运而迟滞成瘀，发生肾虚血瘀，可导致月经过少、闭经、不孕症、子宫内膜异位症、盆腔炎、癥瘕等。

3. 答：肝藏血，主疏泄，性喜条达，恶抑郁。肝体阴而用阳，具有贮藏血液和调节血流、血量的生理功能。妇人以血为本，往、孕、产、乳均以血为用。肝又有易郁、易热、易虚、易亢的特点并表现相关病机，发生相应妇科病。

肝气郁结，冲任不畅，发生月经先后不定期、痛经、闭经、盆腔炎、癥瘕、不孕。

肝经湿热，湿热之邪下注任带，可发生带下过多、阴痒、盆腔炎。

肝阴不足，冲任失养，血海不盈，可致月经过少、闭经、经间期出血、不孕症等。

肝阳上亢，发生经行头痛、子晕、子痫等。

第五章　妇科疾病的诊断与辨证

【学习目的要求】

1. 掌握四诊在妇科临床上的应用。
2. 掌握妇科常用的辨证方法。
3. 熟悉月经病、带下病、妊娠病、产后病的辨证要点。
4. 熟悉妇科疾病的常见证型及全身证候。

习题

一、填空题

1. 初诊时首先要询问_____。

2. 按肌肤是医生通过用手直接触摸肌肤来了解局部_____、_____和_____等情况。

3. 妇科常用辨证方法主要是_____和_____。同时注意结合冲、任、督、带，胞宫、胞脉、胞络，肾－天癸－冲任－胞宫生殖轴辨证。

4. 辨病与辨证结合，可体现在_____与_____结合和中医辨证与_____结合二方面。

5. 妇科闻诊包括_____、_____和_____三个方面。

二、选择题

（一）A₁型题

1. 问月经史首先要注意月经的（　　）
   - A. 量、色、质、气味
   - B. 初潮年龄
   - C. 就诊时年龄
   - D. 期、量、色、质
   - E. 绝经年龄

2. 问产后史应询问（　　）
   - A. 产后大便通与不通
   - B. 分娩情况
   - C. 乳汁多少
   - D. 小腹痛与不痛
   - E. 恶露情况

3. 望神形若见头晕眼花，神疲乏力，泛恶，出汗肢冷，神志淡漠，甚至昏不知人，多为妇科（　　）
   - A. 血证
   - B. 痛证
   - C. 寒证
   - D. 痫证
   - E. 虚证

4. 望诊若见面色㿠白虚浮，多属（　　）
   - A. 肾气虚
   - B. 阳虚
   - C. 血证
   - D. 阳虚水泛
   - E. 气血虚

5. 望面色若见面色黯黑或面颊有黯斑，多属（　　）
   - A. 肾虚
   - B. 血瘀
   - C. 气虚血瘀
   - D. 气滞血瘀
   - E. 湿热

6. 望体形若见年逾14岁月经未来潮，第二性征尚未发育，身材矮小，多为（　　）
   - A. 肾虚
   - B. 肝肾不足
   - C. 先天肾气未充
   - D. 肾阳虚
   - E. 天癸未至

7. 望舌苔的颜色，可察（　　）
   - A. 病变之寒热
   - B. 脏腑之强弱

C. 津液之盈亏　D. 邪气之深浅

E. 气血之变化

8. 望阴户、阴道若见肌肤色白，或灰白粗糙增厚或皲裂，多为（　　）

A. 肾精亏损，肝血不足

B. 肝经湿热

C. 虫蚀

D. 气血亏损

E. 寒湿凝滞

9. 运用听诊器可在孕妇腹壁相应部位听到胎心音，应在妊娠（　　）后。

A. 16 周　　B. 17 周　　C. 18 周

D. 20 周　　E. 22 周

10. 闻气味，若月经、带下、恶露秽臭，多为（　　）

A. 热毒　　　　B. 湿热

C. 气滞血瘀　　D. 肝经湿热

E. 肝肾不足

11. 若妊娠晚期，孕妇脉弦滑劲急，当警惕发生（　　）

A. 子晕、子痫　B. 子烦

C. 胎死不下　　D. 难产

E. 子悬

12. 肝病在妇科临床主要表现为（　　）

A. 郁证　　　　B. 实证

C. 热证　　　　D. 虚证

E. 虚中夹实

13. 指出下列哪项不是脾病所致（　　）

A. 子肿　　　　B. 胎动不安

C. 胎萎不长　　D. 子满

E. 胎死不下

14. 指出下列哪项不是气滞所致（　　）

A. 痛经　　　　B. 经闭

C. 子肿　　　　D. 经间期出血

E. 盆腔炎

15. 妇产科在辨病基础上的辨证论治始于（　　）

A.《金匮要略》

B.《经效产宝》

C.《景岳全书·妇人规》

D.《妇人大全良方》

E.《内经》

16. 月经将至，或正值月经期（　　）

A. 脉细数　　　B. 脉细弦

C. 脉多显滑象　D. 脉滑数有力

E. 脉沉细

（二）A₂ 型题

17. 患者孕前经行前后头痛，现孕后眩晕，烦躁易怒，头目胀痛眩晕，腰膝酸软，舌红，脉弦。证属（　　）

A. 肝肾阴虚　　B. 肝郁气滞

C. 肝郁化热　　D. 肝阳上亢

E. 肝胃不和

18. 某学生月经周期延后，经量少，色暗有块，经行小腹拘急疼痛，得温痛减，畏寒肢冷，舌质暗，苔薄白，脉沉紧。证属（　　）

A. 实寒　　　　B. 寒湿凝滞

C. 虚寒　　　　D. 气滞血瘀

E. 血瘀

19. 患者月经周期提前，月经量多，色深红质稠，经期淋漓不净，经行发热；面红口干，大便干结，小便短赤；舌红，苔薄黄，脉滑数。证属（　　）

A. 肝郁化热　　B. 实热

C. 瘀热　　　　D. 虚热

E. 湿热

20. 一妇人带下量多，色黄质稠，秽臭，外阴瘙痒；胸胁胀痛，腹胀口苦，心烦，小便短黄，大便溏热；舌红，苔黄腻，脉弦数。证属（　　）

A. 肝经湿热　　B. 湿热下注

C. 肝郁化热　　D. 虫蚀

E. 热毒

（三）B₁ 型题

A. 病变之虚实　B. 津液之盛衰

C. 病变之寒热　　D. 邪气之深浅

E. 病邪之性质

21. 望诊观察舌苔的厚薄, 可测(　　)

22. 望诊观察舌苔的润燥, 可测(　　)

A. 血瘀证　　　B. 血热证

C. 气滞证　　　D. 气虚证

E. 血寒证

23. 月经过少与月经过多的共同证型是(　　)

24. 妊娠腹痛与子肿的共同病机是(　　)

(四) X 型题

25. 在问诊时, 主诉应该包括哪些要素(　　)

A. 主要症状

B. 主要体征

C. 主要症状发生的持续时间

D. 诱因

E. 月经史

26. 关于湿热下注辨证, 下列哪些是主要特征(　　)

A. 经行小腹痛, 大便溏泄

B. 经色黯红, 质稠有块

C. 孕后小便频数, 淋沥涩痛

D. 胸闷烦躁

E. 带下黄稠

27. 妇科切诊应包括(　　)

A. 切脉　　　　B. 腹部叩诊

C. 按肌肤　　　D. 按胸部

E. 扣腹部

28. 下列证候中, 哪些是气虚证的证候(　　)

A. 月经周期提前

B. 产后恶露淋漓不尽

C. 经量多, 色淡质稠

D. 舌淡, 脉细数

E. 神疲乏力

三、名词解释

1. 辨病

2. 临产脉

四、简答题

1. 简述脾虚血少证的妇科证候及全身证候。

2. 简述肾虚可导致经、带、胎、产、乳中大部分疾病的原因。

五、论述题

1. 试述月经病的辨证要点。

2. 为何在妇科疾病的诊察中首先要问年龄?

六、病案分析

患者刘某, 45 岁, 已婚, 教师, 2002 年 2 月 14 日初诊, 末次月经 1 月 27 日, 初起量少, 近 5 天量多如注, 有血块, 色鲜红。上次月经 1 月 10 日, 经量中等, 10 天干净。近 2 年来, 月经很难按期来潮, 短则半月一行, 长则 2~3 月一行。现阴道流血已 19 天, 头晕口干, 午后颧红, 腰酸, 大便干结, 尿少色黄, 舌质红, 苔少, 脉细数。现有一个 17 岁孩子, 自然流产 1 次, 人流 1 次, 放置节育环。本周前曾在外院诊治, 妇科检查: 外阴已产式, 宫颈糜烂 I°, 宫体前位, 正常大小, 附件 (－)。B 超无异常。给宫血宁治疗。1 年前曾行诊刮术并取环, 病理示: 子宫内膜简单型增生过长, 未经治疗。

要求: (1) 整理成一份符合规范的门诊病历。

(2) 诊断 (中医、西医)

(3) 辨证

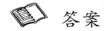 答案

一、填空题

1. 年龄
2. 冷热　润燥　有无浮肿
3. 脏腑辨证　气血辨证
4. 中医辨病与中医辨证　西医辨病
5. 听声音　听胎心　闻气味

二、选择题

（一）A₁型题

1. D。

答案分析：月经的变化主要是期、量、色、质的变化，也是月经病的辨证要点。

2. B。

答案分析：询问产后分娩情况能概括产后所有情况，其他是产后的某一方面。

3. A。

答案分析：所表现证候为妇科失血重证。

4. D。

答案分析：面色㿠白，多属阳虚，㿠白虚浮，则多属阳虚水泛。

5. A。

答案分析：肾主黑，肾虚特别是肾阳虚，由水寒内盛，血失温养，脉络拘急，血行不畅所致。

6. C。

答案分析：肾主人体生长、发育与生殖。先天肾气未充，人体生长发育受碍，天癸不能泌至，则年逾14岁月经未来潮。

7. A。

答案分析：舌苔颜色的变化主要可辨别病变之寒热。

8. A。

答案分析：肝肾同司下焦，题干所列均

是精血不足，阴户、阴道失养所致。

9. D。

答案分析：妊娠20周后，在靠近胎背上方的腹壁用听诊器能听到有节律的胎心音，其速率为120～160次/分。

10. B。

答案分析：湿热为患所致月经、带下、恶露的变化，除色质之变化外，其气味特点为秽臭。

11. A。

答案分析：弦为肝脉，孕妇脉弦滑劲急多为阴虚肝旺，肝风内动之象，可导致子晕、子痫。

12. B。

答案分析：肝体阴而用阳，因此肝病的证候虽可以概括为虚实两类，但临床以实证为多见。

13. E。

答案分析：胎死不下之病因为气血虚弱，气滞血瘀和湿浊瘀阻。

14. D。

答案分析：经间出血的病因为肾阴虚，湿热和血瘀。

15. A。

答案分析：妇产科在辨病基础上的辨证论治始于《金匮要略》妇人三篇。如妊娠腹痛有肝脾不和的当归芍药散证治和阳虚寒盛的附子汤证治。

16. C。

答案分析：妇人左关、尺脉忽洪大于右手，且多呈滑利，口不苦，身不热，是月经将至。

（二）A₂型题

17. D。

答案分析：辨证为肝阳上亢。

18. A。

答案分析：辨证为实寒。

19. B。

答案分析：辨证为实热。

20. A。

答案分析：辨证为肝经湿热。

（三）B₁型题

21. D。

答案分析：疾病初起在表，病情轻浅，未伤胃气，故苔薄。舌苔由薄变厚，提示邪气渐盛，为病进。

22. B。

答案分析：舌苔润燥主要反映体内津液盈亏和输布情况。润苔是正常舌苔的表现之一，燥苔提示体内津液已伤。

23. A。

答案分析：月经过少证型为肾虚、血虚、血瘀、痰湿。月经过多证型为血瘀、气虚和血热。故共同证型为血瘀。

24. C。

答案分析：妊娠腹痛病机为虚寒、血虚、血瘀和气滞。子肿病机为脾虚，肾虚和气滞。二病的共同病机为气滞。

（四）X型题

25. ABC。

答案分析：问主诉主要应了解患者求诊的原因，即患者求诊的主要症状、体征及发生持续时间。

26. ABCDE。

答案分析：上述证候符合湿热下注辨证。

27. ACE。

答案分析：妇科切诊包括切脉、按肌肤和扪腹三部分。

28. ABE。

答案分析：上述证候符合气虚证的证候。

三、名词解释

1. 辨病：辨病是根据病人各种病情资料，结合定义求得病名的诊断。

2. 临产脉：《景岳全书·妇人规·产要》云："试捏产母手中指本节跳动，即当产也。"此脉是孕妇在临产前脉象的变化，即孕妇双手中指两旁从中节至末节，均可扪及脉之搏动，谓之临产脉。

四、简答题

1. 答：脾虚血少证的妇科证候：月经周期延后，月经量少，色淡质稀，月经闭阻，胎儿发育迟缓，产后乳汁少或全无，乳汁清稀。全身证候：神疲肢倦，头晕心悸，面色萎黄，失眠多梦，纳谷不馨。

2. 答：肾为先天之本，元气之根，肾藏精，主生殖，人体的形成、生长发育和生殖均须肾精的化生来实现。精血同源，血是女子生理活动的物质基础，即是月经、胎孕、分娩和哺乳的物质基础，生理性带下也是由肾精所化。因此肾病在妇科疾病中占重要地位，可以导致经、带、胎、产、乳中大部分疾病。

五、论述题

1. 答：月经病的辨证要点，以月经期、量、色、质的变化结合全身症状、舌脉，作为辨证的依据。若月经提前、量多、色淡质稀，伴神疲乏力，多为气虚；月经延后，量少色淡红质稀，伴头晕眼花，大多为血虚；月经量多或日久不止、色深红质稠，多为血热；月经延后、量少色黯、喜温畏寒，多为血寒；月经量多、色紫黯、质稠有血块，大多为血瘀；月经初潮年龄过迟、周期不定、量少色淡，常为肾气未充，冲任不盛或脾肾亏虚，气血生化不足；月经提前或延后、经量或多或少、色紫红有块，伴胸胁作胀，大多为肝郁；月经提前或延后、经量少、色淡黯质稀，伴腰酸，大多为肾虚；月经延后、经行下腹冷痛、拒按、得热则减，大多为实寒；经行或经后下腹冷痛、形寒畏冷、喜按得热则减，大多为虚寒；经行下腹刺痛、经量多、色紫红有块、块下痛减，大多为血瘀。

2. 答：年龄在妇科疾病的诊察上具有重要意义。因为妇科疾病与年龄有密切关系。妇女在不同年龄阶段，其生理状况有所不同，所导致疾病也不同。如青春期女子肾气初盛，天癸始至，冲任功能尚未稳定，易患月经失调；中年妇女因经、孕、产、乳耗伤气血，易使肝失血养，情志易伤，易患带下、崩漏及胎产诸疾；老年妇女肾气渐衰，冲任衰少，脾胃易虚，可导致经断前后诸证，肿瘤亦相对高发等。同患崩漏，不同年龄的复旧目的和方法也不相同。因此诊察妇科疾病首先要问年龄。

六、病案分析

答：主诉：月经淋漓不尽 19 天。

现病史：患者 2 年来月经紊乱，短则 10 多天一行，长则 2~3 月一行，末次月经 1 月 27 日，经量多有血块，色鲜红，5 天后减少，淋漓至今未净。上次月经 1 月 10 日，经量中等，10 天干净。曾在外院诊治，妇科检查和 B 超检查均无异常，予以宫血宁治疗。刻下阴道出血，伴腰酸口干，头晕便坚，午后颧红，尿少色黄。舌质红，苔少，脉细数。

生育 $G_3P_1A_2$，幼 17 岁，放置节育环。一年前曾行诊刮术并取环，病理示：子宫内膜简单型增生过长，未经治疗。

妇科检查：外阴阴道已产式，宫颈糜烂 I°，宫体前位，大小正常，附件（-）。

辅助检查：B 超无异常。

（1）诊断：中医：崩漏；西医：功能性子宫出血。

（2）辨证：肾阴虚夹瘀。

第六章　妇科疾病的治疗

1. 掌握常用内治法及代表方药。
2. 掌握常用外治法的临床应用。
3. 熟悉妇科血崩证、急腹证、高热证、厥脱证的病因、主要表现。掌握中医应急处理。

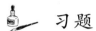 习题

一、填空题

1. 妇科疾病中，_____、_____、_____、_____是具代表性的急证。

2. 调补脏腑之法，主要有_____、_____。

3. 调血法包含_____、_____、_____、_____。

4. 《_____》开创了中医妇科学外阴冲洗、阴道纳药外治法之先河。

5. 妇科坐浴，一般每日_____次，每次_____分钟。

二、选择题

（一）A₁ 型题

1. 寿胎丸（《医学衷中参西录》）是（　）治法的代表方。
   A. 温补肾阳　　B. 补益肾气
   C. 滋肾益阴　　D. 补肾扶脾
   E. 滋肾养肝

2. 右归丸（《景岳全书》）是（　　）治法的代表方。
   A. 补益肾气　　B. 滋肾益阴

C. 温补肾阳　　D. 滋肾填精
   E. 补肾扶脾

3. 柴胡疏肝散（《景岳全书》）是（　）治法的代表方。
   A. 疏肝解郁　　B. 疏肝清热
   C. 养血柔肝　　D. 育阴潜阳
   E. 疏肝清热利湿

4. 龙胆泻肝汤（《医宗金鉴》）是（　）治法的代表方。
   A. 疏肝解郁　　B. 疏肝清热
   C. 养血柔肝　　D. 育阴潜阳
   E. 疏肝清热利湿

5. 举元煎（《景岳全书》）是（　）治法的代表方。
   A. 健脾养血　　B. 健脾除湿
   C. 补气摄血　　D. 健脾升阳
   E. 健脾和胃

6. 清经散（《傅青主女科》）是（　　）治法的代表方。
   A. 补气养血　　B. 清热凉血
   C. 清热解毒　　D. 清热除湿
   E. 活血化瘀

7. 最早记载汤熨、浴、寒痹药熨、豕膏膏法等外治法的医著为（　　）
   A. 《黄帝内经》
   B. 《金匮要略》
   C. 《妇人大全良方》
   D. 《济阴纲目》
   E. 《医宗金鉴》

8. "外治之理即内治之理，外治之药亦即内治之药，所异者，法耳"之论，出自（　　）
   A. 《黄帝内经》

B. 《金匮要略》

C. 《妇人大全良方》

D. 《理瀹骈文》

E. 《医宗金鉴》

9. 下述何种情况，须禁用坐浴及阴道冲洗（　　）

 A. 外阴炎

 B. 阴道炎

 C. 宫颈炎

 D. 外阴白色病变

 E. 月经期

10. 中药保留灌肠，药液一般应注意保留（　　）

 A. 10 分钟以上　　B. 15 分钟以上

 C. 20 分钟以上　　D. 25 分钟以上

 E. 30 分钟以上

11. 治疗性外阴、阴道冲洗，药液常用量为（　　）

 A. 100ml 左右　　　B. 200ml 左右

 C. 300ml 左右　　　D. 400ml 左右

 E. 500ml 左右

12. 坐浴外治，常以药物为主（　　）

 A. 补肾滋肾　　B. 疏肝理气

 C. 健脾益气　　D. 清热解毒

 E. 活血化瘀

13. 外阴血肿，宜选用下述何种外治法（　　）

 A. 坐浴　　　　B. 外阴冲洗

 C. 阴道纳药　　D. 贴敷

 E. 介入治疗

14. 子宫颈癌引起"血崩"，救急止血的最佳方法是（　　）

 A. 局部压迫

 B. 麦角新碱类宫缩剂

 C. 生脉注射液

 D. 三七注射液

 E. 辨证处方用药

15. 因寒而致痛经，宜选用的止痛药是

（　　）

 A. 香附、郁金

 B. 艾叶、吴茱萸

 C. 当归、川芎

 D. 丹皮、赤芍

 E. 青皮、川棟子

16. 因气滞而致痛经，宜选用的止痛药是（　　）

 A. 细辛、乌药

 B. 香附、郁金

 C. 乳香、没药

 D. 川棟子、赤芍

 E. 蒲黄、五灵脂

（二）A₂ 型题

17. 余某，32 岁，素性多郁，复为情志所伤，致月经紊乱，经量或多或少，乳房胀痛不适，嗳气食少，苔薄，脉弦，辨证属肝郁。宜采用（　　）

 A. 滋肾养肝法　　B. 疏肝解郁法

 C. 疏肝清热法　　D. 养血柔肝法

 E. 疏肝和胃法

18. 郑某某，36 岁，诊断带下病，辨证属脾虚。宜采用（　　）

 A. 健脾养血法

 B. 健脾益气，升阳除湿法

 C. 健脾升阳法

 D. 健脾摄血法

 E. 健脾益胃法

19. 孕妇邵某，28 岁，因反复恶心呕吐，诊断为妊娠恶阻，辨证属脾胃虚弱。宜采用（　　）

 A. 健脾和胃法　　B. 清热和胃法

 C. 温中和胃法　　D. 抑肝和胃法

 E. 养阴和胃法

20. 冯某，因输卵管阻塞而致继发不孕，宜选择何种外治法（　　）

 A. 坐浴　　　　B. 阴道冲洗

 C. 阴道纳药　　D. 宫腔注入

E. 贴敷

（三）B₁ 型题

A. 左归丸　　　B. 右归丸
C. 寿胎丸　　　D. 补肾固冲丸
E. 肾气丸

21. 滋肾益阴的代表方是（　　）
22. 温补肾阳的代表方是（　　）

A. 四物汤　　　B. 桃红四物汤
C. 两地汤　　　D. 补血定痛汤
E. 身痛逐瘀汤

23. 补血养血的代表方是（　　）
24. 活血化瘀的代表方是（　　）

（四）X 型题

25. 疏肝养肝法包含（　　）
A. 疏肝解郁　　　B. 疏肝清热
C. 养血柔肝　　　D. 平肝熄风
E. 疏肝清热利湿

26. 血瘀之因，妇产科中常见有（　　）
A. 寒凝　　　B. 气滞
C. 热灼　　　D. 气虚
E. 外伤

27. 有关坐浴，下述哪些是正确的（　　）
A. 中药汤液约为 1000～2000ml
B. 主要适用于阴疮、阴痒等病证
C. 以清热解毒药常用
D. 坐浴后需立即用清水冲洗
E. 阴道流血或月经期禁用

28. 下述哪些病证，呈现急性下腹痛时，可应用止痛的急治法（　　）
A. 原发性痛经
B. 经间期腹痛
C. 子宫内膜异位症
D. 慢性盆腔炎
E. 卵巢囊肿蒂扭转

三、名词解释

1. 贴敷法

2. 妇科血崩证

四、简答题

1. 外治法组方用药的基本原则是什么？常用方法有哪些。
2. 为什么说调理气血是治疗妇科疾病的常用大法之一？应用该法需注意哪些问题。

五、论述题

1. 试述调补脏腑诸法及其应用原则。
2. 试述坐浴，外阴、阴道冲洗，阴道纳药，贴敷，肛门导入诸法的治疗作用及其适应证。
3. 中医妇科学中具有代表性的急证有哪些？例举其治疗要点。

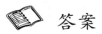 **答案**

一、填空题

1. 血崩证　急腹证　高热证　厥脱证
2. 滋肾补肾　疏肝养肝　健脾和胃
3. 补血养血　清热凉血　清热解毒　活血化瘀
4. 金匮要略
5. 1～2　15～30

二、选择题

（一）A₁ 型题

1. B。
答案分析：寿胎丸具补益肾气之功，与题干答案要求相符。

2. C。
答案分析：右归丸具温补肾阳之功，与题干答案要求相符。

3. A。
答案分析：柴胡疏肝散具疏肝解郁之

功，与题干答案要求相符。

4. E。

答案分析：龙胆泻肝汤具疏肝清热利湿之功，与题干答案要求相符。

5. D。

答案分析：举元煎具健脾升阳之功，与题干答案要求相符。

6. B。

答案分析：清经散具清热凉血之功，与题干答案要求相符。

7. A。

答案分析：《黄帝内经》是现存最早记载应用汤熨、浴、寒痹药熨、豕膏膏法等外治方法的中医学经典著作。

8. D。

答案分析：清代外治法专著《理瀹骈文》归纳了题干所述的外治法用药准绳。

9. E。

答案分析：因月经期经血外泻，胞宫、胞脉空虚，应禁用坐浴。否则，易导致病邪乘虚内犯。

10. E。

答案分析：为了有利于灌肠药物在直肠吸收，增加盆腔血循环中的药物浓度，更好发挥药物治疗效果，因此中药保留灌肠后，应尽量保留30分钟以上。

11. E。

答案分析：治疗性冲洗外阴、阴道，根据治疗病证、冲洗范围、冲洗目的和作用，综合考虑，一般以500ml左右为宜。

12. D。

答案分析：妇科坐浴，以清热解毒、杀虫止痒、消肿止痛及软化局部组织为治疗目的；坐浴法所治妇科病证中，以热毒或湿热为患为常见；故常选用清热解毒为主药。

13. D。

答案分析：贴敷法可将药物制成的散剂、膏剂等制剂，直接贴敷于患处，较长时间地持续发挥药物治疗作用，因此外阴血肿选用贴敷法较其他外治法为佳。

14. A。

答案分析：子宫颈癌引起血崩，无论是选用麦角新碱或生脉注射液或三七注射液或辨证用药都难以达到迅速止血救急的作用。而认准出血灶，局部压迫止血才是最佳的救急止血方法。

15. B。

答案分析：艾叶、吴茱萸类温经止痛药，是因寒而致痛经标本同治的首选药物。

16. B。

答案分析：香附、郁金类行气止痛药，是因气滞而致痛经标本同治的首选药物。

（二）A₂型题

17. B。

答案分析：辨证属肝郁，疏肝解郁是最佳治法。

18. B。

答案分析：脾虚而致带下病，病机责之脾虚失运，中阳不振，湿邪下注，伤及任带所致，健脾益气，升阳除湿乃是最佳治法。

19. A。

答案分析：脾胃虚弱而致妊娠恶阻，病机责之脾胃虚弱，胃失和降，健脾和胃乃是最佳治法。

20. D。

答案分析：因输卵管阻塞而致继发不孕，宫腔注入法可以将药剂注入宫腔或输卵管内，直接在病变部位发挥治疗作用，较其他外治疗法为优。

（三）B₁型题

21. A。

答案分析：左归丸功能滋肾益阴，应以之为代表方。

22. B。

答案分析：右归丸功能温补肾阳，为温补肾阳之代表方。

23. A。

答案分析：四物汤为补血养血的代表方、基础方。

24. B。

答案分析：桃红四物汤功能活血化瘀，为活血化瘀法之代表方。

（四）X 型题

25. A，B，C，D，E。

答案分析：疏肝养肝法中，包含有疏肝解郁、疏肝清热、养血柔肝、平肝熄风、疏肝清热利湿等法。

26. A，B，C，D，E。

答案分析：妇产科疾病中，引起血瘀的常见原因有寒凝、气滞、热灼、气虚及外伤。

27. A，B，C，E。

答案分析：据教材所述常用外治法中坐浴的相关内容，A，B，C，E 均是正确的。而坐浴后一般不再用清水冲洗，以利药效的充分发挥。

28. A，B，C，D。

答案分析：据教材急腹证的相关内容，答案 A，B，C，D 所述病证呈现急性下腹痛时，可应用止痛的急治法。而卵巢囊肿蒂扭转引起的腹痛，应按急腹证迅速救治，不可选用止痛的急治法。

三、名词解释

1. 贴敷法：是将外治用药的水剂或制成的散剂、膏剂、糊剂，直接或用无菌纱布贴敷于患处，取得治疗作用的方法。

2. 妇科血崩证：是指以阴道急剧而大量出血为主证者。

四、简答题

1. 答：《理瀹骈文》所述"外治之理即内治之理，外治之药亦即内治之药，所异者，法耳。"提示了外治法组方用药的基本原则与内治之理相同，以辨证求因，审因论治为要。

常用外治方法有坐浴，外阴、阴道冲洗，阴道纳药，贴敷法，宫腔注入，肛门导入，中药离子导入，介入治疗等。

2. 答：经、孕、产、乳均以血为用，"妇人之生，有余于气，不足于血"，女性机体常处于气血相对不平衡的状态之中，形成了致病因素易于侵扰气血，以致气血失调的病理特点；寒热湿邪易与血相搏，七情内伤易使气机逆乱。且脏腑功能失常、经络失畅又常影响气血。因此，调理气血是治疗妇科疾病的常用大法之一。

应用调理气血法时应注意分清病在血、病在气，辨明虚实，以为立法依据。当气血同病时，又当根据其病变的轻重主次关系而调治。

五、论述题

1. 答：调补脏腑主要有滋肾补肾、疏肝养肝、健脾和胃三法。

应用滋肾补肾法应辨明属肾气虚、肾阳虚、肾阴虚，甚而阴阳两虚分别确立治法。若禀赋不足或肾阳不能蒸腾肾阴化生肾气而表现肾气虚者，当补益肾气；肾阳不足，命门火衰，阴寒内盛，治宜温补肾阳；肾阴不足者，又当滋肾益阴，精血不足宜滋肾填精；若肾阴不足，阴虚阳亢，佐以镇潜，阴虚内热，佐以清热；阴阳两虚，当分清所虚的主次关系而调补。滋肾补肾时，临证用药应注意滋阴不忘阳，补阳不忘阴，阴阳双补要点在于分清虚实的主次关系而调之，或滋肾益阴佐以温肾助阳，或温肾助阳佐以滋肾益肾，可于温滋两法方药权宜择之。《景岳全书》所论"善补阳者，必于阴中求阳，则阳得阴助而生化无穷；善补阴者，必于阳中求阴，则阴得阳升而泉源不竭"，即是补肾精要之言，也是阴阳双补之要论。

疏肝养肝法中，因抑郁或忧思致肝失条达，治宜疏肝解郁；肝郁化火，又当清肝泄热；营阴不足，肝血衰少，治以养血柔肝；肝经湿热者，主以疏肝清热利湿。在用疏肝养肝中要注意"肝肾同源"、"肝体阴而用阳"和"妇人以血为基本"的特性，疏肝不宜过用香燥，以免劫伤阴血，并要时时顾护阴血的滋养。

健脾和胃法分为健脾法及和胃法。脾运失司，生化之源不足者，宜健脾养血；脾虚气弱，津微不布，水湿内生，宜健脾除湿；脾虚气陷，统摄无权以致阴道异常出血者，当补气摄血；气虚下陷，治以健脾益气、升阳举陷。凡胃气不和，失于顺降宜和胃降逆，但需分清虚、实、寒、热而分调之。此外，若胃热炽盛，灼烁津液，又当清胃泻热、养阴润燥；胃热并冲气上逆，火载血上，又宜清热降逆、引血下行。脾胃互为表里，又常健脾和胃同用。

2. 答：坐浴采用先熏后坐浸于药液中，主要起清热解毒、杀虫止痒、消肿止痛及软化局部组织的治疗作用的一种方法。适用于阴疮、阴痒、阴痛、外阴白色病变、带下量多、小便淋痛、子宫脱垂合并感染等。外阴、阴道冲洗常用于外阴炎、阴道炎、宫颈炎、盆腔炎引起的带下病、阴痒，以及阴道手术前的准备。阴道纳药是将药物制成的制剂纳入阴道，使之直接作用于阴道或宫颈外口等部位，达到清热解毒、杀虫止痒、除湿止带、祛腐生肌等治疗作用。常用于带下病、阴痒、阴道炎、宫颈糜烂或肥大、宫颈原位癌、子宫脱垂等。贴敷法是将外治用药直接或用无菌纱布贴敷于患处的一种治法，可用于外阴血肿、溃疡、脓肿切开及痛经、产后腹痛、妇产科术后腹痛、不孕症、癥瘕等，常选用清热解毒、行气活血、温经散寒、消肿散结、通络止痛、生肌排脓类中药。肛门导入法采用药物制成栓剂纳入肛内或浓煎后保留灌肠，达到润肠通腑、清热解毒、凉血活血、消癥散结等作用，有利于盆腔、胞中癥积，慢性盆腔炎，盆腔淤血综合征，以及产后发热、大便秘结等病证的治疗。

3. 答：中医妇科学中有代表性的急证有血崩证、急腹证、高热证和厥脱证。血崩证以止血为首务，同时注意采取相应措施，积极预防厥脱。止血可采用辨证用药，如血热而崩，可选用牛西西注射液、贯众注射液等；血瘀而崩，常用三七注射液；也可辨病施治，如堕胎、小产，胞胎殒堕不全，急以下胎益母；而血崩证情危重时，又当中西医结合或手术治疗。

妇科急腹证，主要指急性下腹痛。一般而言，原发性痛经、经间期腹痛、子宫内膜异位症或子宫腺肌病引起的痛经，或慢性盆腔炎表现有经期腹痛，可应用止痛的急治法。止痛时可辨证用药，选用相应的止痛制剂或止痛药物，也可配合针灸达到减缓疼痛的目的。

高热证的处理，应首先明确引起高热证的原因，如中医学的辨证求因，或西医学的尽快查出病原体或作出病原学诊断。"退热"可考虑针对病因选用中药复方制剂，或中西医结合治疗。对某些特殊的引起高热的病证，如乳腺炎已成乳腺脓肿或盆腔脓肿者，又应注意及时切开引流。

厥脱证有类于西医学的休克，在妇科领域中常继发于急性血崩、急性下腹痛或高热证之后。因此在诊治这些原发病证时，应及时采取有效措施，预防厥脱证发生。治疗厥脱，应依据引起厥脱的原因，选择药物：如血崩而厥脱，可急用参附注射液、参附丹参注射液类静脉注射或静脉滴注，也可采用针灸治疗；西药的处理主要根据属失血性休克或感染性休克处治。

第七章 预防与保健

【学习目的要求】

1. 了解青春期生理特点与月经期卫生。
2. 了解婚前检查对优生优育的意义。
3. 熟悉新婚期卫生。
4. 掌握孕期摄生保健。
5. 熟悉产后调护。
6. 了解哺乳期卫生保健。
7. 熟悉中年期的摄生保健。
8. 了解中年期"再振根基"的临床应用。
9. 掌握绝经期卫生保健。
10. 熟悉老年期卫生保健。

习题

一、填空题

1. 青春期应进行卫生教育，目的使少女了解_____，了解_____。

2. 新婚期卫生包括：初次同房，处女膜破裂会引起_____一般无需特殊处理。同房前后要注意_____，防止感受外邪。欲受孕者_____。新婚也应_____。

3. 妊娠期定期检查，可以及时发现_____，并适时_____。指导孕妇_____。

4. 从生理角度来讲，中年期正是机体功能_____的时期。

5. 老年期的妇女应定期进行健康普查，以便早期发现_____等疾病。对发生_____等情况，要早诊断，早治疗。

二、选择题

（一）A₁型题

1. 月经期的卫生保健，下列哪一项是错误的（   ）
   A. 保持外阴清洁
   B. 参加各种体育活动，以利气血流通
   C. 注意保暖，以免受寒
   D. 不宜过食辛辣燥热及寒凉生冷之品
   E. 保持心情舒畅

2. 下列哪一项不是产褥期的卫生保健（   ）
   A. 充分休息
   B. 保持外阴清洁
   C. 注意避孕
   D. 产后42天时应进行较详细的检查
   E. 饮食要富于营养和易消化

3. "产后满百日，乃可合会"出自（   ）
   A. 《千金要方》
   B. 《诸病源候论》
   C. 《景岳全书·妇人规》
   D. 《傅青主女科》
   E. 《女科证治准绳》

4. "人到中年左右，当大为修理一番，则再振根基"出自（   ）
   A. 《千金要方》
   B. 《诸病源候论》
   C. 《景岳全书》
   D. 《傅青主女科》

E. 《女科证治准绳》

（二）X 型题

5. 妊娠期摄生保健包括（　　）

    A. 生活要有规律

    B. 饮食宜清淡平和而富于营养

    C. 注意胎教

    D. 妊娠 3 个月以内和 7 个月以后，必须避免房事

    E. 定期检查

6. 哺乳期的卫生保健有哪些（　　）

    A. 每次哺乳前要用温开水清洗乳房、乳头

    B. 产后半小时后即可哺乳

    C. 乳母要保持情志舒畅

    D. 乳母用药要慎重

    E. 哺乳期月经未复潮者，可以不避孕

7. 老年期进行体育运动时要（　　）

    A. 轻　　B. 慢　　C. 稳

    D. 多　　　E. 避免碰撞

三、简答题

1. 为什么要进行婚前检查？

2. 为什么说应及早重视中年期卫生？

四、论述题

1. 试述绝经期的卫生保健

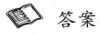 答案

一、填空题

1. 女性生殖器官的解剖特点和生理卫生知识　　性的发育、月经等生理现象

2. 轻微疼痛和少量出血　清洗外阴　忌酒后同房　节制房事

3. 妊娠合并症以及胎儿发育异常或畸形　纠正异常胎位　乳头清洁护理方法

4. 开始走向衰减

5. 宫颈癌、子宫内膜癌、卵巢癌阴道流血、异常带下

二、选择题

（一）A₁ 型题

1. B。

答案分析：月经期不宜参加剧烈运动和重体力劳动，以免导致月经过多或崩漏。

2. C。

答案分析：产褥期严禁房事。

3. A。

答案分析：《千金要方》强调"产后满百日，乃可合会"。

4. C。

答案分析：《景岳全书·妇人规》提出"人到中年左右，当大为修理一番，则再振根基"。

（二）X 型题

5. ABCDE。

答案分析：妊娠期摄生保健包括生活要有规律；饮食宜清淡平和而富于营养；注意胎教；妊娠 3 个月以内和 7 个月以后，必须避免房事；定期检查。

6. ABCD。

答案分析：哺乳期的卫生保健包括：每次哺乳前要用温开水清洗乳房、乳头；产后半小时后即可哺乳；乳母要保持情志舒畅；乳母用药要慎重；要落实避孕措施。

7. ABCE。

答案分析：老年期进行体育运动时要轻、慢、稳，要避免碰撞骨折。

三、简答题

1. 答：婚前检查可以发现一些异常情况和疾病。通过病史和家族史的询问，可以发现一些遗传病，有助于决定婚育的决策，减少不适当的婚配和遗传病儿的产生，提高

人口素质。如发现生殖器官发育缺陷或疾病，还可得到及时处理和治疗。

2. 答：因为中年开始衰退的程度，除了自然衰退的种种原因外，还有人为的因素。青年时期若自恃体格强壮，或多次人工流产，不注意养身保健，到了中年时期则体弱多病。故青年时期应对疾病防微杜渐，在经孕产乳各个时期，注意卫生保健。

四、论述题

1. 答：绝经期的卫生保健有：

（1）广泛宣传绝经期卫生知识，使绝经期妇女消除不必要的思想顾虑，同时关心她们的工作和生活。定期作妇科防癌普查，治疗绝经前后诸证等，提高生活质量。

（2）注意劳逸结合，参加适当的劳动和活动，注意盆底肌肉的锻炼，打太极拳、练气功等，以锻炼身体，分散注意力，顺利度过绝经期。

（3）生活起居应有规律，避免外邪侵袭。调节饮食，少食动物脂肪和内脏。调理心态，勿使大怒，勿令忧思。节制房事，以养精神。

各 论

第八章 月经病

【学习目的要求】

1. 掌握月经病的定义、范围、病因病机、诊断辨证要点、治则和具体治法。
2. 掌握常见月经病的定义和辨证论治。

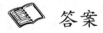 习 题

一、选择题

（一）A₁型题

1. 下列哪项不属于月经病的主要发病机理（　　）

    A. 脏腑功能失常

    B. 血气不和

    C. 冲任二脉损伤

    D. 肾－天癸－冲任－胞宫生殖轴失调

    E. 七情内伤

2. 月经病的治疗原则重在（　　）

    A. 补肾　　　　B. 扶脾

    C. 治本调经　　D. 疏肝

    E. 调理冲任气血

3. "调经之要，贵在补脾胃以资血之源，养肾气以安血之室，知斯二者，则尽善矣"出自（　　）

    A.《千金要方》

    B.《妇人大全良方》

    C.《济阴纲目》

    D.《妇人规》

    E.《傅青主女科》

二、名词解释

月经病

三、简答题

简要回答月经病的主要病机。

四、论述题

1. 试述月经病的治疗原则。
2. 如何理解《景岳全书·妇人规》："调经之要，贵在补脾胃以资血之源，养肾气以安血之室，知斯二者，则尽善矣"？

答 案

一、选择题

（一）A₁型题

1. E。

答案分析：月经病的主要发病机理是脏腑功能失常，血气不和，冲任二脉损伤，肾－天癸－冲任－胞宫轴失调。七情内伤系导致月经病的病因之一。

2. C。

答案分析：月经病的治疗原则重在治本调经。同时要分清先病后病和标本缓急的治疗原则。补肾、扶脾、疏肝、调理气血、调

理冲任为调经的具体治法。

3. D。

答案分析:《妇人规》:"调经之要,贵在补脾胃以资血之源,养肾气以安血之室,知斯二者,则尽善矣"。此条文强调补肾扶脾在调经中的重要性。

二、名词解释

月经病:是以月经周期、经期、经量、经色、经质等发生异常,或伴随月经周期,或于绝经前后出现明显不适症状为特征的疾病,是妇科临床的多发病。

三、简答题

答:月经病的主要发病机理是脏腑功能失常,血气不和,冲任二脉损伤,肾-天癸-冲任-胞宫生殖轴失调,而出现妇科特有的与月经有关的疾病。其病因除外感邪气、内伤七情、房劳多产、饮食不节、劳倦过度之外,尚须注意体质因素对发生月经病的影响。另外,痛经、月经前后诸证等疾病其所以随月经周期而发,又与经期及经期前后特殊生理状态有关。未行经期间,由于冲任气血平和,致病因素尚不足以引起病变发生。经期前后,血海由满盈而泻溢,由泻溢而骤虚,冲任气血变化急骤,致病因素乘时而作,故发病。

四、论述题

1. 答:月经病的治疗原则是:

(1)重在治本调经。治本即是消除导致月经病的病因和病机;调经是通过治疗使月经病恢复正常。即遵循《内经》"谨守病机"及"谨察阴阳所在而调之,以平为期"的宗旨,采用补肾、扶脾、疏肝、调理气血、调理冲任等法以调治。①补肾:"经水出诸肾",月经的产生以肾为主导,调经之本,以肾为主。补肾在于益先天之阴精或补益肾气,以填补精血为主,并佐以助阳益气之品,使阴生阳长,肾气充盛,精血俱旺则月经自调。用药注意"阴中求阳","阳中求阴"。②扶脾:扶脾在于益血之源或统血,以健脾益气或健脾除湿升阳为主。脾气健运,统摄有权,生化有源,血海充盈,月经的期、量便可正常。用药不宜过用辛温或甘润之品,以免耗伤脾阴或困阻脾阳。③疏肝:疏肝在于通调气机,以开郁行气为主,佐以养肝之品,使肝气得疏,血海蓄溢有常,则经病可愈。不宜过用辛香燥烈之品,以免劫津伤阴,耗损肝血。④调理气血:病在气者,当以治气为主,佐以理血;病在血者,当以治血为主,佐以理气或补气。⑤调理冲任:调理冲任在于使冲任通盛,功能正常,其法或通过肝、脾、肾之治,或通过调气血以调理冲任,或直接调理冲任。冲任气血通调,自无经病之患。上述诸法,又常以补肾扶脾为要。

(2)分清先病和后病以论治的原则:如因经不调而后生他病者,当先调经,经调则他病自除;若因他病而致经不调者,当先治他病,病去则经自调。

(3)掌握"急则治其标,缓则治其本"的原则。

2. 答:调经之法,应遵循《内经》"谨守病机"及"谨察阴阳所在而调之,以平为期"的宗旨,采用补肾、扶脾、疏肝、调理气血、调理冲任等法以调治,上述诸法,又常以补肾扶脾为要。"经水出诸肾",月经的产生以肾为主导,调经之本,以补肾为主。补肾在于益先天之阴精或补益肾气,以填补精血为主,并佐以助阳益气之品,使阴生阳长,肾气充盛,精血俱旺则月经自调。用药注意"阴中求阳","阳中求阴"。扶脾在于益血之源或统血,以健脾益气或健脾除湿升阳为主。脾气健运,统摄有权,生化有源,血海充盈,月经的期、量便可正常。用药不宜过用辛温或甘润之品，以免耗伤脾阴或困阻脾阳。同时，月经的产生与停止，天癸起着决定性作用，与月经相始终。而天癸来源于肾气，又靠后天脾胃水谷精气的滋养而成熟泌至，决定着月经的潮与止。

可见月经的产生与调经之要，都与肾脾至关重要。故《景岳全书·妇人规》云："调经之要，贵在补脾胃以资血之源，养肾气以安血之室，知斯二者，则尽善矣"。正是强调补肾扶脾先后天同治在调经中的重要作用。

第一节　月经先期

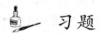 习题

一、填空题

1. 月经先期属于以 _____ 为主的月经病。

2. 月经先期的治疗原则重在 _____ 。

3. 黄体功能不足而月经先期者，月经来潮12小时内诊刮子宫内膜活组织检查呈 _____ 。

二、选择题

（一）A₁ 型题

1. 提出根据月经血量的多少以辨血热证之虚实的医籍是（　　）

  A.《金匮要略》

  B.《景岳全书》

  C.《傅青主女科》

  D.《万氏妇人科》

  E.《妇人大全良方》

2. 月经先期常并见（　　）

  A. 月经过多

  B. 经期延长

  C. 月经先后无定期

  D. 崩漏

  E. 痛经

3. 月经先期伴月经过多、经期延长，迁延不愈，可发展为（　　）

  A. 闭经

  B. 月经先后不定期

  C. 月经过多

  D. 崩漏

  E. 经期延长

4. 阳盛血热证月经先期的首选方是（　　）

  A. 两地汤　　　B. 清经散

  C. 清热固经汤　D. 丹栀逍遥散

  E. 保阴煎

5. 阴虚血热证月经先期的首选方是（　　）

  A. 保阴煎　　　B. 固阴煎

  C. 两地汤　　　D. 安冲汤

  E. 清经散

6. 肝郁血热证月经先期的首选方是（　　）

  A. 清热固经汤　B. 龙胆泻肝汤

  C. 失笑散　　　D. 清经散

  E. 丹栀逍遥散

7. 固阴煎用于（　　）

  A. 脾气虚证月经先期

  B. 肾气虚证月经先期

  C. 阴虚血热证月经先期

  D. 血热证月经过多

  E. 气虚证月经过多

8. 补中益气汤用于（　　）

A. 脾气虚证月经先期

B. 血虚证月经后期

C. 肾气虚证月经先期

D. 血虚证月经过少

E. 心脾两虚证月经过多

9. 清经散的药物组成是（　　）

    A. 生地、白芍、熟地、玄参、黄柏、茯苓、地骨皮

    B. 丹皮、白芍、生地、青蒿、麦冬、茯苓、地骨皮

    C. 丹皮、白芍、生地、熟地、青蒿、黄芩、茯苓

    D. 丹皮、白芍、熟地、青蒿、黄柏、茯苓、地骨皮

    E. 丹皮、白芍、熟地、丹参、黄柏、茯苓、地骨皮

10. 下列哪项不属于黄体功能不足所致月经先期的基础体温表现（　　）

    A. BBT 双相型

    B. 排卵后体温上升幅度 $<0.3℃$

    C. 黄体期少于 12 天

    D. 排卵后体温上升缓慢

    E. BBT 单相型

（二）A₂ 型题

11. 患者月经提前十日而至，经量少，色黯淡，质清稀；神疲乏力，腰膝酸软，纳少便溏，四肢不温；舌质淡，边有齿痕，苔白，脉沉弱。最佳治法是（　　）

    A. 补脾益肾，固冲调经

    B. 健脾益气，摄血调经

    C. 补肾益气，固冲止血

    D. 补气摄血，固冲止血

    E. 补肾养血，固冲调经

12. 患者月经提前九天而至，连续两月，量多，色深红，质粘稠；伴心烦，口干，面赤，大便干，小便黄；舌质红，苔黄，脉滑数。最佳选方是（　　）

    A. 清热固经汤

B. 清经散

C. 保阴煎

D. 两地汤

E. 丹栀逍遥散

13. 患者月经提前，量时多时少，经色紫红，质稠，经行夹有血块；伴少腹胀痛，乳房胀痛，心烦易怒，口苦咽干；舌红，苔薄黄，脉弦数。最佳治法是（　　）

    A. 活血化瘀，理气调经

    B. 养阴清热，理气调经

    C. 疏肝清热，凉血调经

    D. 清热凉血，理气化瘀

    E. 疏肝活血，养阴清热

14. 患者月经提前而至，血量多，色淡红，质清稀；心悸怔忡，失眠多梦，四肢倦怠，气短懒言，纳少便溏；舌淡红，苔薄白，脉细弱。最佳治法是（　　）

    A. 补脾益气，固冲调经

    B. 滋阴益气，固冲调经

    C. 补肾益气，固冲调经

    D. 健脾养心，固冲调经

    E. 补气摄血，固冲调经

（三）B₁ 型题

    A. 封藏失司，冲任不固

    B. 统摄无权，冲任不固

    C. 热扰冲任，血海不宁

    D. 瘀阻冲任，血不归经

    E. 以上都不是

15. 气虚证月经先期的病机是（　　）

16. 血热证月经先期的病机是（　　）

    A. 清经散　　　B. 固阴煎

    C. 保阴煎　　　D. 两地汤

    E. 清热固经汤

17. 阴虚血热月经先期的首选方是（　　）

18. 阳盛血热月经先期的首选方是（　　）

（四）X 型题

19. 月经先期的主要病机是（　　）

    A. 气虚　　　　B. 气滞

    C. 血虚　　　　D. 血热

    E. 血瘀

20. 肾气虚证月经先期治疗可选方（　　）

    A. 金匮肾气丸　　B. 固阴煎

    C. 归肾丸　　　　D. 右归丸

    E. 举元煎

21. 阴虚血热证月经先期的主要证候是（　　）

    A. 经来先期，量少或量多

    B. 经色红，质稠

    C. 两颧潮红，手足心热，咽干口燥

    D. 舌质红，苔少

    E. 脉细数

三、名词解释

月经先期

四、简答题

简述如何鉴别月经先期与经间期出血。

五、论述题

试述清经散与两地汤药物组成、功效、适应证及配伍特点。

六、病案分析

某女，30 岁，已婚，教师，2001 年 3 月 15 日初诊。

主诉：月经提前 7～10 日一至 3 月余。

现病史：患者既往月经规律 6/30 天，量中，色红，无血块，经期无不适。3 月前劳累后月经提前 10 日而至，量多，色淡红，质略稀，7 天血净；感四肢乏力，气短懒言，纳差，大便稀，小便正常。前次月经提

前 8 天而至，上症加重。末次月经 3 月 3 日，阴道流血量少，色红，无血块，6 天经净，感乏力，气短懒言，手足心热，咽干口燥，纳差，二便正常，舌质红，苔少，脉细数无力。

妇科检查无异常，盆腔 B 超未发现异常，BBT 呈双相。

请写出：（1）诊断（中医、西医）

（2）辨证分型

（3）主证分析

（4）治法

（5）方药

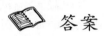 **答案**

一、填空题

1. 周期异常

2. 调整月经周期，使之恢复正常

3. 分泌反应不良

二、选择题

（一）A₁ 型题

1. C。

答案分析：清代《傅青主女科》指出"先期者火气之冲，多寡者水气之验。故先期而来多者，火热而水有余也；先期而来少者，火热而水不足也。"提出根据经血量的多少以辨血热证虚实。

2. A。

答案分析：月经先期常与月经过多并见，严重者可发展为崩漏。

3. D。

答案分析：月经先期伴月经过多、经期延长，严重者可发展为崩漏。

4. B。

答案分析：清经散清热泻火，凉血养阴，使热去而阴不伤，血安则经自调，故

选之。

5. C。

答案分析：两地汤滋阴壮水，清热调经，使水足则火自平，阴复而阳自秘，则经行如期，故选之。

6. E。

答案分析：丹栀逍遥散疏肝清热，凉血调经，故选之。

7. B。

答案分析：固阴煎功能补益肾气，固冲调经，适用于肾气虚证月经先期。

8. A。

答案分析：补中益气汤补脾益气，摄血调经，适用于脾气虚证月经先期。

9. D。

答案分析：清经散的药物组成是丹皮、地骨皮、白芍、熟地、青蒿、黄柏、茯苓。

10. E。

答案分析：黄体功能不足之月经先期，基础体温（BBT）呈双相型，但黄体期少于12天，或排卵后体温上升缓慢，上升幅度<0.3℃。

（二）A2 型题

11. A。

答案分析：辨证为脾肾两虚月经先期，最佳治法是补脾益肾，固冲调经。

12. B。

答案分析：辨证为阳盛血热证月经先期，选方清经散。

13. C。

答案分析：辨证为肝郁血热证月经先期，最佳治法是疏肝清热，凉血调经。

14. D。

答案分析：辨证为心脾两虚月经先期，最佳治法是健脾养心，固冲调经。

（三）B1 型题

15. B。

答案分析：气虚证的病机是气虚统摄无权，冲任不固。

16. C。

答案分析：血热证的病机是热扰冲任，血海不宁。

17. D。

答案分析：阴虚血热月经先期的首选方是两地汤，功能养阴清热调经。

18. A。

答案分析：阳盛血热月经先期的首选方是清经散，功能清热凉血调经。

（四）X 型题

19. AD。

答案分析：月经先期的病机主要是气虚和血热，具体分为脾气虚、肾气虚、阳盛血热、阴虚血热、肝郁血热。

20. BC。

答案分析：肾气虚证月经先期治宜补益肾气，固冲调经，选方固阴煎或归肾丸。

21. ABCDE。

答案分析：上述证候符合阴虚血热月经先期的各方面主要证候。

三、名词解释

月经先期：月经周期提前7天以上，甚至10余日一行，连续两个周期以上者称为月经先期。

四、简答题

答：月经先期为月经周期提前7天以上，甚至10余日一行，连续两个周期以上者。月经先期若提前至10余天一行者，须与经间期出血鉴别。

经间期出血常发生在月经周期第12～16天，出血量较少，或表现为透明粘稠的白带中夹有血丝，出血持续数小时至2～7天自行停止，也称排卵期出血。月经期出血与经间期出血形成出血量一次多、一次少的现象，结合BBT测定，若出血发生在排卵期，即可确诊。

月经先期则每次出血量大致相同，结合BBT测定出血时间不在排卵期内，持续时间一般与正常月经基本相同。故以此可鉴别月经先期与经间期出血。

五、论述题

答：清经散药物组成为：丹皮、地骨皮、白芍、熟地、青蒿、黄柏、茯苓。

功效：清热凉血调经。

方中丹皮、青蒿、黄柏清热泻火凉血；熟地、地骨皮清血热而生水；白芍养血敛阴；茯苓行水泻热。全方清热泻火，凉血养阴，使热去而阴不伤，血安则经自调。

适用于阳盛血热证月经先期。

主要证候：经来先期，量多，色深红或紫红，质粘稠；或伴心烦，面红口干，小便短黄，大便燥结；舌质红，苔黄，脉数或滑数。

两地汤药物组成为：生地、地骨皮、玄参、麦冬、阿胶、白芍。

功效：养阴清热调经。

方中生地、玄参、麦冬养阴滋液，壮水以制火；地骨皮清虚热，泻肾火；阿胶滋阴补血；白芍养血敛阴。全方重在滋阴壮水，水足则火自平，阴复而阳自秘，则经行如期。

适用于阴虚血热证月经先期。

主要证候：经来先期，量少或量多，色红，质稠；或伴两颧潮红，手足心热，咽干口燥；舌质红，苔少，脉细数。

黄绳武先生在《傅青主女科评注》中对清经散、两地汤的方义作了精辟的论述。指出"清经散法在清热而不伤水，两地汤妙在壮水以制阳光。清经散……全方重在少少清火而水不伤，略略滋肾而火不亢。诚为清火良方、调经妙法。两地汤……全方不犯苦寒清热。重在甘寒养阴，育阴以潜阳，补阴以配阳，从而达到水盛而火自平，阴生而经自调之目的。"

六、病案分析

（1）诊断：中医：月经先期。

西医：黄体功能不全之排卵性月经失调。

（2）辨证：气阴两虚证

（3）主证分析：患者劳倦过度损伤脾气，脾伤则中气虚弱，冲任不固，经血失统，故月经提前而至，量多；连续数月失血伤阴以致阴液亏损，虚热内生，热伏冲任，血海不宁，亦致月经先期而下；阴虚血少，冲任不足，故经血量少；血为热灼，故经色红；气虚中气不足，故感乏力，神疲肢倦，气短懒言；运化失职，则纳少；阴虚内热，故手足心热，咽干口燥；舌红，苔少，脉细数无力为气阴两虚之征。

（4）治法：益气养阴，清热调经

（5）方药：补中益气汤合两地汤

人参　黄芪　甘草　当归　陈皮　升麻柴胡　白术　生地　地骨皮　玄参　麦冬阿胶　白芍

第二节　月经后期

1. 熟悉月经后期的病因病机。
2. 掌握其定义及辨证论治。

习题

一、填空题

1. 月经后期治疗以_____为主，应重在_____。

2. 实寒型月经后期的首选方为_____。

3. 育龄期妇女，月经过期未来，应首先排除_____。

二、选择题

（一）A₁型题

1. 月经后期首见于汉代《金匮要略·妇人杂病脉证并治》，谓（　　）
   A. "隔月不来"
   B. "至期不来"
   C. "两月三月一来"
   D. "经水不定"
   E. "过于阴则后时而至"

2. 月经延后（　　）者不应诊为月经后期
   A. 10 天　　　B. 1 个月
   C. 3 个月　　D. 5 个月
   E. 6 个月

3. 大补元煎的药物组成是（　　）
   A. 人参、山药、生地、杜仲、当归、山茱萸、枸杞、炙甘草
   B. 人参、山药、熟地、杜仲、茯苓、吴茱萸、枸杞、炙甘草
   C. 人参、山药、熟地、杜仲、当归、山茱萸、枸杞、炙甘草
   D. 人参、山药、生地、杜仲、当归、菟丝子、枸杞、炙甘草
   E. 人参、山药、熟地、杜仲、当归、菟丝子、枸杞、炙甘草

4. 肾虚证月经后期的首选方（　　）
   A. 当归地黄饮　B. 右归丸
   C. 二仙汤　　　D. 金匮肾气丸
   E. 加减肉苁蓉丸

5. 血虚证月经后期的首选方（　　）
   A. 归肾丸　　　B. 大补元煎
   C. 当归地黄饮　D. 大营煎
   E. 归脾汤

6. 虚寒证月经后期的最佳治法是（　　）
   A. 扶阳祛寒调经
   B. 祛寒除湿调经
   C. 散寒祛瘀调经
   D. 温补肾阳调经
   E. 温中散寒调经

7. 下列除哪项外均为月经后期的常见病机（　　）
   A. 肾虚　　　　B. 血虚
   C. 气滞　　　　D. 血寒
   E. 气虚

8. 金匮温经汤用于治疗（　　）
   A. 肾虚型月经后期
   B. 血虚型月经后期
   C. 虚寒型月经后期
   D. 实寒型月经后期
   E. 以上都不是

9. 下列不属气滞证月经后期主证的是（　　）
   A. 月经量少或正常
   B. 色黯红或有小血块

C. 胸胁乳房胀痛

D. 小腹隐痛喜按

E. 脉弦数

10. 月经后期治疗以调整周期为主，应注重（　）的调理。

A. 经前　　　　B. 经期

C. 经后　　　　D. 平时

E. 以上都不是

（二）A₂型题

11. 患者月经周期延后，量少，色黯淡质稀，腰膝酸软，头晕耳鸣，面色晦暗，舌淡苔薄白，脉沉细。最佳方选是（　）

A. 当归地黄饮　　B. 当归补血汤

C. 健固汤　　　　D. 知柏地黄丸

E. 补肾地黄汤

12. 患者月经延后，量少，色淡红，质清稀，小腹隐痛，喜暖喜按，腰酸无力，小便清长，大便溏，舌淡苔白，脉沉迟。应诊断为（　）

A. 肾气虚型月经后期

B. 虚寒型月经后期

C. 实寒型月经后期

D. 脾肾阳虚型月经后期

E. 肾阴虚型月经后期

13. 患者月经延后，量少色黯有块，小腹冷痛拒按，得热痛减，畏寒肢冷，舌质黯淡，苔白，脉沉紧。应诊断为（　）

A. 肾虚型月经后期

B. 虚寒型月经后期

C. 气滞型月经后期

D. 血瘀型月经后期

E. 实寒型月经后期

14. 患者月经周期延后，量少，有血块，小腹胀痛，胸胁乳房胀痛，舌质正常，苔薄白，脉弦。最佳治法是（　）

A. 疏肝清热调经

B. 平冲降逆调经

C. 理气行滞调经

D. 理气散寒调经

E. 疏肝健脾调经

（三）B₁型题

A. 良方温经汤　　B. 金匮温经汤

C. 肾气丸　　　　D. 理中丸

E. 右归丸

15. 虚寒证月经后期的首选方是（　）

16. 实寒证月经后期的首选方是（　）

A. 温经散寒调经

B. 补血益气调经

C. 扶阳祛寒调经

D. 补肾养血调经

E. 补肾健脾调经

17. 肾虚型月经后期治法是（　）

18. 虚寒型月经后期治法是（　）

（四）X型题

19. 下列不应诊断为月经后期的有（　）

A. 每次月经周期延后四、五天

B. 青春期月经初潮后数月内周期时有延后七天以上而无其他证候者

C. 月经周期偶然延后一次，下次仍如期来潮者

D. 围绝经期绝经前，周期时有延后七天以上的，而无其他不适者

E. 月经周期延后十天连续三个周期以上者

20. 一妇人以往月经周期为28～30天，现停经51天后出现阴道流血5天，量少，伴小腹隐痛，尿妊娠试验（＋），应考虑到以下哪些疾病（　）

A. 胎漏　　　　B. 胎动不安

C. 堕胎　　　　D. 异位妊娠

E. 月经后期

21. 实寒证月经后期的主要证候有（　）

A. 月经量少，色黯有块

· 45 ·

B. 小腹冷痛拒按

C. 腰酸无力

D. 畏寒肢冷

E. 舌黯淡苔白，脉沉紧

三、名词解释

经迟

四、简答题

1. 扼要回答虚寒型月经后期的主证、治法、代表方剂。

2. 简述月经后期与早孕如何鉴别？

五、论述题

试述月经后期与月经过少在发病机理与治则上的异同。

六、病案分析

赵某，女，35 岁，已婚，公司职员，2001 年 12 月 10 日初诊。

主诉：月经 40 余天一行 6 个月。

现病史：患者既往月经正常，6 个月前因经期过食冷饮，遂出现月经 40 余天一至。末次月经 10 月 29 日，月经量少，色黯有块，小腹冷痛拒按，得热痛减，畏寒肢冷，舌质黯淡，苔白脉沉紧。

月经史：13 岁 5～6/28～30 天，量中，行经无明显不适感。

婚育史：24 岁结婚，孕 1 产 1，已行输卵管结扎术 5 年。

过去史、家族史、个人史无特殊。

体检、妇科检查、盆腔 B 超均正常，尿妊娠试验阴性。

请写出：（1）中医诊断

（2）辨证分型

（3）主证分析

（4）治法

（5）方剂（不答药物）

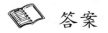

答案

一、填空题

1. 调整周期　平时

2. 良方温经汤

3. 妊娠

二、选择题

（一）A₁ 型题

1. B。

答案分析：汉代《金匮要略·妇人杂病脉证并治》称月经后期为"至期不来"。

2. E。

答案分析：月经周期延后 7 天以上，连续两个周期以上，甚至 3～5 个月一行者，称为"月经后期"。月经停闭 6 个月或 6 个月以上者称闭经。

3. C。

答案分析：大补元煎补血益气，滋肾调经，药物组成为人参、山药、熟地、杜仲、当归、山茱萸、枸杞、炙甘草。

4. A。

答案分析：当归地黄饮功能补益肾气，益精养血，故选之。

5. B。

答案分析：大补元煎大补元气，益精养血，故选之。

6. A。

答案分析：辨证为虚寒型月经后期，治宜扶阳祛寒调经。

7. E。

答案分析：月经后期的常见病机有肾虚、血虚、气滞、血寒。

8. C。

答案分析：金匮温经汤功用为扶阳祛寒调经，为治疗虚寒型月经后期的重要方剂，良方温经汤功用为温经散寒调经，为治疗实寒证月经后期首选方。

9. D。

答案分析：小腹隐痛，喜按为虚证表现，而气滞型属实证，故不符合题意。

10. D。

答案分析：以月经周期紊乱为主的病证应重视平时的调理。

（二）A₂型题

11. A。

答案分析：辨证为肾虚月经后期，故选当归地黄饮。

12. B。

答案分析：辨证为虚寒型月经后期。

13. E。

答案分析：辨证为实寒型月经后期。

14. C。

答案分析：辨证为气滞型月经后期，故治当理气行滞调经。

（三）B₁型题

15. B。

答案分析：金匮温经汤功主扶阳祛寒调经，为虚寒证月经后期的首选方。

16. A。

答案分析：良方温经汤重在温经散寒调经，为实寒证月经后期的首选方。

17. D。

答案分析：肾虚型月经后期的治法是补肾养血调经。

18. C。

答案分析：虚寒型月经后期的治法是扶阳祛寒调经。

（四）X型题

19. ABCD。

答案分析：月经周期延后7天以上，连续两个周期以上，甚至3～5个月一行者，称为"月经后期"。若每次仅延后三五天，或偶然延后一次，下次仍如期来潮者，均不

作月经后期论。此外，青春期月经初潮后数月内，或围绝经期绝经前，周期时有延后，且无其他证候者，亦不作病论。

20. BD。

答案分析：以往月经规律，本次停经51天后出现阴道流血5天，伴小腹隐痛，且尿妊娠试验阳性，故应考虑妊娠疾病B、D，因有小腹隐痛，故可排除胎漏。

21. ABDE。

答案分析：ABDE分别反映了实寒型月经后期的各方面主要证候，而C为肾虚的临床表现。

三、名词解释

经迟：月经周期延后7天以上，甚至3～5个月一行者称经迟。又称月经后期。

四、简答题

1. 答：主要证候：月经延后，量少，色淡红，质清稀，小腹隐痛，喜暖喜按；腰酸无力，小便清长，大便稀溏；舌淡，苔白，脉沉迟或细弱。

治法：扶阳祛寒调经。

代表方：金匮温经汤或艾附暖宫丸。

2. 答：育龄期妇女月经过期未来，应首先排除妊娠。早孕者，有早孕反应，妇科检查宫颈着色，子宫体增大、变软，妊娠试验阳性反应，B超检查可见子宫腔内有孕囊。月经后期者则无以上表现，且以往多有月经失调病史。

五、论述题

答：月经后期与月经过少发病机理与治则上：

相同点：两者的发病机理均有虚实之别。虚证：营血不足，血海空虚；实证：冲任受阻，气血运行不畅。

不同点：发病机理。

月经后期，虚者多因肾虚、血虚、虚寒导致精血不足，冲任不充，血海不能按时满溢而经迟。实者多因血寒、气滞等导致血行不畅，冲任受阻，血海不能如期满盈，致使月经后期而来。

月经过少，虚者多因精亏血少，冲任亏虚，经血乏源；实者多由冲任受阻，血行不畅，以致月经过少。临床以肾虚、血虚、血瘀、痰湿为多见。

治则：

月经后期治疗以调整周期为主，应重在平时。治法应本"虚则补之，实则泻之"的原则分别施治。

月经过少的治疗除了辨证施治以外，尚应注意分平时与经期不同阶段论治，治法既有所侧重，又应有所联系。

六、病案分析

答：（1）中医诊断：月经后期。

（2）辨证分型：血寒证（实寒证）。

（3）主证分析：患者既往月经规律，6个月前因经期过食冷饮，遂出现月经延迟10余天来潮至今。过食寒凉，血为寒凝，冲任滞涩，血海不能按时满溢，故周期延后，量少；寒凝血滞，故经色黯有块；寒邪客于胞中，气血运行不畅，"不通则痛"，故小腹冷痛；得热后气血稍通，故小腹痛减；寒邪阻滞于内，阳不外达则畏寒肢冷，面色青白；舌黯淡，苔白，脉沉紧均为实寒之征。

（4）治法：温经散寒调经。

（5）方剂：良方温经汤。

第三节　月经先后无定期

【学习目的要求】

1. 熟悉月经先后无定期的病因病机。
2. 掌握其定义及辨证论治。

习题

一、填空题

1. 月经先后无定期以_____为特征。

2. 功能失调性子宫出血可分为_____和_____两类。

3. 月经先后无定期的病机主要是_____，_____，_____。

二、选择题

（一）A₁型题

1. 月经先后无定期作为月经不调记载首见于（　　）

A. 《备急千金要方》

B. 《圣济总录》

C. 《万氏妇人科》

D. 《医宗金鉴》

E. 《傅青主女科》

2. 月经先后无定期的治则是（　　）

A. 疏肝解郁调经

B. 补肾调经

C. 疏肝补肾调经

D. 调理冲任气血

E. 疏肝健脾调经

3. 月经先后无定期的发生与哪些脏功能失调、血海蓄溢失常密切相关（　　）

A. 肝、脾　　　B. 肝、肾

C. 脾、肾　　　D. 心、肾

E. 心、脾

4. 肝郁型月经先后无定期的治法是（　　）

A. 疏肝健脾调经

B. 破气行滞调经

C. 理气清热调经

D. 疏肝理气调经

E. 补气活血调经

5. 肝郁肾虚型月经先后无定期的首选方是（　　）

A. 逍遥散　　　B. 柴胡疏肝散

C. 定经汤　　　D. 固阴煎

E. 补肾地黄丸

6. 下列哪项不属肾虚型月经先后无定期的主证（　　）

A. 经行乳胀

B. 月经量少、色淡黯、质清

C. 腰骶酸痛

D. 头晕耳鸣

E. 脉细弱

7. 定经汤组成不包括的药物有（　　）

A. 柴胡　荆芥

B. 熟地　山药

C. 当归　白芍

D. 茯苓　菟丝子

E. 山萸肉　香附

8. 肾虚型月经先后无定期的首选方是（　　）

A. 右归丸　　　B. 固阴煎

C. 定经汤　　　D. 知柏地黄汤

E. 补肾地黄丸

9. 月经先后无定期常见的转归为（　　）

A. 经期延长　　B. 月经过少

C. 月经过多　　D. 痛经

E. 崩漏

10. 月经先后无定期是以（　　）紊乱为特征的病证

A. 经量　　　　B. 经期

C. 月经周期　　D. 月经的质地

E. 经期伴随症状

（二）A₂型题

11. 患者经来先后无定期，经量或多或少，色黯红，夹有血块，经行胸胁乳房少腹胀痛，脘闷不舒，时叹息，嗳气，纳差，苔薄白，脉弦。最佳选方是（　　）

A. 丹栀逍遥散　　B. 一贯煎

C. 逍遥散　　　　D. 定经汤

E. 归脾汤

12. 患者经行或先或后，量少，色淡黯，质清稀，伴腰骶酸痛，头晕耳鸣，舌淡苔白，脉细弱。应诊断为（　　）

A. 血虚型月经先后无定期

B. 气虚型月经先后无定期

C. 肾阳虚型月经先后无定期

D. 肾阴虚型月经先后无定期

E. 肾虚型月经先后无定期

13. 患者月经先后无定期，经量或多或少，色黯红，经行乳房胀痛，腰膝酸软，精神疲惫，舌淡苔白，脉弦细。最佳治法是（　　）

A. 补肾活血调经

B. 补肾疏肝调经

C. 疏肝理气调经

D. 理气活血调经

E. 补血活血调经

（三）B₁型题

A. 右归丸　　　B. 逍遥散

C. 定经汤　　　D. 固阴煎

E. 补肾地黄丸

14. 肾虚型月经先后无定期的首选方是（　　）

15. 肝郁肾虚型月经先后无定期的首选方是（　　）

（四）X型题

16. 月经先后无定期的常见证型有（　　）

A. 肝气郁结　　B. 肺气亏虚

C. 心肾不交　　D. 肾气亏虚

E. 肝血亏虚

17. 肾虚型月经先后无定期主要证候是（　　）

    A. 量少、色淡黯、质清

    B. 腰骶酸痛

    C. 头晕耳鸣

    D. 乳房胀痛

    E. 舌淡苔白，脉细弱

三、名词解释

月经愆期

四、简答题

简述月经先后无定期与崩漏如何鉴别？

五、论述题

试述月经先后无定期常见证型的主证、治法及代表方剂。

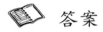 答案

一、填空题

1. 月经周期紊乱

2. 排卵性　无排卵性

3. 气血失调　冲任功能紊乱　血海蓄溢失常

二、选择题

（一）A₁型题

1. A。

答案分析：本病作为月经不调记载首见于唐代《备急千金要方·月经不调》，云"妇人月经一月再来或隔月不来"。

2. D。

答案分析：治疗以调理冲任气血为原则。

3. B。

答案分析：月经先后无定期的发生与肝、肾功能失调，血海蓄溢失常密切相关。

4. D。

答案分析：肝郁型月经先后无定期当治以疏肝理气调经。

5. C。

答案分析：肝郁肾虚型的月经先后无定期当治以补肾疏肝，理气调经，方选定经汤以疏肝肾之郁气，补肝肾之精血。

6. A。

答案分析：肾虚证的主要证候是经行或先或后，量少，色淡黯，质清；或腰骶酸痛，或头晕耳鸣；舌淡苔白，脉细弱。而经行乳胀为肝郁型中的证候。

7. E。

答案分析：定经汤的药物组成是：柴胡、炒荆芥、当归、白芍、山药、茯苓、菟丝子、熟地。

8. B。

答案分析：肾虚型月经先后无定期的治则是补肾调经。方选固阴煎。

9. E。

答案分析：本病若治不及时，或调护不当，则可转化为崩漏。

10. C。

答案分析：月经先后无定期以周期紊乱为临床特点，治疗重在调整月经周期，以平时调理为主。

（二）A₂型题

11. C。

答案分析：辨证为肝郁型月经先后无定期，方选逍遥散。

12. E。

答案分析：当辨证为肾虚型月经先后无定期。

13. B。

答案分析：辨证为肝郁肾虚型月经先后定期，治以补肾疏肝调经，方选定经汤。

（三）B₁ 型题

（三）B₁ 型题

14. D。

答案分析：肾虚型月经先后无定期的首选方是固阴煎。

15. C。

答案分析：肝郁肾虚型月经先后无定期的首选方是定经汤。

（四）X 型题

16. AD。

答案分析：本病的证型多为肝气郁结和肾气亏虚。

17. ABCE。

答案分析：肾虚证的主要证候是经行或先或后，量少，色淡黯，质清；或腰骶酸痛，或头晕耳鸣；舌淡苔白，脉细弱。

三、名词解释

月经愆期：月经周期时或提前时或延后 7 天以上，连续 3 个周期以上者，称为"月经先后无定期"。或称"经水先后无定期"、"经乱"等。

四、简答题

答：月经先后无定期以月经周期紊乱为特征，一般经期正常，经量不多。崩漏是以月经周期、经期、经量均发生严重紊乱为特征的病证，除见周期紊乱，并同时出现阴道出血量多如注，或淋漓不断。

五、论述题

答：1. 肝郁证主要证候：经来先后无定，经量或多或少，色黯红或紫红，或有血块，或经行不畅；胸胁、乳房、少腹胀痛，脘闷不舒，时叹息，嗳气食少；苔薄白或薄黄，脉弦。

治法：疏肝理气调经。

代表方：逍遥散

2. 肾虚证主要证候：经行或先或后，量少，色淡黯，质清；或腰骶酸痛，或头晕耳鸣；舌淡苔白，脉细弱。

治法：补肾调经。

代表方：固阴煎

3. 肝郁肾虚主要证候：月经先后不定，经量或多或少，色黯红或黯淡，或有块；经行乳房胀痛，腰膝酸软，或精神疲惫；舌淡苔白，脉弦细。

治法：补肾疏肝调经

代表方：定经汤

第四节　月经过多

【学习目的要求】

1. 熟悉月经过多的病因病机。
2. 掌握其定义及辨证论治。

✏ 习题

一、填空题

1. 月经过多的主要病机是_____。

2. 月经过多的治疗大法，经期以_____为主，目的在于减少血量，防止失血伤阴，平时根据辨证，采用_____、_____、_____、_____等法以治本。

3. 血热型月经过多的首选方是_____。

二、选择题

（一）A₁ 型题

1. 治疗气虚型月经过多的最佳选方是（　　）

A. 八珍汤　　　B. 参苓白术散

C. 举元煎　　　D. 圣愈汤

E. 大补元煎

2. 月经过多，色淡红，质稀薄，神疲气短，面色㿠白，舌淡，苔薄，脉细弱，其治法应为（　　）

A. 健脾补肾固冲

B. 补气摄血固冲

C. 凉血清热固经

D. 益气养心固冲

E. 温阳益气固冲

3. 治疗血热型月经过多的最佳选方是（　　）

A. 清经散　　　B. 固经汤

C. 两地汤　　　D. 固阴煎

E. 保阴煎

4. 月经量多，色紫黯，有血块，经行小腹痛，或平时小腹胀痛，舌紫黯有瘀点，脉涩，其治法应为（　　）

A. 清热凉血止血

B. 活血化瘀止血

C. 理气活血止痛

D. 养阴清热止血

E. 活血散寒止血

5. 保阴煎的药物组成（　　）

A. 生地　熟地　黄柏　黄芩　白芍　山药　续断　甘草

B. 生地　熟地　赤芍　白芍　黄柏　黄连　续断　甘草

C. 丹皮　白芍　熟地　青蒿　黄柏　茯苓　地骨皮

D. 生地　玄参　麦冬　阿胶　白芍　地骨皮

E. 熟地　生地　黄连　黄柏　白芍　山药　续断　甘草

6. 月经过多常见的病因有（　　）

A. 气虚、血虚、血热

B. 气虚、血热、肾虚

C. 血虚、血热、血瘀

D. 气虚、血热、血瘀

E. 肾虚、血热、血滞

7. 经行量多，色鲜红或深红，或有小血块；伴口渴心烦，尿黄便结，舌红，苔黄，脉滑数。其治法应为（　　）

A. 养阴清热，益气止血

B. 活血化瘀止血

C. 活血散寒止血

D. 清热凉血，固冲止血

E. 补气摄血固冲

8. 举元煎的药物组成（　　）

A. 人参、黄芪、白术、升麻、炙甘草

B. 人参、黄芪、白芍、升麻、炙甘草

C. 人参、黄芪、柴胡、白术、炙甘草

D. 党参、黄芪、白术、白芍、炙甘草

E. 党参、黄芪、柴胡、升麻、炙甘草

9. 一般认为月经量超过多少为月经过多（　　）

A. 50ml　　　B. 120ml

C. 150ml　　　D. 100ml

E. 60ml

10. 月经过多与月经先期共有的证型为（　　）

A. 气虚、血瘀　　B. 血虚、气滞

C. 气虚、血热　　D. 血虚、血瘀

E. 肝郁、血热

（二）A₂型题

11. 患者经行量多，色淡红，质清稀，神疲肢倦，气短懒言，小腹空坠，面色㿠白，舌淡，苔薄，脉细弱。最佳治法为（　　）

A. 补气摄血固冲

B. 清热凉血，固冲止血

C. 养阴清热止血

D. 活血化瘀止血

E. 益气清热，固冲止血

12. 一妇人，月经周期正常，经血量

多,色深红,质粘稠,有多量血块,伴下腹疼痛,心烦口渴,尿黄,便结,舌质黯红,苔黄,脉弦涩。证属( )

    A. 寒凝血瘀月经过多

    B. 阳盛血热月经过多

    C. 气滞血瘀月经过多

    D. 气虚血瘀月经过多

    E. 血热兼瘀月经过多

13. 某患者,经行量多,色紫黑,有血块,量较多,经行小腹疼痛,经前腹胀,舌质紫黯,舌边尖有瘀点,脉涩,最佳选方为( )

    A. 补阳还五汤   B. 桃红四物汤

    C. 失笑散   D. 少腹逐瘀汤

    E. 血府逐瘀汤

（三）B₁ 型题

    A. 固阴煎   B. 大补元煎

    C. 归脾汤   D. 举元煎

    E. 八珍汤

14. 经行量多,色淡红,质清稀,心悸怔忡,气短懒言,宜用( )

15. 月经先期,量多或量少,舌淡黯,质稀,腰膝酸软,宜用( )

（四）X 型题

16. 气虚型月经过多的临床特点是( )

    A. 经色淡红,质清稀

    B. 经色黯,质粘稠

    C. 神疲肢倦,气短懒言

    D. 小腹空坠

    E. 头晕耳鸣

17. 血热型月经过多的主要证候是( )

    A. 经色鲜红或深红,质粘稠

    B. 经色淡黯,质稀无块

    C. 口渴心烦

    D. 尿黄便结

    E. 舌红,苔黄,脉滑数

18. 下列可出现月经过多的疾病有( )

    A. 排卵性功能失调性子宫出血

    B. 子宫肌瘤

    C. 子宫肥大症

    D. 盆腔炎

    E. 子宫内膜异位症

三、名词解释

月经过多

四、简答题

扼要回答血热型月经过多的主要证候、治法及方药。

五、论述题

月经过多、月经先期在治疗上有何不同（代表方剂不写具体药物）？

六、病案分析

某女,15 岁,学生,2002 年 6 月 10 日初诊。

主诉:月经量多 4 个月。

现病史:13 岁经水初潮,近 4 个月,经量多,末次月经 6 月 3 日,量多如注,5 天净止,经色淡红,质清稀,伴神疲肢倦,小腹空坠,舌淡,苔薄,脉细弱。

盆腔 B 超未见异常。

请写出:（1）诊断

（2）辨证分型

（3）证候分析

（4）治法

（5）方药

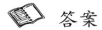 **答案**

一、填空题

1. 冲任不固　经血失于制约
2. 辨证止血固冲　益气　清热　养阴
化瘀
3. 保阴煎

二、选择题

（一）A₁型题

1. C。
答案分析：气虚型月经过多应治以补气
摄血固冲，首选举元煎。

2. B。
答案分析：辨证为气虚型月经过多，治
疗法则为补气摄血固冲。

3. E。
答案分析：血热型月经过多应治以清热
凉血，固冲止血，故选保阴煎。

4. B。
答案分析：辨证为血瘀型月经过多，治
以活血化瘀止血。

5. A。
答案分析：保阴煎药物组成为生地、熟
地、黄芩、黄柏、白芍、山药、续断、甘
草。

6. D。
答案分析：月经过多的主要病机是冲任
不固，经血失于制约，常见病因有气虚、血
热、血瘀。

7. D。
答案分析：辨证为血热型月经过多，治
以清热凉血，固冲止血。

8. A。
答案分析：举元煎药物组成为人参、黄
芪、白术、升麻、炙甘草。

9. D。
答案分析：一般认为月经量以 30～
60ml 为适宜，超过 100ml 为月经过多。

10. C。
答案分析：月经先期的证型为气虚、血
热；月经过多的证型为气虚、血热、血瘀，
故二者共有的证型为气虚、血热。

（二）A₂型题

11. A。
答案分析：辨证为气虚型月经过多，治
法为补气摄血固冲。

12. E。
答案分析：辨证为血热兼瘀型月经过
多。

13. C。
答案分析：辨证为血瘀型月经过多，治
以活血化瘀止血，方选失笑散。

（三）B₁型题

14. C。
答案分析：辨证为心脾两虚型月经过
多，方选归脾汤。

15. A。
答案分析：辨证属肾虚型月经先期，方
选固阴煎。

（四）X型题

16. ACD。
答案分析：气虚型月经过多的临床特点
有经行量多，色淡红，质清稀，神疲肢倦，
气短懒言，小腹空坠，面色㿠白，舌淡，苔
薄，脉细弱。

17. ACDE。
答案分析：血热型月经过多的主要证候
有经行量多，色鲜红或深红，质粘稠，或有
小血块，伴口渴心烦，尿黄便结，舌红，苔
黄，脉滑数。

18. ABCDE。
答案分析：排卵性功血、子宫肌瘤、子
宫肥大症、盆腔炎、子宫内膜异位症均可出

现月经过多。

三、名词解释

月经过多：指月经量较正常明显增多，而周期基本正常者。

四、简答题

答：血热型月经过多主要证候：经行量多，色鲜红或深红，质粘稠，或有小血块，伴口渴心烦，尿黄便结，舌红，苔黄，脉滑数。

治法：清热凉血，固冲止血。

方药：保阴煎加地榆、茜草

生地　熟地　黄芩　黄柏　白芍　山药　续断　甘草

五、论述题

答：月经过多的治疗应掌握经期与平时的不同采用不同的治疗方法，经期以辨证止血固冲为主，即酌用相应的止血药物，目的在于减少血量。平时应辨证施治以治本。气虚证治法为补气摄血固冲，方选举元煎或安冲汤；血热证的治法为清热凉血，固冲止血，方选保阴煎；血瘀证的治法为活血化瘀

止血，方选失笑散。

月经先期的治疗重在调整月经周期，须重视平时的调治。气虚证分为脾气虚证和肾气虚证。脾气虚证治法为补脾益气、摄血调经，方选补中益气或归脾汤；肾气虚证治法为补益肾气，固冲调经，方选固阴煎或归肾丸。血热证分为阳盛血热证，阴虚血热证，肝郁血热证。阳盛血热证治法为清热凉血调经，方选清经散；阴虚血热证治法为养阴清热调经，方选两地汤；肝郁血热证治法为疏肝清热，凉血调经，方选丹栀逍遥散。

六、病案分析

（1）诊断：月经过多。

（2）辨证分型：气虚证。

（3）证候分析：气虚则冲任不固，经血失于制约，故经行量多；气虚火衰不能化血为赤，故经色淡红，质清稀；气虚中阳不振，故神疲肢倦；气虚失于升提，故小腹空坠；舌淡，脉细弱为气虚之证。

（4）治法：健脾益气，固冲调经。

（5）方药：举元煎。

人参　黄芪　白术　升麻　炙甘草

第五节　月经过少

【学习目的要求】

1. 熟悉月经过少的病因病机。
2. 掌握其定义及辨证论治。
3. 了解月经过少可发展为闭经。

✍ 习题

一、填空题

1. 血瘀型月经过少的首选方是_____。

2. 月经过少常见证型可分为_____、_____、_____、_____。

3. 月经过少虚证的发病机理是_____、_____、_____。

二、选择题

（一）A₁ 型题

1. "经水涩少，为虚为涩，虚则补之，涩则濡之"出自（　　）

A.《景岳全书·妇人规》

B.《妇人大全良方》

C. 《证治准绳·女科》

D. 《傅青主女科》

E. 《万氏妇人科》

2. 治疗肾虚型月经过少的最佳选方是（　　）

    A. 归肾丸　　B. 六味地黄丸

    C. 知柏地黄丸　D. 左归饮

    E. 右归饮

3. 月经过少实证的发病机理为（　　）

    A. 热扰冲任，经行不畅

    B. 冲任受阻，血行不畅

    C. 气滞血瘀，经脉阻滞

    D. 寒凝血瘀，经脉不行

    E. 痰湿阻滞，经脉闭阻

4. 治疗痰湿型月经过少的首选方是（　　）

    A. 开郁二陈汤

    B. 二陈汤

    C. 礞石滚痰丸

    D. 半夏白术天麻汤

    E. 苍附导痰丸

5. 滋血汤的药物组成为（　　）

    A. 人参、杜仲、枸杞、黄芪、川芎、当归、茯苓、生地

    B. 人参、生地、熟地、玄参、白芍、阿胶

    C. 人参、山药、枸杞、生地、熟地

    D. 人参、山药、黄芪、茯苓、川芎、当归、白芍、熟地

    E. 人参、山药、茯苓、川芎、熟地、白芍

6. 患者月经过少，色淡，质稀；伴小腹隐痛，头晕眼花，心悸怔忡，面色萎黄；舌淡红，脉细。其诊断应为（　　）

    A. 血虚型月经过少

    B. 肾虚型月经过少

    C. 气虚型月经过少

    D. 血瘀型月经过少

    E. 痰湿型月经过少

7. 血虚型月经过少最佳治法（　　）

    A. 理气活血通经

    B. 养血益气调经

    C. 养阴润燥调经

    D. 益气养阴调经

    E. 活血化瘀通经

8. 患者月经量少，色黯淡质稀；腰膝酸软，头晕耳鸣，足跟痛，或小腹冷，夜尿多；舌淡，脉沉弱，其诊断应为（　　）

    A. 痰湿型月经过少

    B. 气虚型月经过少

    C. 血虚型月经过少

    D. 血瘀型月经过少

    E. 肾虚型月经过少

9. 治疗血瘀型月经过少的首选方是（　　）

    A. 血府逐瘀汤　B. 少腹逐瘀汤

    C. 桃红四物汤　D. 身痛逐瘀汤

    E. 膈下逐瘀汤

10. 月经过少与月经后期相同的证型（　　）

    A. 血虚，痰湿　　B. 血虚，气滞

    C. 肾虚，气滞　　D. 肾虚，血虚

    E. 血瘀，痰湿

（二）A₂型题

11. 患者经量素少，色黯淡，质稀伴腰膝酸软，头晕耳鸣，足跟痛，小腹冷，舌淡，脉沉迟，最佳治法是（　　）

    A. 益气补血调经

    B. 补肾益精，养血调经

    C. 补气摄血，养血调经

    D. 益气健脾，养血调经

    E. 补中益气固冲调经

12. 一妇人月经量少，色淡质稀，伴小腹隐痛，头晕眼花，心悸怔忡，面色萎黄；舌淡红，脉细。最佳选方是（　　）

    A. 滋血汤　　B. 两地汤

C. 保阴煎　　D. 归脾汤

E. 六味地黄丸

13. 患者月经量少，色淡红，质粘腻如痰；形体肥胖，胸闷呕恶，带多粘腻，舌淡，苔白腻，脉滑，其诊断为（　　）

A. 肾虚型月经过少

B. 气虚型月经过少

C. 脾虚型月经过少

D. 痰湿型月经过少

E. 血虚型月经过少

（三）B₁ 型题

A. 归肾丸　　B. 滋血汤

C. 六味地黄丸　D. 保阴煎

E. 右归丸

14. 肾虚型月经过少的首选方是（　　）

15. 血虚型月经过少的首选方是（　　）

（四）X 型题

16. 月经过少常见病因病机有（　　）

A. 肾虚　　B. 血虚

C. 气虚　　D. 血瘀

E. 痰湿

17. 血虚型月经过少的主要证候为（　　）

A. 经来血量渐少，或点滴即净

B. 月经色淡，质稀

C. 腰膝酸软，耳鸣，足跟痛

D. 小腹隐痛，头晕眼花，面色萎黄

E. 舌淡红，脉细

18. 肾虚血瘀型月经过少的主要证候（　　）

A. 经水量少，色黯淡，有血块

B. 腰膝酸软，头晕耳鸣

C. 小腹疼痛拒按，血块排出后疼痛缓解

D. 心悸怔忡，气短懒言

E. 舌紫黯，脉沉迟

19. 下列可引起月经过少的疾病有（　　）

A. 子宫发育不良

B. 性腺功能低下

C. 子宫内膜结核

D. 子宫内膜炎

E. 宫腔部分粘连

三、名词解释

月经过少

四、简答题

简述月经过少的常见分型、治法及代表方剂。

五、论述题

试述对月经过少如何分平时与经期不同阶段论治。

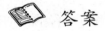 答案

一、填空题

1. 桃红四物汤

2. 肾虚　血虚　血瘀　痰湿

3. 精亏血少　冲任亏虚　经血乏源

二、选择题

（一）A₁ 型题

1. C。

答案分析：《证治准绳·女科·调经门》指出了月经过少的病因病机及治则。

2. A。

答案分析：辨证为肾虚型，归肾丸补肾益精、养血调经，故选用归肾丸。

3. B。

答案分析：月经过少实证多由血瘀、痰湿，阻滞冲任，血行不畅所致。

4. E。

答案分析：辨证为痰湿型，治宜化痰燥湿调经，苍附导痰丸最宜。

5. D。

答案分析：滋血汤的药物组成：人参、山药、黄芪、茯苓、川芎、当归、白芍、熟地。

6. A。

答案分析：辨证为血虚型月经过少。

7. B。

答案分析：辨证为血虚型月经过少，治宜养血，益气调经。

8. E。

答案分析：辨证为肾虚型月经过少

9. C。

答案分析：血瘀型月经过少的首选方是桃红四物汤，功能活血化瘀，养血调经。

10. D。

答案分析：月经过少的证型有肾虚、血虚、血瘀、痰湿；月经后期的证型有肾虚、血虚、血寒、气滞。二者相同的证型为肾虚、血虚。

（二）A₂型题

11. B。

答案分析：辨证为肾虚型月经过少，治宜补肾益精，养血调经。

12. A。

答案分析：辨证为血虚型月经过少，滋血汤养血，益气调经。

13. D。

答案分析：辨证为痰湿型月经过少。

（三）B₁型题

14. A。

答案分析：肾虚型月经过少的首选方是归肾丸，功能补肾益精，养血调经。

15. B。

答案分析：血虚型月经过少的首选方是滋血汤，功能养血益气调经。

（四）X型题

16. ABDE。

答案分析：临床常见的病因病机有肾虚、血虚、血瘀、痰湿。

17. ABDE。

答案分析：血虚型月经过少有其特有的妇科证候特点、全身症状和舌脉。ABDE反映其各方面的主要证候。

18. ABCE。

答案分析：肾虚型月经过少有其特有的妇科证候特点、全身症状和舌脉。ABCE反映其各方面的主要证候。

19. ABCDE。

答案分析：月经过少的发病原因主要有子宫发育不良、子宫内膜结核、子宫内膜炎等子宫因素；卵巢功能早衰或单纯性性腺发育不全等卵巢因素；人工流产术刮宫过深或宫腔电灼术等，损伤了子宫内膜的基底层或导致宫腔粘连等。

三、名词解释

月经过少：月经周期正常，月经量明显减少，或行经时间不足2天，甚或点滴即净者。

四、简答题

答：1. 肾虚型补肾益精，养血调经，归肾丸或当归地黄饮。

2. 血虚型养血益气调经，滋血汤或小营煎。

3. 血瘀型活血化瘀调经，桃红四物汤或通瘀煎。

4. 痰湿型化痰燥湿调经，苍附导痰丸或二陈加芎归汤。

五、论述题

答：临床对月经过少的治疗除了辨证施治以外，尚应注意分平时与经期不同阶段论治，治法既有所侧重，又应有所联系。虚证者，平时重在濡养精血，或补肾养血调经，或养血益气调经；经期加用养血活血之品，如鸡血藤、丹参之类。实证者，平时宜攻宜通，或活血化瘀调经，或化痰燥湿调经；此为本虚标实，注意健脾温肾，化痰燥湿，标本兼顾。经期宜温通活血之品，如当归、川芎可重用，阴柔酸收之品则少用，亦可加用川牛膝以引血下行。

第六节　经期延长

1. 熟悉经期延长的病因病机。
2. 掌握其定义及辨证论治。

习题

一、填空题

1. 经期延长的治疗大法是_____。
2. 气虚型经期延长的首选方为_____。
3. 经期延长的常见证型分为_____、_____、_____。

二、选择题

（一）A₁ 型题

1. 治疗虚热型经期延长的最佳选方为（　　）
    A. 清经散合失笑散
    B. 加减一阴煎
    C. 清热调血汤
    D. 清热固经汤
    E. 两地汤合二至丸
2. 气虚型经期延长的治法是（　　）
    A. 健脾和胃，固冲调经
    B. 补气摄血，固冲调经
    C. 凉血清热，固冲调经
    D. 健脾除湿，固冲调经
    E. 温阳益气，固冲调经
3. 血瘀型经期延长的最佳选方是（　　）

A. 桃红四物汤合失笑散
B. 少腹逐瘀汤
C. 膈下逐瘀汤
D. 身痛逐瘀汤
E. 血府逐瘀汤

4. 虚热型经期延长的治法是（　　）
    A. 清热泻火止血
    B. 清热化瘀止血
    C. 清肝泻热止血
    D. 养阴清热止血
    E. 清热凉血止血

5. 患者行经时间延长，量或多或少，经色紫黯，有块，经行小腹疼痛，拒按，舌质紫黯或有瘀点，脉弦涩，其诊断辨证为（　　）
    A. 气虚型经期延长
    B. 血热型经期延长
    C. 血瘀型经期延长
    D. 虚热型经期延长
    E. 肾虚型经期延长

6. 患者行经时间延长，量少，色鲜红，质稠；咽干口燥，或见潮热颧红，或手足心热；舌红，苔少，脉细数，其治法应为（　　）
    A. 养阴清热止血
    B. 清热泻火止血
    C. 清肝止血调经
    D. 清热化瘀止血
    E. 清热凉血止血

7. 患者行经时间延长，量多，色淡，质稀；倦怠乏力，气短懒言，小腹空坠，面

色㿠白，舌淡，苔薄，脉缓弱，其诊断辨证为（　　）

    A. 肾虚型经期延长

    B. 血寒型经期延长

    C. 血热型经期延长

    D. 气虚型经期延长

    E. 血瘀型经期延长

8. 经期延长的诊断依据为（　　）

    A. 经血淋漓不断，延至数十日或数月不等，伴有周期紊乱

    B. 行经时间超过七天以上，甚至淋漓半月始净，月经周期基本正常

    C. 伴有不同程度贫血

    D. 月经周期、经期紊乱

    E. 经血淋漓不断

9. 虚热型经期延长的发病机理主要是（　　）

    A. 冲任受损，不能制约经血

    B. 阳盛血热，热扰冲任，经血妄行

    C. 封藏失职，经血妄行

    D. 瘀阻冲任，经血妄行

    E. 以上都不是

（二）A₂ 型题

10. 一妇人行经时间延长，量或多或少，经色紫黯，有块；经行小腹疼痛，拒按；舌质紫黯，脉弦涩。最佳选方是（　　）

    A. 少腹逐瘀汤

    B. 桃红四物汤合失笑散

    C. 膈下逐瘀汤

    D. 身痛逐瘀汤

    E. 血府逐瘀汤

11. 一妇人行经时间延长，量或多或少，色黯红，有血块，质稠；经行小腹疼痛，拒按，咽干口燥，潮热颧红，舌质紫黯有瘀点，苔少，脉涩。应诊断为（　　）

    A. 实热兼血瘀型经期延长

    B. 血寒兼气虚型经期延长

    C. 肾虚兼血瘀型经期延长

    D. 血瘀兼虚热型经期延长

    E. 以上都不是

12. 患者行经时间延长，量多，色紫黯，有血块；倦怠乏力，气短懒言，面色㿠白，小腹疼痛，血块排出后疼痛缓解；舌黯，苔薄，脉缓涩。最佳治法是（　　）

    A. 益气养血调经

    B. 补气化瘀，固冲调经

    C. 凉血清热，固冲调经

    D. 活血养血，固冲调经

    E. 益气清热，固冲调经

（三）B₁ 型题

    A. 两地汤合二至丸

    B. 清经散合失笑散

    C. 桃红四物汤合失笑散

    D. 举元煎合二至丸

    E. 身痛逐瘀汤合失笑散

13. 虚热型经期延长的首选方是（　　）

14. 血瘀型经期延长的首选方是（　　）

    A. 封藏失职，经血妄行

    B. 冲任受损，不能约制经血

    C. 瘀阻冲任，血不循经

    D. 中气不足，冲任不固，不能约制经血

    E. 阴虚内热，热扰冲任，血海不宁，经血妄行

15. 气虚型经期延长的发病机理是（　　）

16. 血瘀型经期延长的发病机理是（　　）

（四）X 型题

17. 经期延长常见病因病机是（　　）

    A. 脾虚　　　　　B. 气虚

    C. 虚热　　　　　D. 血瘀

    E. 血寒

18. 下列可引起经期延长的疾病有（　　）

    A. 黄体萎缩不全

B. 宫内节育器出血副反应

C. 盆腔炎

D. 原发性痛经

E. 子宫脱垂

19. 虚热型经期延长的主要证候是（   ）

A. 行经时间延长，周期正常

B. 经色鲜红，量少，质稠

C. 咽干口燥，潮热颧红

D. 手足心热

E. 舌红，苔少，脉细数

三、名词解释

经期延长

四、简答题

简述经期延长的治法。

五、论述题

试述虚热型经期延长的主要证候、证候分析、治法及代表方剂。

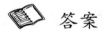 答　案

一、填空题

1. 固冲止血调经

2. 举元煎

3. 气虚证　虚热证　血瘀证

二、选择题

（一）A₁ 型题

1. E。

答案分析：两地汤合二至丸养阴清热止血，故选之。

2. B。

答案分析：气虚型经期延长，治宜补气摄血，固冲调经。

3. A。

答案分析：桃红四物汤合失笑散活血祛瘀止血，故选之。

4. D。

答案分析：虚热型经期延长，治宜养阴清热止血。

5. C。

答案分析：辨证为血瘀型经期延长。

6. A。

答案分析：辨证为虚热型经期延长，治宜养阴清热止血。

7. D。

答案分析：辨证为气虚型经期延长。

8. B。

答案分析：行经时间延长，周期正常，符合经期延长的定义。

9. E。

答案分析：虚热型经期延长的发病机理是阴虚内热，热伏冲任，血海不宁，经血妄行。

（二）A₂ 型题

10. B。

答案分析：辨证为血瘀型经期延长，首选方为桃红四物汤合失笑散。

11. D。

答案分析：辨证为血瘀兼虚热型经期延长。

12. B。

答案分析：辨证为气虚血瘀型经期延长，治宜补气化瘀，固冲调经。

（三）B₁ 型题

13. A。

答案分析：虚热型经期延长的首选方是两地汤合二至丸，功能为养阴清热止血。

14. C。

答案分析：血瘀型经期延长的首选方是桃红四物汤合失笑散，功能活血祛瘀止血。

15. D。

答案分析：气虚型经期延长的发病机理为中气不足，冲任不固，不能约制经血。

16. C。

答案分析：血瘀型经期延长的发病机理是瘀阻冲任，血不循经。

（四）X 型题

17. BCD。

答案分析：经期延长的常见病因病机是气虚、虚热、血瘀。

18. ABC。

答案分析：黄体萎缩不全型功能失调性子宫出血，是因黄体未能及时全面萎缩，孕酮分泌量不足，但分泌时间延长，子宫内膜不规则剥脱且剥脱时间延长而引起经期延长。或月经来潮后雌激素水平偏低，使子宫内膜修复迟缓而致经期延长。盆腔炎引起经期延长的原因是由于盆腔充血及卵巢功能障碍，而且慢性炎症导致子宫纤维化、子宫复旧不良或粘连所致的子宫位置异常等，均可引起经期延长。宫内节育器因机械性压迫引起子宫内膜和血管内皮细胞损伤，释放大量前列腺素，纤溶亢进引起经期延长。

19. ABCDE。

答案分析：虚热型经期延长有其特有出血特点、全身症状和舌脉。ABCDE 反映其各方面的主要证候。

三、名词解释

经期延长：月经周期基本正常，行经时间超过 7 天以上，甚或淋漓半月方净者。

四、简答题

答：经期延长的治疗以固冲止血调经为大法，重在缩短经期，以经期服药为主。气虚者重在益气摄血；阴虚血热者宜滋阴清热，安冲宁血；瘀血阻滞者以通为止。不可概投固涩之剂，以犯虚虚实实之戒。

五、论述题

答：主要证候：经行时间延长，量少，色鲜红，质稠；咽干口燥，或见潮热颧红，或手足心热；舌红，苔少，脉细数。

证候分析：阴虚内热，热扰冲任，冲任不固，经血失约，故经行时间延长；阴虚水亏故经量少，火旺故经色鲜红，质稠；虚火灼津，津液不能上承则咽干口燥；潮热颧红，手足心热，舌红苔少，脉细数均为阴虚内热之象。

治法：养阴清热止血。

方剂：两地汤合二至丸加四乌贼骨一蔗茹丸。

第七节　经间期出血

【学习目的要求】

1. 了解经间期出血的历史沿革。
2. 熟悉经间期出血的病因病机。
3. 掌握经间期出血的定义、诊断与鉴别诊断。
4. 掌握经间期出血的辨证论治。

习题

一、填空题

1. 临床上经间期出血主要针对出血的量、色、质及全身症状进行辨证：若出血量少，血色鲜红，质粘属_____。

2. 若出血量稍多或少，赤白相兼，质

地粘稠,属_____。

3. 若出血量少,血色黯红或夹小血块,属_____。

二、选择题

(一) A₁ 型题

1. 经间期出血应与哪些疾病相鉴别( )
  A. 月经先后无定期
  B. 漏下
  C. 月经先期、月经过少、赤带
  D. 胎漏、胎动不安
  E. 经期延长、月经过少、赤带

2. 经间期出血的总的治疗原则以何为主( )
  A. 滋肾养血 B. 养阴固冲
  C. 清热养阴 D. 祛瘀止血
  E. 凉血止血

3. 肾阴虚之经间期出血治宜两地汤,其组成为( )
  A. 生地、熟地、玄参、麦冬、阿胶、白芍
  B. 生地、地骨皮、玄参、麦冬、阿胶、白芍
  C. 地骨皮、地榆、玄参、麦冬、阿胶、白芍
  D. 熟地、地骨皮、玄参、麦冬、阿胶、白芍
  E. 生地、地骨皮、山萸肉、阿胶、麦冬、玄参

4. 清肝止淋汤对经间期出血属湿热证有效,其出于( )
  A. 《景岳全书·妇人规》
  B. 《证治准绳·女科》
  C. 《傅青主女科》
  D. 《千金要方》
  E. 《医宗金鉴·妇科心法要诀》

5. 在基础体温表上如何识别经间期出血出现的时间( )
  A. 高温相过早下跌
  B. 低温相过长
  C. 高温相呈爬坡状
  D. 高、低温相交替
  E. 单相体温

6. 前人对经间期生理状况的描述是引用了哪位前辈的论述( )
  A. 陈自明 B. 孙思邈
  C. 巢元方 D. 朱丹溪
  E. 袁了凡

7. 导致经间期出血发生常有的病史是( )
  A. 月经不调、手术流产史
  B. 过频妊育史
  C. 产伤史
  D. 盆腔炎史
  E. 宫颈炎史

8. 经间期出血主要针对下列哪些进行辨证( )
  A. 出血时的伴随症状
  B. 出血的量
  C. 出血的时间
  D. 出血的量、色、质及全身症状、舌脉
  E. 非出血时的全身症状

(二) A₂ 型题

9. 患者多次发生经间期出血,此次阴道出血量稍多,色深红,质粘腻,无血块,平素带下量多色黄,时现异味,小腹隐痛,神疲乏力,胸闷烦躁,纳呆腹胀,小便短赤,舌红苔黄腻,脉滑数辨属何证( )
  A. 脾虚证 B. 血瘀证
  C. 肝郁证 D. 血热证
  E. 湿热证

10. 经间期出血患者症见出血量稍多,色淡红,无血块,头昏腰酸,神疲乏力,大便溏薄,尿频,舌淡红,苔白,脉细,属阴

虚及阳或阴阳两虚证，治疗主方应是（　　）

    A. 八珍汤　　　B. 固经丸

    C. 大补元煎　　D. 归肾丸

    E. 两地汤合二至丸

（三）B₁ 型题

    A. 滋肾养阴、固冲止血

    B. 养阴清热、凉血止血

    C. 清利下焦湿热、固冲止血

    D. 化瘀止血

    E. 健脾益气、固冲止血

11. 经间期出血属肾阴虚证时宜选用（　　）

12. 经间期出血属湿热证时应选用治法是（　　）

（四）X 型题

13. 造成肾阴虚型经间期出血的病因有（　　）

    A. 房劳多产伤肾

    B. 产后大出血

    C. 过食辛辣

    D. 思虑过度，欲火偏旺

    E. 禀赋不足，天癸未充

14. 经间期出血湿热证患者的病变过程中常涉及下列何脏腑（　　）

    A. 肾　　　　　B. 肝

    C. 心　　　　　D. 脾胃

    E. 膀胱

三、名词解释

的候

四、简答题

简述经间期出血治疗的重要时期及要点。

五、论述题

试述经间期阴阳气血的变化特点及导致

此期出血的主要病机。

六、病案分析

1. 病案一：某女，17 岁，高中学生，2000 年 5 月 10 日初诊。

主诉：月经一月 2 次来潮，经量间隔一次较少。

现病史：13 岁初潮，半年后月经规律 $\frac{3\sim5}{25\sim28}$ 天，痛经（－），自中考结束后，一月行经两次，一次量多同以往月经量，一次量少，色鲜红，质粘，仅 2 天即干净，平素头晕，烦躁，夜寐多梦，舌红苔少，脉细小数，B 超检查示盆腔未见异常，基础体温呈双相，但在低温相转入高温相时伴阴道少量出血。

请写出：（1）诊断（中医、西医）

（2）辨证

（3）病机分析

（4）治法

（5）方药（主方及处方）

2. 病案二：某女，27 岁，干部，2001 年 3 月初诊。

主诉：经净 1 周复见阴道少量流血已 3 个月。

现病史：2000 年元旦结婚，2000 年 4 月早孕因感冒行人工流产，2001 年初起每次行经 7 天净，干净后 1 周又见阴道少量出血，持续 1～3 天不等，可不用卫生巾，色黯红或浅褐色，经来量多时腹痛，伴有血块，经前胸闷乳胀，烦躁口干，舌质紫黯，苔薄白，脉细弦。生育史：$G_1P_0A_1$，现避孕。

请写出：（1）诊断：（中医、西医）

（2）辨证

（3）病机分析

（4）治法

（5）方药（主方名及处方）

答案

一、填空题

1. 肾阴虚证
2. 湿热证
3. 血瘀证

二、选择题

（一）A₁ 型题

1. C。

答案分析：所列 3 种疾病月经先期若月经提前恰在经间期，月经过少是量少点滴而下，赤带是带下夹血丝，故三者的特点易与经间期出血相混需鉴别故选之。

2. A。

答案分析：经间期出血总的治疗原则在经后期以滋肾养血为主，故选之。

3. B。

答案分析：为两地汤的组成故选之。

4. C。

答案分析：清肝止淋汤出于《傅青主女科》原方治赤带，具有清热利湿、固冲止血之功，故选 C。

5. D。

答案分析：因基础体温表上高、低温相交替时出现的出血为经间期出血，故选之。

6. E。

答案分析：明代·王肯堂在《证治准绳·女科·胎前门》中引用袁了凡的原文。

7. A。

答案分析：经间期出血属功能失调性疾病，故选 A 为妥。

8. D。

答案分析：D 属于经间期出血的辨证要点。

（二）A₂ 型题

9. E。

答案分析：该例症状属于湿热证，故选之。

10. C。

答案分析：该例症状属于阴虚及阳或阴阳两虚证，治疗宜益肾助阳，固摄冲任，故选此方治之。

（三）B₁ 型题

11. A。

答案分析：经间期出血阴虚证的治疗原则为此，故选之。

12. C。

答案分析：经间期出血湿热证的治疗原则为此，故选之。

（四）X 型题

13. ADE。

答案分析：经间期出血阴虚证的病因有此三项，故选之。

14. BCD。

答案分析：经间期出血发生过程中常由于情怀不畅，心肝气郁，克伐脾胃，聚湿生热，下趋任带二脉，蕴而生热，复加经间期阳气内动，引动内蕴湿热，热扰冲任、子宫，以致出血，故与此三者有关。

三、名词解释

的候：即排卵期，又称为真机。明代王肯堂《证治准绳·女科·胎前门》中引用袁了凡先生云："天地生物必有氤氲之时，万物化生，必有乐育之时，此天然之节候，生化之真机也……凡妇人一月经行一度，必有一日氤氲之候，于一时辰间气蒸而热，昏而闷，有欲交接不可忍之状，此的候也。"

四、简答题

答：经间期出血治疗重在经后期以滋肾养血为主，兼热者清之，兼湿者除之，兼瘀者化之。但必须认识到本病的病理生理特点，以及阴阳互根的关系，补阴不忘阳，选择适当的补阳药物。出血时在辨证论治前提下，适当加些固冲止血药，使阴阳平和、气血和调。

五、论述题

答：经间期是继经后期由阴转阳、由虚至盛之时期，月经来潮，标志着前一周期的结束，新的月经周期开始。排泄月经后，血海空虚，阴精不足，随着月经周期演变，阴血渐增，精血充盛，阴长至重，此时精化为气，阴转为阳，氤氲之状萌发"的候"即排卵期的到来，这是月经周期中一次重要的转化。这种周期中的阴阳气血变化规律，前人早认识到与自然界海潮和日月的阴晴圆缺等周而复始的规律活动相一致，是人体生物钟样周期节律的变化，符合阴阳消长转化的规律。

人体阴阳调节功能正常者，可适应此种变化，无特殊证候，若肾阴不足，或由湿热内蕴；或瘀阻胞络，当阳气内动时，阴阳转化不协调，阴络易伤，损及冲任，血海固藏失职，血溢于外，酿成经间期出血。所以导致经间期出血主要病机有肾阴虚、湿热和血瘀。

六、病案分析

1. 病案一

（1）诊断：中医：经间期出血；西医：功血（排卵期出血）。

（2）辨证：肾阴虚证。

（3）病机分析：经间期氤氲之时，阳气内动，肾阴不足，阴虚乃至虚火内生，与阳气相搏，损伤阴络，冲任不固，而见两次月经中间出血；阴虚阳动故经色鲜红；肾阴不足，虚热内扰，头晕烦躁，夜寐多梦，心神不宁；舌红少苔，脉细小数均为肾阴虚损之征。

（4）治法：滋肾养阴，固冲止血。

（5）方药：两地汤合二至丸加减（生地 地骨皮 玄参 麦冬 白芍 阿胶 女贞子 旱莲草）。

2. 病案二

（1）诊断：中医：经间期出血；西医：功血（排卵期出血）。

（2）辨证：血瘀证。

（3）病机分析：患者婚后曾有一次人工流产史，损伤冲任，瘀血阻滞于胞络冲任之间，于经间期阳气内动，与之相搏，胞脉胞络损伤，冲任不固，血不循经而致经间期出血；复加情志因素，肝郁气滞，故经前胸闷乳胀，气不布津故烦躁口干，瘀阻胞络故经行腹痛，血块下；舌紫黯、脉细弦，均为气滞血瘀之象。

（4）治法：逐瘀止血。

（5）方药：逐瘀止血汤加减（生地 大黄 赤芍 丹皮 归尾 枳壳 桃仁 龟板）。

第八节　崩漏（附：功能失调性子宫出血）

【学习目的要求】

1. 了解崩漏的历史沿革。
2. 熟悉崩漏的病因病机及其转归。
3. 掌握崩漏的定义、诊断与鉴别诊断。
4. 掌握崩漏的急症处理和辨证论治以及治崩三法的灵活应用。

5. 了解功血的定义、临床表现及治疗原则。

习题

一、填空题

1. 崩漏的发病是_____生殖轴的严重失调。

2. 由于崩漏的主证是血证，病程日久，反复发作，故临证时首辨_____。

3. 《素问·阴阳别论》指出"_____ __谓之崩。"

4. 崩漏的治疗，多根据发病的缓急和出血的新久，本着"_____"的原则，灵活掌握和运用____、____、____的治崩三法。

5. 功能失调性子宫出血分_____型和_____型。

6. 无排卵型功血是由于单一雌激素刺激而无_____拮抗。

7. 肾气虚崩漏的首选方是_____。

8. 固本止崩汤原方治_____。

二、选择题

（一）A₁型题

1. "阴虚阳搏谓之崩"语出（   ）

  A.《素问·上古天真论》

  B.《素问·腹中论》

  C.《素问·阴阳别论》

  D.《灵枢·经脉篇》

  E.《素问·脉要精微论》

2. "崩漏不止，经乱之甚者也"，出自（   ）

  A.《景岳全书·妇人规》

  B.《妇人大全良方》

  C.《丹溪心法附余》

  D.《傅青主女科》

  E.《诸病源候论·崩中漏下候》

3. 崩漏的主要病机是（   ）

  A. 肾虚封藏失职

  B. 脾虚气不统血

  C. 血热迫血妄行

  D. 血瘀瘀阻冲任

  E. 冲任损伤，不能制约经血

4. 崩漏虚热证的最佳选方是（   ）

  A. 上下相资汤 B. 左归丸

  C. 清热固经汤 D. 保阴煎

  E. 两地汤

5. 崩漏脾虚证的首选方是（   ）

  A. 补中益气汤 B. 归脾汤

  C. 固本止崩汤 D. 举元煎

  E. 安冲汤

6. "肾水阴虚不能镇守胞络相火，故血走而崩也"，语出（   ）

  A.《内经》

  B.《景岳全书·妇人规》

  C.《格致余论》

  D.《兰室秘藏》

  E.《傅青主女科》

7. 无排卵型功血最常见的症状是（   ）

  A. 子宫不规则出血

  B. 月经周期紊乱

  C. 经期长短不一

  D. 贫血

  E. 阴道大量出血

8. 肾阴虚崩漏出血期的最佳治法是（   ）

  A. 滋益肾阴

  B. 滋肾益阴，固冲止血

  C. 滋养肝肾

  D. 滋肾养肝，固冲止血

  E. 滋肾益阴，佐以助阳

9. 治疗血瘀崩漏的首选方是（   ）

  A. 逐瘀止血汤 B. 桃红四物汤

  C. 失笑散   D. 血府逐瘀汤

  E. 少腹逐瘀汤

10. 肾气虚崩漏的首选方是(　　)

　　A. 右归丸

　　B. 金匮肾气丸

　　C. 加减苁蓉菟丝子丸

　　D. 寿胎丸

　　E. 归肾丸

11. 肾阳虚崩漏的首选方是(　　)

　　A. 右归丸　　　　B. 附桂八味丸

　　C. 右归饮　　　　D. 归肾丸

　　E. 真武汤

12. 实热证崩漏的首选方是(　　)

　　A. 清经散　　　　B. 两地汤

　　C. 保阴煎　　　　D. 上下相资汤

　　E. 清热固经汤

13. 崩漏的诊断依据是(　　)

　　A. 经血非时暴下不止

　　B. 经血淋漓不断

　　C. 月经周期、经期、经量的严重
紊乱

　　D. 崩与漏交替出现

　　E. 伴有不同程度的贫血

14. 治崩三法："初用止血以塞其流，
中用清热凉血以澄其源，末用补血以还其
旧"是谁提出的?(　　)

　　A. 刘河间　　　　B. 方约之

　　C. 陈自明　　　　D. 朱丹溪

　　E. 王清任

15. "崩"首见于(　　)

　　A. 《素问·阴阳别论》

　　B. 《素问·上古天真论》

　　C. 《素问·腹中论》

　　D. 《素问·奇病论》

　　E. 《素问·阴阳应象大论》

16. "漏"首见于(　　)

　　A. 《内经》

　　B. 《金匮要略》

　　C. 《诸病源候论》

　　D. 《妇人大全良方》

　　E. 《脉经》

17. 无排卵型功血属于中医(　　)的范
畴

　　A. 月经过多

　　B. 崩漏

　　C. 经期延长

　　D. 月经先后无定期

　　E. 月经过多、经期延长

18. 实热证崩漏的治则是(　　)

　　A. 养阴清热，固冲止血

　　B. 清热泻火，固冲止血

　　C. 清热养阴，固冲止血

　　D. 清热化瘀，固冲止血

　　E. 清热凉血，固冲止血

19. "经水出诸肾"出自(　　)

　　A. 《内经》

　　B. 《金匮要略》

　　C. 《诸病源候论》

　　D. 《傅青主女科》

　　E. 《妇人大全良方》

20. 下列除 (　　) 之外均为崩漏的常
见证型：

　　A. 肾虚　　　　　B. 肝郁

　　C. 脾虚　　　　　D. 血热

　　E. 血瘀

21. 肾阴虚证崩漏的首选方是(　　)

　　A. 左归丸

　　B. 左归丸合二至丸

　　C. 左归饮

　　D. 滋阴固气汤

　　E. 六味地黄丸

22. 清热固经汤用于(　　)

　　A. 实热证崩漏

　　B. 虚热证崩漏

　　C. 血热证崩漏

　　D. 血热证月经过多

　　E. 血热证经期延长

23. 上下相资汤用于(　　)

A. 肾阴虚证崩漏

B. 肾气虚证崩漏

C. 脾虚证崩漏

D. 实热证崩漏

E. 虚热证崩漏

24. 导致崩漏的常见病因病机是（　　）

A. 肾虚、脾虚、血热、血瘀

B. 肾虚、脾虚、血热、血寒

C. 肾虚、脾虚、肝郁、血瘀

D. 肾虚、脾虚、肝郁、血热

E. 肾虚、脾虚、湿热、血瘀

25. 崩漏的临床特点是（　　）

A. 行经期延长，甚或淋沥半月方净

B. 月经周期基本正常，经量较正常明显增多

C. 月经周期时或提前时或延长7天以上

D. 月经的周期、经期、经量的严重失调

E. 带下有血丝淋漓不止

26. 治崩三法是（　　）

A. 塞流、澄源、复旧

B. 塞流、澄源、求因

C. 止血、求因、固本

D. 塞流、止血、澄源

E. 健脾、调肝、补肾

27. 崩漏的治疗，应本着（　　）的原则

A. 治崩三法

B. 急则治其标，缓则治其本

C. 辨证论治

D. 补气摄血

E. 或补肾，或扶脾，或疏肝

28. 崩漏的主证是血证，故临证时首辨（　　）

A. 虚实

B. 出血期还是止血后

C. 寒热虚实

D. 出血的新久

E. 出血的多少

29. 加减苁蓉菟丝子丸用治（　　）

A. 肾阳虚崩漏　B. 肾阴虚崩漏

C. 肾气虚崩漏　D. 脾虚崩漏

E. 肾脾两虚型崩漏

30. 上下相资汤用治虚热崩漏，其功能（　　）

A. 上润肺阴，下滋肾水

B. 上清心火，下滋肾水

C. 上清心火，下养肝阴

D. 上润肺阴，下养肝木

E. 上润肺阴，下填肾精

31. 功血可发生于（　　）

A. 月经初潮后的青春期

B. 生育期妇女

C. 月经初潮后至绝经间的任何年龄

D. 更年期妇女

E. 青春期和更年期

32. 对青春期、生育期崩漏患者的复旧目标，主要是（　　）

A. 调整肾－天癸－冲任－胞宫生殖轴功能

B. 调整月经周期

C. 止血调经

D. 养血调经

E. 补肾调经

（二）A₂型题

33. 患者"七七"之年，经乱无期，时而暴下不止，时或淋漓不尽。末次月经已行20多日未止，量仍较多，经色淡，质清稀；面色㿠白，神疲气短，面浮肢肿，小腹空坠，四肢不温，纳呆便溏；舌质淡胖，苔白，脉细弱，最佳治法是（　　）

A. 益气健脾，止血调经

B. 补气摄血，固冲止崩

C. 益气摄血调经

D. 补气健脾，止血养血

E. 补中益气，固冲止血

34. 一妇人暴崩下血，继而淋漓不止已月余，血色淡黯质稀；面色晦黯，肢冷畏寒，腰膝酸软，小便清长，夜尿多；眼眶黯，舌质淡黯，苔白，脉沉细无力。证属（ ）

A. 脾虚崩漏　　B. 肾阴虚崩漏

C. 肾阳虚崩漏　D. 血瘀崩漏

E. 脾肾阳虚崩漏

35. 患者经乱无期，阴道出血累月不尽，经色鲜红，质稍稠；头晕耳鸣，腰膝酸软，五心烦热，夜寐不宁；舌红少苔，脉细数。应诊断为（ ）

A. 血热崩漏　　B. 肾阴虚崩漏

C. 虚热崩漏　　D. 实热崩漏

E. 肾阳虚崩漏

36. 患者经血非时而下，出血量时多时少，时出时止已月余，经色紫黯，有血块，小腹疼痛；舌质紫黯，边有瘀点，苔白，脉弦涩。最佳选方是（ ）

A. 逐瘀止血汤　B. 桃红四物汤

C. 失笑散　　　D. 少腹逐瘀汤

E. 血府逐瘀汤

37. 患者阴道下血月余，量时多时少，时出时止，经色紫黯，有小血块，小腹隐痛；舌尖边有瘀点，脉弦涩。最佳治法是（ ）

A. 补气摄血

B. 活血化瘀，固冲止血

C. 补肾固冲止血

D. 补气化瘀

E. 补肾活血

38. 患者经来无期，量少淋漓不尽或量多势急，血色鲜红；面颊潮红，烦热少寐，咽干口燥，舌红少苔，脉细数。证属（ ）

A. 虚热崩漏　　B. 实热崩漏

C. 郁热崩漏　　D. 肾阴虚崩漏

E. 湿热崩漏

39. 某女士，经来无期，经血淋漓难止，或突然暴崩如注，血色深红，质稠；口渴烦热，便秘溺黄；舌红，苔黄，脉滑数。最佳选方是（ ）

A. 清热固经汤　B. 清经散

C. 保阴煎　　　D. 两地汤

E. 上下相资汤

40. 某女士，经血非时暴下，或淋漓日久不尽将近2月，血色淡，质清稀；面色苍白，神疲气短，面浮肢肿，小腹空坠，四肢不温，纳呆便溏；舌淡胖，脉细弱。首选方是（ ）

A. 固冲汤　　　B. 固本止崩汤

C. 补中益气汤　D. 大补元煎

E. 举元煎

（三）B₁ 型题

A. 右归丸　　　B. 固本止崩汤

C. 金匮肾气丸　D. 固冲汤

E. 举元煎

41. 肾阳虚崩漏的首选方是（ ）

42. 脾虚崩漏的首选方是（ ）

A. 保阴煎　　　B. 清热固经汤

C. 上下相资汤　D. 清经散

E. 两地汤

43. 虚热型崩漏的首选方是（ ）

44. 实热型崩漏的首选方是（ ）

A. 冲任不固，不能制约经血

B. 血失统摄，冲任不固

C. 封藏失司，冲任不固

D. 阳不摄阴

E. 虚火动血

45. 脾虚崩漏的病机是（ ）

46. 肾气虚崩漏的病机是（ ）

A. 不规则阴道出血

B. 月经频发或行经期延长或月经量过多或排卵期出血，以致患者不孕或流产

C. 月经量多

D. 月经量少

E. 经间出血

47. 无排卵型功血的临床表现主要是（　　）

48. 有排卵型功血的临床表现主要是（　　）

（四）X 型题

49. 崩漏的常见病因病机是（　　）

    A. 脾虚　　　　B. 肾虚

    C. 肝郁　　　　D. 血热

    E. 血瘀

50. 治崩三法是（　　）

    A. 塞流　　　　B. 澄源

    C. 复旧　　　　D. 止血

    E. 求因

51. 血瘀型崩漏的主要证候是（　　）

    A. 出血量时多时少，时出时止

    B. 经色紫黯有血块

    C. 小腹疼痛或胀痛

    D. 舌质紫黯或尖边有瘀点

    E. 脉弦或涩

52. 暴崩之际，急当"塞流"止崩，以防厥脱，可选下列哪些方法（　　）

    A. 补气摄血止崩

    B. 温阳止崩

    C. 滋阴固气止崩

    D. 祛瘀止崩

    E. 针灸止崩

53. 崩漏止血后的中医复旧治疗，常用方法有（　　）

    A. 辨证论治

    B. 中药人工周期疗法

    C. 先补后攻法

    D. 健脾止血法

    E. 促绝经法

54. 虚热证崩漏的主要证候是（　　）

    A. 经量少，淋漓不尽或量多势急，经色鲜红

    B. 腰膝酸软

    C. 心烦潮热，夜寐不宁

    D. 咽干，便结

    E. 舌红少苔，脉细数

55. 肾虚崩漏常见的证型是（　　）

    A. 肾气虚　　　　B. 肾阳虚

    C. 肾阴虚　　　　D. 肾阴阳俱虚

    E. 肾虚血瘀

56. 无排卵型功血的西医治疗方法有（　　）

    A. 止血　　　　B. 调整月经周期

    C. 促排卵　　　　D. 手术治疗

    E. 一般治疗

三、名词解释

1. 崩漏

2. 功能失调性子宫出血

3. 有排卵型功血

4. 无排卵型功血

四、简答题

1. 简述治崩"三法"的含义。

2. 扼要回答脾虚崩漏的主要证候、治法及代表方。

3. 简述无排卵型功血的临床表现。

4. 简述有排卵型功血的临床表现。

五、论述题

1. 试述崩漏的病因病机。

2. 月经过多、经期延长与崩漏有何异同？

3. 暴漏之际，如何应急处理？

4. 崩漏止血后，如何根据不同年龄复旧？

六、病案分析

1. 病案一：某女，14 岁，初中学生，

2001 年 8 月 29 日初诊。

主诉：阴道不规则出血 3 月余。

现病史：13 岁初潮后，经乱无期，停闭数月后经来不尽。末次月经 5 月 20 日至今 3 月余不能止血，量多少不一，曾有经来如注，继而淋漓不断，经色鲜红，质略稠；头晕耳鸣，腰膝酸软，五心烦热，夜寐不宁，舌红少苔，脉细数。

肛诊及盆腔 B 超未发现异常。

请写出：（1）诊断（中医、西医）

（2）辨证

（3）病机分析

（4）治法

（5）方药（主方名及处方）

2. 病案二：某女士，49 岁，已婚，教师，2002 年 3 月 20 日初诊。

主诉：经行月余未尽，量多如注 2 日。

现病史：患者"七七"之年，经乱无期，行经难以自止。末次月经 2 月 15 日至今月余不尽，近 2 日量多如注，卧床休息未见减少，已用卫生纸多包，血色淡红，质清稀。面色苍白，神疲气短，面浮肢肿，小腹空坠，腰膝酸软，肢冷畏寒，纳呆便溏，小便清长，夜尿多；舌质淡胖，苔白，脉沉细尺弱。

月经史：$14 \dfrac{5 \sim 6}{30 \sim 37}$ 量中，无痛经，近 2 年经乱无期。

婚产史：26 岁结婚，孕 4 产 2 人流 2，已结扎输卵管多年。

过去史、家庭史、个人史无特殊。

体查、妇科检查、盆腔 B 超均正常，血分析提示轻度贫血。

请写出：（1）诊断（中医、西医）

（2）诊断依据

（3）辨证分型

（4）病机分析

（5）治法

（6）方药

（7）下步治疗计划（如未止血及止血后）

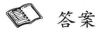 答案

一、填空题

1. 肾 – 天癸 – 冲任 – 胞宫

2. 出血期还是止血后

3. 阴虚阳搏

4. 急则治其标　缓则治其本　塞流澄源　复旧

5. 无排卵型　有排卵型

6. 孕激素

7. 加减苁蓉菟丝子丸

8. 气虚血崩昏暗

二、选择题

（一）A_1 型题

1. C。

答案分析：《阴阳别论篇》是运用阴阳的道理，讨论脉象及其主病，与题干相符。

2. A。

答案分析：《景岳全书·妇人规》首先把崩漏归入经脉类，明确指出："崩漏不止，经乱之甚者也。"

3. E。

答案分析："冲任损伤，不能制约经血"概括了崩漏的主要病机，其他只是某证型的病机。

4. A。

答案分析：辨证为虚热崩漏，上下相资汤内含增液汤滋水，生脉散益气养阴止血，上润肺阴，下滋肾水，子母相资，上下相润，养阴清热，切中病机。

5. C。

答案分析：辨证为脾虚崩漏，固本止崩

汤大补元气，升阳固本，使气壮固本以摄血，为傅青主治气虚血崩昏暗之方。

6. D。

答案分析：是李东垣对《素问·阴阳别论》"阴虚阳搏谓之崩"的解释，见《兰室秘藏》。

7. A。

答案分析：无排卵型功血由于单一雌激素刺激，子宫内膜不受限制地增生而引起雌激素撤退性出血或突破性出血，临床最常见为不规则阴道出血。

8. B。

答案分析：辨证为肾阴虚崩漏出血期，治宜滋肾益阴，固冲止血。

9. A。

答案分析：诸方均可化瘀止血，唯《傅青主女科》逐瘀止血汤由桃红四物合桃仁承气汤，又妙用龟板养阴化瘀，尤适合治疗血瘀崩漏。

10. C。

答案分析：加减苁蓉菟丝子丸肾阴阳双补，使肾气充盛，封藏密固以止崩，切中肾气虚封藏失职的崩漏病机。

11. A。

答案分析：辨证为肾阳虚崩漏，右归丸温肾益气，固冲止血，故选用。

12. E。

答案分析：，辨证为实热证崩漏，清热固经汤以清热凉血为主，兼顾多种止血法于一方之中较其他方更有效，故选用之。

13. C。

答案分析：月经周期、经期、经量的严重紊乱，符合崩漏的定义，故选之。

14. B。

答案分析：治崩初、中、末三法是明代医家方约之在《丹溪心法附余》中首先提出来的，至于三法的具体内容及应用，后世继承有发展。

15. A。

答案分析："崩"首见于《素问·阴阳别论》，"阴虚阳搏谓之崩"。

16. B。

答案分析："漏"首见于《金匮要略·妇娠病脉证并治》："妇人宿有癥病，经断未及三月而得漏下不止，……其癥不去故也"。

17. B。

答案分析：无排卵功血的临床表现符合崩漏的临床特点和病名概念。

18. E。

答案分析：辨证为实热崩漏，治宜清热凉血，固冲止血。

19. D。

答案分析："经水出诸肾"出自《傅青主女科·经水先后无定期》，阐发定经汤之立方尤重视滋肝肾之精而利水，不治之治，正妙于治也。

20. B。

答案分析：崩漏的常见病因证型是脾虚、肾虚、血热和血瘀。

21. B。

答案分析：辨证为肾阴虚崩漏，左归丸原治真阴肾水不足，合二至丸补肝肾止血，使肾阴足，奇经固而血止。

22. A。

答案分析：清热固经汤功能清热凉血，固冲止血，适用于实热证崩漏。

23. E。

答案分析：上下相资汤功能上润肺阴，下滋肾水，上下相资，适用于虚火上扰心肺，下扰冲任、子宫，迫血妄行之虚热证崩漏。

24. A。

答案分析：导致崩漏的常见病因病机是肾虚、脾虚、血热、血瘀。归纳为虚、热、瘀。

25. D。

答案分析：崩漏的临床特点是月经的周期、经期、经量的严重失调。

26. A。

答案分析：治崩三法是塞流、澄源、复旧，分别适用于崩漏暴崩之际、出血缓减后、止血后不同时期的治法。

27. B。

答案分析：崩漏为血证、急症，病本在肾，病势急时出血如"山之崩"，危及生命。留得一分血，便是留得一分气，故崩漏的治疗，应本着"急则治其标，缓则治其本"的原则。

28. B。

答案分析：崩漏的主证是血证，是经血非时暴下不止或淋漓不尽，但亦有止血之后或崩闭交替的月经停闭之时，故临证时首辨"出血期还是止血后"，以确立治法方药，灵活地运用治崩三法。

29. C。

答案分析：加减苁蓉菟丝子丸功能补肾益气，调补肾阴阳，固冲止血，适用于肾气虚崩漏。

30. A。

答案分析：上下相资汤方中地黄、山萸肉滋肾养阴为君，人参、沙参益气润肺为臣，上润肺阴，下滋肾水，以君臣相配，上下兼补而命名，并配以玄参、麦冬、玉竹、车前子、牛膝养阴增液，补益肝肾为佐使。

31. C。

答案分析：无排卵功血多发生于青春期和更年期妇女，有排卵功血多发生于生育期妇女，故功血可发生于月经初潮后至绝经间的任何年龄。

32. A。

答案分析：崩漏是因肾－天癸－冲任－胞宫生殖轴的严重紊乱，故对青春期、生育期崩漏患者，止血后的复旧目标是调整肾－天癸－冲任－胞宫生殖轴的功能，使其恢复

或达到调整月经周期和正常排卵。

（二）A₂型题

33. B。

答案分析：辨证为脾虚崩漏，最佳治法是补气摄血，固冲止崩。

34. C。

答案分析：辨证为肾阳虚崩漏。

35. B。

答案分析：辨证为肾阴虚崩漏。

36. A。

答案分析：辨证为血瘀崩漏，故选逐瘀止血汤。

37. B。

答案分析：辨证为血瘀崩漏，最佳治法是活血化瘀，固冲止血。

38. A。

答案分析：辨证为虚热崩漏。

39. A。

答案分析：辨证为实热崩漏，故最佳处方为清热固经汤，功能清热凉血，固冲止血。

40. B。

答案分析：辨证为脾虚崩漏，治宜补气摄血，固冲止血，首选固本止崩汤。

（三）B₁型题

41. A。

答案分析：肾阳虚崩漏的首选方右归丸，功能温补肾阳。

42. B。

答案分析：脾虚崩漏的首选方是固本止崩汤，功能补气固本以止崩。

43. C。

答案分析：虚热型崩漏的首选方是上下相资汤，功能养阴清热，固冲止血。

44. B。

答案分析：实热型崩漏的首选方是清热固经汤，功能清热凉血，固冲止血。

45. B。

答案分析：脾虚崩漏的病机是血失统摄，冲任不固。

46. C。

答案分析：肾气虚崩漏的病机是封藏失司，冲任不固。

47. A。

答案分析：无排卵型功血的临床表现主要是不规则阴道出血。

48. B。

答案分析：有排卵型功血的临床表现主要是月经频发或行经期延长或月经量过多或排卵期出血，黄体不健以致患者不孕或流产。

（四）X 型题

49. ABDE。

答案分析：崩漏的常见病因是虚、热、瘀。具体是脾虚、肾虚、血热、血瘀。

50. ABC。

答案分析：治崩三法是塞流、澄源、复旧。虽各不相同，又不能截然分开，临证中必须灵活运用。

51. ABCDE。

答案分析：血瘀崩漏有其特有的出血特点、全身症状和舌脉。A、B、C、D、E 分别反映了血瘀证崩漏的各方面主要证候。

52. ABCDE。

答案分析：暴崩之因，有阴阳虚实之异，暴崩之际，病机转化，上述诸法均为塞流常用。

53. ABCDE。

答案分析：崩漏止血后的复旧方法，要根据不同年龄及病情选择，上述诸法都常用。

54. ABCDE。

答案分析：上述证候符合虚热证崩漏。

55. ABC。

答案分析：肾虚致崩漏常见证型为肾气虚（青春期肾气初盛，更年期肾气渐虚）、

肾阳虚和肾阴虚。但病程长，病机转化也可见 D、E。

56. ABCDE。

答案分析：上述各种治疗方法均为西医所常用。

三、名词解释

1. 崩漏：崩漏是指经血非时暴下不止或淋漓不尽，前者谓之崩中，后者谓之漏下。崩与漏出血情况虽不同，然二者常交替出现，且其病因病机基本一致，故概称崩漏。

2. 功能失调性子宫出血：简称功血，是由于调节生殖的神经内分泌机制的失常引起的异常子宫出血，而全身及内外生殖器官无器质性病变存在。

3. 无排卵型功血：无排卵功血多发生于青春期和围绝经期妇女。是由于单一雌激素刺激而无孕激素拮抗，子宫内膜不受限制地增生而引起的雌激素撤退性出血或突破性出血。

4. 有排卵型功血：有排卵型功血，多发生于生育期妇女，卵巢虽有排卵，由于卵泡发育不良或下丘脑垂体功能不足，引起排卵后功能异常。常见有两种类型：黄体功能不足和子宫内膜不规则脱落。

四、简答题

1. 答：塞流，即是止血，用于暴崩之际，急当塞流止血防脱。

澄源，即正本清源，亦是求因治本，一般用于出血缓减后的辨证论治。切忌不问原因，概投寒凉或温补之剂，或专事炭涩，致犯虚虚实实之戒。

复旧，即固本善后，用于止血后恢复健康，根据不同的年龄和病情调整月经周期和促排卵或健脾养血促康复。

2. 答：脾虚崩漏的主要证候：经血非

时暴下不止，或淋漓日久不尽，血色淡，质清稀；面色苍白，神疲气短，或面浮肢肿，小腹空坠，四肢不温，纳呆便溏；舌质淡胖，边有齿印，苔白，脉沉弱。

治法：补气摄血，固冲止崩。

代表方：固本止崩汤。

3. 答：无排卵型功血，临床最常见的症状是子宫不规则出血。特点是月经周期紊乱，经期长短不等，出血量多少不一，有时量多如崩，有时淋漓不尽如漏，或先有数周或数月停经后，再发生出血不能自止，多伴不同程度的贫血，子宫及附件一般无器质性病变。

4. 答：有排卵型功血常见两种类型。一种是黄体功能不足，多表现为月经频发，或月经量过多或排卵期出血。有时月经周期虽正常，但卵泡期延长，黄体期缩短，以致患者不孕或流产。另一种是子宫内膜不规则脱落，表现为经期延长，经量过多。.

五、论述题

1. 答：崩漏的主要病机是冲任不固，不能制约经血，使子宫藏泻失常。导致冲任不固的常见病因病机是脾虚、肾虚、血热和血瘀。

脾虚：血失统摄，冲任不固。

肾虚：肾气虚——封藏失司，冲任不固。

肾阳虚——阳不摄阴，阴血因而走溢。

肾阴虚——阴虚失守，虚火动血，冲任不固，迫血妄行。

血热：实热、虚热，均为热伤冲任，迫血妄行。

血瘀：瘀阻冲任、子宫，血不归经。

由于崩漏易于反复，病程日久，常气血、脏腑同病，多脏受累，因果相干，在临证中要掌握虚实错杂病机的转归。

2. 答：月经过多、经期延长、崩漏在概念与治法上的异同。

相同：三者均属月经病，是出血性疾病，病机均不离虚、热、瘀。均需止血。

不同：月经过多是指月经量较正常明显增多，而周期基本正常者。治法针对病因病机，使经量恢复正常。

经期延长是指月经周期基本正常，行经时间超过7天以上，甚或淋漓半月方净者。治疗主要针对病因病机，使经期缩短在正常范围。

崩漏是指经血非时暴下不止或淋漓不尽，是月经周期、经期、经量的严重失调。治疗较复杂，既要掌握"急则治其标，缓则治其本"的原则，又要灵活地掌握塞流、澄源、复旧的治崩三法。临证中首辨出血期还是止血后的不同进行辨证论治。止血后还要根据不同年龄阶段的治疗目的采取不同的复旧治法，如青春期、生育期要调整月经周期，促排卵，以防复发。

3. 答：暴崩之际，急当止血防脱，常用治法和方药有：

（1）补气摄血止崩：丽参注射液、独参汤、固本止崩汤。

（2）温阳止崩：参附注射液、参附汤、六味回阳汤。

（3）滋阴固气止崩：生脉、参麦注射液、生脉二至止血汤、滋阴固气汤。

（4）祛瘀止崩：田七末、云南白药、宫血宁胶囊、逐瘀止血汤。

（5）针灸止血：艾灸百会、大敦、隐白、断红穴（详参针灸学）。

（6）西药或手术止血：输液、输血、激素、止血药等。

对更年期崩漏或顽固性中年崩漏，需诊刮止血并排除恶变，或择期手术。

4. 答：崩漏止血后的复旧治疗是治愈崩漏的关键：

调整月经周期，建立排卵功能。

青春期的治疗有不同的观点,认为调整月经周期,不强调促排卵,让其自然健全排卵功能,也有认为调整月经周期,促排卵。

生育期不孕不育者,调整月经周期,促排卵,解决生育问题。

更年期健脾养血促康复,须诊刮排除恶性病变。对于顽固不愈,贫血难纠正者可考虑手术。

六、病案分析

1. 病案一

(1)诊断:中医:崩漏;西医:(青春期)功能性子宫出血。

(2)辨证:肾阴虚。

(3)病机分析:肾气未充,天癸未裕。肾阴虚-冲任失守,虚火动血-子宫藏泻无度,"阴虚阳搏谓之崩"。

(4)治法:滋肾益阴,固冲止血。

(5)方药:左归丸合二至丸。离经之血为瘀,酌加失笑散、益母章化瘀止血。

2. 病案二

(1)诊断:中医:崩漏;西医:(更年期)功能性子宫出血。

(2)诊断依据:(据定义展开)

(3)辨证分型:肾阳虚兼脾虚。

(4)病机分析:肾阳虚,阳不摄阴,封藏失司,冲任不固,经乱无期,出血如崩。

(5)治法:温肾健脾益气,固冲止血。

(6)方药:右归丸加党参、黄芪、田七。

(7)如未止血,则诊刮送病理检查。止血后健脾养血为主,促康复。

第九节 闭经（附：多囊卵巢综合征）

【学习目的要求】

1. 了解闭经的历史沿革。

2. 掌握闭经的定义,熟悉闭经的病因病机。

3. 掌握闭经的诊断及鉴别诊断。

4. 掌握闭经的治疗原则及辨证论治。

5. 了解多囊卵巢综合征的定义、病理、临床表现。

6. 了解中医治疗多囊卵巢综合征的思路。

习题

一、填空题

1. 闭经指女子年逾＿＿＿＿周岁,月经尚未来潮,或月经周期已建立后又中断＿＿＿以上者。

2. "女子不月"即闭经,首见于《＿＿＿＿》。

3. 月经产生的主要环节是＿＿＿＿,＿＿＿＿,冲任和＿＿＿＿。

4. 闭经的治疗原则应根据病证,虚者＿＿＿＿,实者＿＿＿＿。

5. 闭经治疗目的不是单纯月经来潮,而是＿＿＿＿＿＿＿＿＿。

6. 多囊卵巢综合征是一种发病＿＿＿＿,临床表现＿＿＿＿的综合征。

7. 闭经应与＿＿＿＿停经、＿＿＿＿停经、＿＿＿＿停经鉴别。

二、选择题

（一）A₁型题

1.《素问·阴阳别论》"二阳之病发心脾,有不得隐曲,女子不月"的记载,指出闭经与哪些脏器有关（　　）

A. 心肝脾　　　　B. 肝脾

C. 肺脾肾　　D. 心脾肾

E. 心肺肾

2. 下列哪项与闭经的预后与转归无关（　　）

A. 病因　　　B. 病位

C. 病性　　　D. 环境

E. 年龄

3. 产生月经的主要环节是（　　）

A. 心、肝、肾、脾

B. 冲任、督带、胞宫

C. 脏腑、天癸、冲任、胞宫

D. 肝、脾、肾、胞宫

E. 气血、冲任、胞宫

4. "少阳脉革，少阴脉细，……妇人则经水不通。"此语出自（　　）

A. 《景岳全书·妇人规》

B. 《傅青主女科》

C. 《内经》

D. 《脉经》

E. 《叶天士女科》

5. 在治疗闭经前须首先明确（　　）

A. 闭经原因　　B. 诱因

C. 虚实　　　　D. 年龄

E. 有无妊娠

6. 闭经的治疗原则是（　　）

A. 急则治其标，缓则治其本

B. 活血化瘀，理气通经

C. 滋肾益肾，活血通经

D. 益气养血，补肾通经

E. 虚者补而通之，实者泻而通之

7. 妊娠期、哺乳期、绝经前后的月经停闭不行均属于（　　）

A. 原发性闭经　B. 继发性闭经

C. 生理性闭经　D. 病理性闭经

E. 暗经

8. 虚证闭经的主要病机为（　　）

A. 脾胃虚弱，气血乏源

B. 肾气不足，冲任虚弱

C. 肝肾亏损，经血不足

D. 脾肾阳虚，化源不足

E. 精亏血少，冲任血海空虚

9. 实证闭经的主要发病机理是（　　）

A. 气血阻滞

B. 痰湿流注下焦

C. 肝郁气滞

D. 血流不通，冲任受阻

E. 湿热瘀阻

10. 导致实证闭经的常见病因病机是（　　）

A. 血热　　　　B. 气滞血瘀

C. 脾虚　　　　D. 肝郁气滞

E. 血寒

11. 气血虚弱证闭经的首选方是（　　）

A. 八珍汤　　　B. 圣愈汤

C. 十全大补汤　D. 人参养荣汤

E. 人参滋血汤

12. 气血虚弱证闭经的临床证候是（　　）

A. 月经停闭，神疲乏力，胸闷纳呆

B. 月经停闭，头晕腰酸，心悸

C. 月经停闭，神疲肢倦，头晕眼花

D. 月经停闭，少腹胀痛，心悸耳鸣

E. 月经停闭，口干欲饮，潮热盗汗

13. 治疗肾气亏损证闭经的首选方是（　　）

A. 加减苁蓉菟丝子丸

B. 肾气丸

C. 归脾丸

D. 右归饮

E. 大补元煎

14. 下列哪一项可诊断为闭经（　　）

A. 月经来潮半年，月经停闭6个月

B. 产后哺乳 10 月，未转经

C. 断奶 5 月已转经 3 次，现月经停闭 7 月

D. 月经一年一行，无不适

E. 平素月经后期，现 6 月未行，脉滑利，小腹隆起

15. 治疗闭经用药需注意（　　）

A. 不可过用辛温香燥之剂

B. 衰其大半而止

C. 益气养血，以益冲任

D. 补益肝肾，以填精血

E. 补中有通，补而不腻

16. 加减一阴煎主要适用于（　　）

A. 肾气亏损证闭经

B. 阴虚血燥证闭经

C. 肝肾亏损证闭经

D. 阴虚血热证闭经

E. 湿热蕴结证闭经

17. 阴虚血燥所致闭经的临床特点是（　　）

A. 月经停闭，五心烦热，乳房胀痛

B. 月经停闭，颧红唇干，舌红苔少

C. 月经停闭，面部烘热汗出

D. 月经停闭，晨起恶心呕吐

E. 月经停闭，骨蒸劳热，苔腻，脉弦滑

18. 治疗肝经湿热证多囊卵巢综合征的首选方是（　　）

A. 逍遥散　　　　B. 丹栀逍遥散

C. 柴胡疏肝散　　D. 龙胆泻肝汤

E. 清肝利湿汤

19. 治疗多囊卵巢综合征，苍附导痰丸主要适用于（　　）

A. 痰湿阻滞证　　B. 寒湿凝滞证

C. 脾虚痰湿证　　D. 阳虚内寒证

E. 肾虚痰湿证

20. 多囊卵巢综合征的子宫内膜病理（　　）

A. 只呈增生变化

B. 只呈增生、分泌变化

C. 只呈分泌变化

D. 只呈分泌不良变化

E. 只呈增生过长变化

21. 多囊卵巢综合征，盆腔双重造影示：双侧卵巢增大，大于（　　）

A. 1/3 子宫的阴影

B. 1/2 子宫的阴影

C. 1/4 子宫的阴影

D. 1/5 子宫的阴影

E. 以上都不是

22. 下列哪项不是多囊卵巢综合征之症状（　　）

A. 黑棘皮症　　　B. 肥胖

C. 多毛　　　　　D. 痤疮

E. 排卵期出血

23. 闭经的治疗目的是（　　）

A. 有排卵月经

B. 月经来潮

C. 月经周期正常

D. 连续 3 次自主有排卵月经

E. 月经周期、经量、经期均正常

24. 治疗多囊卵巢综合征，肾虚证首选（　　）

A. 归肾丸　　　　B. 附桂八味丸

C. 大补元煎　　　D. 右归丸

E. 济生肾气丸

（二）A₂ 型题

25. 某女士，月经 7 个月不行，乳房胀痛，精神抑郁，少腹胀痛拒按，烦躁易怒，舌紫黯，有瘀点，脉沉弦而涩。证属（　　）

A. 气滞血瘀

B. 郁火内壅

C. 肝肾不足，肝失疏泄

D. 痰瘀阻滞

E. 气虚血瘀

26. 青年妇女，未婚。月经9个月未行，心悸气短，头晕眼花，面色萎黄，神疲肢倦，舌淡，苔薄，脉沉缓。证属（　　）

    A. 肝肾不足　　　B. 肾气虚

    C. 气血虚弱　　　D. 气阴两伤

    E. 脾虚

27. 患者月经停闭半年未行，形体肥胖，胸脘满闷，泛恶，带下量多、色白，苔腻，脉滑。首选（　　）

    A. 启宫丸合四君子汤

    B. 苍附导痰丸合四君子汤

    C. 丹溪治痰方合四君子汤

    D. 萆薢渗湿汤

    E. 化痰燥湿通经汤

28. 某少女，月经停闭半年，神疲肢倦，心悸气短，面色淡黄，脘腹胀闷，大便溏薄，舌淡胖有齿痕，苔白腻，脉缓弱。应首选用（　　）

    A. 人参滋血汤　　B. 归肾丸

    C. 参芪四物汤　　D. 参苓白术散

    E. 举元煎

29. 患者月经周期延后，经量减少渐至月经停闭，体质虚弱，全身发育欠佳，腰腿酸软，头晕耳鸣，夜尿频多，舌淡黯，苔薄白，脉细沉。证属（　　）

    A. 肾气亏损　　　B. 肾阴虚

    C. 肾阳虚　　　　D. 肾阴阳两虚

    E. 肝肾不足

30. 患者月经停闭7个月，面色萎黄，带下量少，头晕目眩，毛发脱落，手足心热，舌红，苔少，脉细数无力。应首选（　　）

    A. 调肝汤　　　　B. 左归丸

    C. 内补丸　　　　D. 肾气丸

    E. 归肾丸

（三）B₁型题

    A. 苍附导痰丸　　B. 少腹逐瘀汤

    C. 桃红四物汤　　D. 血府逐瘀汤

    E. 启宫丸

31. 气滞血瘀闭经的首选方是（　　）

32. 痰湿阻滞闭经的首选方是（　　）

    A. 精血匮乏，冲任失养

    B. 肾阴虚，冲任不足

    C. 天癸亏乏，任脉不通

    D. 津液既绝，血海枯竭

    E. 血海空虚，无血可下

33. 阴虚血燥闭经的病机是（　　）

34. 气血虚弱闭经的病机是（　　）

    A. 瘀阻冲任，血海不能满溢

    B. 寒湿阻于冲任，血海不能满溢

    C. 阳虚脏寒，气化不行，血海不能满溢

    D. 脾虚运化失司，聚痰生湿

    E. 痰湿阻滞冲任，血不得下行

35. 气滞血瘀闭经的病机是（　　）

36. 痰湿阻滞闭经的病机是（　　）

（四）X型题

37. 下列哪些治法属闭经常用治法（　　）

    A. 补肾益气，调理冲任

    B. 养阴清热调经

    C. 补肾养肝调经

    D. 益气养血调经

    E. 养阴益气调冲

38. 闭经应与哪些停经相鉴别（　　）

    A. 少女初潮半年停经

    B. 胎死腹中

    C. 绝经前期停经

    D. 药物引起停经

    E. 肝炎合并停经

39. 闭经常见的证型是（　　）

    A. 肝肾不足　　　B. 肾气亏损

    C. 肾阳虚　　　　D. 气血虚弱

    E. 气滞血瘀

40. 闭经的预后与转归与哪些因素有关（　　）

A. 病因　　　　B. 病性
C. 病位　　　　D. 精神状态
E. 饮食

三、名词解释

1. 闭经
2. 多囊卵巢综合征
3. 继发性闭经

四、简答题

1. 简述多囊卵巢综合征的症状和内分泌特征。
2. 闭经与绝经前期停经有何异同？
3. 扼要叙述 B 超、头颅蝶鞍摄片、宫腔镜检查等在闭经诊断中的临床意义。

五、论述题

1. 试述闭经辨证的要点。
2. 阐述闭经治疗原则及用药注意点。
3. 试述闭经的分类及原因。

六、病案分析

1. 病案一：李某，21 岁，大学生，2001 年 3 月 5 日初诊。

主诉：月经停闭 7 月未行。

现病史：患者 18 岁月经初潮，时有月经停闭，经量少，刻下月经停闭 7 月；腰腿酸软，头晕耳鸣，倦怠乏力，夜尿频多；舌淡黯，苔薄白，脉沉细。

盆腔 B 超无异常。

请写出：（1）诊断（中医、西医）
（2）辨证
（3）病机分析
（4）治法
（5）方药

2. 病案二：陈女士，30 岁，已婚，2001 年 6 月 10 日初诊。

主诉：月经闭阻 6 个月。

现病史：患者 2000 年 12 月 5 日行人工流产术，术后 3 天曾发热、腹痛，恶露半月始净。现术后半年，经事未转，周期性下腹胀痛 4 月，且进行性加剧。时下胸胁胀痛，少腹疼痛，拒按，痛连腰骶，呈阵发性。舌紫黯，脉沉弦。

月经史：$15\dfrac{5\sim7}{30\sim32}$量中，无痛经。

生育史：1—0—2—1，工具避孕。

妇科检查：

外阴：已产式
阴道：畅通二指
宫颈：轻炎举痛
宫体：后位，略大，稍有压痛
附件：未触及异常肿块，均有压痛

请写出：

（1）诊断（中医、西医）
（2）诊断依据
（3）西医诊断分类、原因
（4）辨证
（5）治法
（6）方药
（7）下一步治疗计划（如未转经）

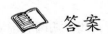 答案

一、填空题

1. 16　6 个月
2. 内经
3. 肾　天癸　胞宫
4. 补而通之　泻而通之
5. 恢复或建立规律性月经周期
6. 多因性　多态性
7. 少女　育龄期　绝经前期

二、选择题

（一）A₁型题

1. A。

答案分析：《素问·阴阳别论》记载："二阳之病发心脾，有不得隐曲，女子不月。"即指出闭经的发生与心脾肝三脏有关。

2. E。

答案分析：闭经的预后与转归取决于病因、病位、病性、体质、环境、精神状态、饮食等诸多环节，而不是年龄。

3. C。

答案分析：月经的产生是脏腑、天癸、气血、经络协调作用于胞宫的生理现象。故腑脏、天癸、冲任、胞宫也是月经产生的主要环节。

4. D。

答案分析：《脉经》云："少阳脉革，少阴脉细，男子则小便不利，妇人则经水不通。"讨论脉象及其主病，与题干相符。

5. A。

答案分析：闭经病因复杂，而且治疗效果与病因有关。

6. E。

答案分析：闭经病因有虚实之别，不同之病因，发病机理也随之不同，不可不分虚实概以活血理气通之。而应虚者补而通之，实者泻而通之，必须首先明确有无妊娠。

7. C。

答案分析：妊娠期、哺乳期、绝经前后的月经停闭不行均属于正常生理现象。故属生理性闭经。

8. E。

答案分析：虚证闭经的主要病机是精亏血少，冲任血海空虚，无血可下。

9. D。

答案分析：实证闭经的主要发病机理是血流不通，冲任受阻。

10. B。

答案分析：导致闭经的常见病因病机是气滞血瘀。

11. D。

答案分析：人参养荣汤原治脾肺气虚，气血两亏者，使气充血旺，血海充盈，而月经通行。

12. C。

答案分析：气血虚弱证闭经的临床证候是月经停闭，神疲肢倦，头晕眼花。

13. A。

答案分析：加减苁蓉菟丝子丸既温肾助阳，又益肾填精，使冲任得养，血海渐盈则经行复常。

14. C。

答案分析：断奶后已转经3次，提示已恢复正常月经周期，现月经停闭7月，故可诊断为闭经。

15. A。

答案分析：辛温香燥药有劫津伤阴血之弊，故不可过用。

16. B。

答案分析：加减一阴煎原治肾水真阴虚损，水亏火胜之证，使肾水足，虚火降，冲任调畅，月经可行。

17. B。

答案分析：阴虚血燥闭经的临床特点是月经停闭，颧红唇干，舌红苔少。

18. D。

答案分析：龙胆泻肝汤原治肝经火盛，湿热下注之证，故肝经湿热的首选方是龙胆泻肝汤。

19. A。

答案分析：苍附导痰丸原治痰湿阻滞之闭经。

20. A。

答案分析：由于无排卵，故子宫内膜只呈现增生变化。

21. C。

答案分析：盆腔双重造影显示双侧卵巢增大，大于 1/4 子宫的阴影。

22. E。

答案分析：多囊卵巢综合征临床表现为多毛、肥胖、痤疮、黑棘皮症等，且无排卵。故不可能出现排卵期出血。

23. D。

答案分析：闭经治疗目的是恢复月经周期并连续 3 次自主有排卵月经。

24. D。

答案分析：右归丸具有温补肾阳，填精补血之功，故选用右归丸。

（二）A₂ 型题

25. A。

答案分析：辨证为气滞血瘀闭经。

26. C。

答案分析：辨证为气血虚弱闭经。

27. B。

答案分析：辨证为痰湿阻滞闭经。

28. D。

答案分析：辨证为气虚湿盛闭经，故选参苓白术散。

29. A。

答案分析：辨证为肾气亏损闭经。

30. E。

答案分析：辨证为肝肾不足，治宜补肾养肝调经，故首选归肾丸。

（三）B₁ 型题

31. D。

答案分析：血府逐瘀汤原治胸中血府血瘀之证，具有活血化瘀、理气解郁之效，使气血流畅，冲任瘀血消散。

32. A。

答案分析：苍附导痰丸具有化痰燥湿、行气调经之功，使湿去痰消，气血运行，血海充盈则月经自调。

33. D。

答案分析：阴虚血燥闭经的病机是津液既绝，血海枯竭。

34. E。

答案分析：气血虚弱闭经的病机是血海空虚，无血可下。

35. A。

答案分析：气滞血瘀闭经的病机是瘀阻冲任，血海不能满溢。

36. E。

答案分析：痰湿阻滞闭经的病机是痰湿阻滞冲任，血不得下行。

（四）X 型题

37. ABD。

答案分析：肾气亏损，气血虚弱，阴虚血燥是闭经治疗中常见证，故 A、B、D 为治疗闭经常用法。

38. ABC。

答案分析：少女初潮半年停经，胎死腹中，绝经前期停经均不属于闭经范畴。

39. BDE。

答案分析：闭经的常见证型是 B、D、E。

40. ABCDE。

答案分析：闭经的预后与转归取决于病因、病位、病性、体质、环境、饮食、精神状态等诸多环节。故 A、B、C、D、E 与题干相符。

三、名词解释

1. 闭经：闭经是指女子年逾 16 周岁，月经尚未来潮；或月经周期已建立后又中断 6 个月以上者。

2. 多囊卵巢综合征：多囊卵巢综合征是指一种发病多因性，临床表现多态性的综合征。临床表现为肥胖、闭经、多毛、不孕等。

3. 继发性闭经：月经周期已建立后，又中断 6 个月以上者称继发性闭经。

四、简答题

1. 答：症状可见月经稀发、月经量少渐至闭经或月经量多与闭经相间出现。多毛、肥胖、不孕、痤疮或出现黑棘皮症。内分泌特征为雄激素、雌酮均增高，LH/FSH 之比 $>2 \sim 3$，血 E_1/E_2 比值 >1，胰岛素高于生理水平。

2. 答：绝经前期与闭经相同之处均表现月经停闭不行达 6 月以上。但绝经前期停经者年龄已进入围绝经期，可伴有面部烘热汗出等围绝经期症状。血清性激素变化符合围绝经期变化，而闭经者无上述变化。

3. 答：B 超检查：可排除先天性无子宫、子宫发育不良和无卵巢所致闭经。

头颅蝶鞍摄片或核磁共振检查：可排除垂体肿瘤致闭经。

宫腔镜检查：可排除宫腔粘连所致闭经。

五、论述题

1. 答：闭经的辨证应以全身证候为依据，结合病史及舌脉，分清虚实。若年逾 16 岁尚未行经，或月经初潮偏迟，虽已行经，但经量少，色淡质薄，渐至停经。全身发育欠佳，第二性征发育不良，或久病、大病后有失血史、手术史，伴有腰酸腿软，头晕眼花，面色萎黄，五心烦热或畏寒肢冷，舌淡脉弱者，多属虚证；若月经骤然停闭，伴情志不舒，或经期冒雨涉水，过食生冷之品，或形体肥胖，胸胁胀痛，脉弦有力者，多属实证。

2. 答：闭经的治疗原则应根据病证，虚者补而通之，或补肾益气，或补益气血，或滋阴清热；实者泻而通之，或活血化瘀，或理气行滞，或健脾燥湿，化痰通经。切不可不分虚实，滥用攻破方药。虚实夹杂者应补中有通，攻中有养。不可不分虚实，均活血理气通之。亦不可一味峻补，而燥涩精血。若因它病而致闭经，应先治原发疾病，病愈则经自下。

用药注意点：不可过用辛温香燥之剂，因为辛温香燥药可劫津伤阴，使病证加重，因此即或应用，亦应配以养血和阴之品，使气顺血和，则病可愈。

3. 答：闭经根据病因可分子宫性闭经、卵巢性闭经、垂体性闭经、下丘脑性闭经和其他内分泌功能异常闭经等五类。

子宫性闭经原因：子宫缺如或发育不良，子宫切除或宫腔放射治疗后，子宫内膜损伤、炎症。

卵巢性闭经原因：无卵巢或其发育不良，卵巢肿瘤或卵巢组织破坏，卵巢早衰。

垂体性闭经原因：垂体肿瘤、梗死，空蝶鞍综合征。

下丘脑性闭经原因：精神紧张因素、药物、营养缺乏、过剧运动、闭经溢乳综合征、多囊卵巢综合征。

其他内分泌功能异常闭经原因：甲状腺功能减低或亢进、肾上腺皮质功能亢进、肾上腺皮质肿瘤。

六、病案分析

1. 病案一

（1）诊断：中医：闭经；西医：闭经。

（2）辨证：肾气亏损。

（3）病机分析：先天禀赋不足或伤及肾气，肾气亏损，精血亏乏，血海不足致闭经。

（4）治法：补肾益气，调理冲任。

（5）方药：加减苁蓉菟丝子丸加味。

2. 病案二

（1）诊断：中医：闭经；西医：闭经。

（2）诊断依据：根据定义展开。

（3）西医诊断分类：子宫性闭经。

原因：子宫内膜损伤，宫腔粘连。

（4）辨证：气滞血瘀。

（5）治法：理气活血，祛瘀通经。

（6）方药：膈下逐瘀汤加味。

（7）下一步治疗计划：如药后仍未转

经，进行宫腔探查，若明确宫颈宫腔粘连，则分离粘连，放入节育环3个月，用药治疗1~2个周期。

第十节　痛经（附：子宫内膜异位症）

1. 了解痛经的历史沿革。

2. 熟悉痛经的病因病机。

3. 掌握痛经的定义、诊断与鉴别诊断。

4. 掌握痛经的辨证要点、治疗原则及分证论治。

5. 了解子宫内膜异位症的定义，熟悉其临床表现、诊断及中医辨证论治。

习题

一、填空题

1. 痛经病位在_____，以_____或_____为主要病机。

2. 西医妇产科学将痛经划分为_____和_____。

3. 痛经辨证，首当辨识疼痛发生的_____、_____、_____以及疼痛的_____。

4. 治疗痛经，经期重在_____以治标，平时_____而治本。

5. 因寒凝血瘀而致痛经，选方_____。

6. 中医妇科学认为子宫内膜异位症的基本病机为_____。

7. 对子宫内膜异位症最具诊断价值的检查方法是_____。

二、选择题

（一）A₁型题

1. 有关痛经的古代文献记载，最早见于（　　）

　A.《黄帝内经》

　B.《金匮要略》

　C.《诸病源候论》

　D.《景岳全书·妇人规》

　E.《傅青主女科》

2. 痛经患者，腹痛多发于（　　）

　A. 经前5~6天

　B. 经前3~4天

　C. 经前1~2天

　D. 经净后1~2天

　E. 经净后3~4天

3. 痛经的主要病机是（　　）

　A. 不通则痛，不荣则痛

　B. 气郁不舒，血行失畅

　C. 寒邪内犯，与血相搏

　D. 气血虚弱，失于濡养

　E. 肾气亏损，精血不足

4. 因寒凝血瘀而致痛经，首选方（　　）

　A. 隔下逐瘀汤　　B. 血府逐瘀汤

　C. 少腹逐瘀汤　　D. 桃红四物汤

　E. 桂枝茯苓丸

5. 因气滞血瘀而致痛经，最佳选方（　　）

　A. 隔下逐瘀汤　　B. 血府逐瘀汤

　C. 少腹逐瘀汤　　D. 柴胡疏肝散

E. 开郁种玉汤

6. 痛经气滞血瘀证，其腹痛表现常呈（　　）
　　A. 冷痛拒按　　B. 灼痛不适
　　C. 隐隐作痛　　D. 胀痛拒按
　　E. 绵绵作痛

7. 痛经寒凝血瘀证，其腹痛表现常呈（　　）
　　A. 冷痛拒按　　B. 胀痛拒按
　　C. 隐隐作痛　　D. 绵绵作痛
　　E. 酸痛不适

8. 气血虚弱而致痛经，经期最佳治法是（　　）
　　A. 益气养血
　　B. 养血益精
　　C. 健脾益气，养血调经
　　D. 益气养血，调经止痛
　　E. 滋肾益精，养血止痛

9. 湿热瘀阻而致痛经，经期最佳治法是（　　）
　　A. 清热除湿
　　B. 清热凉血
　　C. 清热化瘀
　　D. 清热除湿，化瘀止痛
　　E. 清热凉血，化瘀止痛

10. 寒凝血瘀而致痛经，经期最佳治法是（　　）
　　A. 温肾散寒，化瘀止痛
　　B. 扶阳散寒，化瘀止痛
　　C. 温经散寒，化瘀止痛
　　D. 散寒除湿，化瘀止痛
　　E. 温经散寒，调气止痛

11. 气滞血瘀而致痛经，经期最佳治法是（　　）
　　A. 理气行滞，调经止痛
　　B. 理气行滞，化瘀止痛
　　C. 疏肝理气，行滞止痛
　　D. 理气行滞，活血调经

E. 疏肝理气，活血行滞

12. 寒湿内犯经行腹痛，方用少腹逐瘀汤，宜选加（　　）
　　A. 蚕砂、木瓜　　B. 苍术、茯苓
　　C. 秦艽、桑枝　　D. 木香、香附
　　E. 丹皮、生地

13. 气滞血瘀而致痛经伴恶心呕吐，方用膈下逐瘀汤，宜选加（　　）
　　A. 藿香、厚朴　　B. 芦根、竹茹
　　C. 吴茱萸、半夏　　D. 黄芩、黄连
　　E. 枇杷叶、旋覆花

14. 痛经，寒甚而厥，四肢冰凉，冷汗淋漓，方用少腹逐瘀汤，宜选加（　　）
　　A. 麻黄、桂枝　　B. 葱白、生姜
　　C. 麝香、牛黄　　D. 附子、细辛
　　E. 浮小麦、五味子

15. 肾气亏损而致痛经，腰骶酸痛，方用益肾调经汤，宜选加（　　）
　　A. 秦艽、狗脊
　　B. 桑寄生、菟丝子
　　C. 女贞子、旱莲草
　　D. 独活、羌活
　　E. 五灵脂、延胡索

16. 痛经气滞血瘀证，其主要证候中，以下哪项是错误的（　　）
　　A. 小腹胀痛拒按
　　B. 经血量少
　　C. 血色暗淡，质清稀
　　D. 乳房胀痛
　　E. 舌质紫黯，脉弦

17. 痛经寒凝血瘀证，其主要证候中，以下哪项是错误的（　　）
　　A. 小腹冷痛拒按
　　B. 小腹冷痛，按之痛减
　　C. 月经量少，色黯有块
　　D. 面色青白，肢冷畏寒
　　E. 舌黯苔白，脉沉紧

18. 痛经湿热瘀阻证，其主要证候中，

以下哪项是错误的( )

    A. 小腹灼热疼痛

    B. 经血量多，色黯红

    C. 带下量多，色黄质稠

    D. 低热起伏，小便黄赤

    E. 舌质淡苔白，脉濡

19. 痛经气血虚弱证，其主要证候中，以下哪项是错误的( )

    A. 小腹隐隐作痛

    B. 小腹及阴部空坠不适

    C. 经血量多，色红质稠

    D. 头晕心悸，神疲乏力

    E. 舌质淡，脉细无力

20. 子宫内膜异位症高发的最多见病位在( )

    A. 阴道   B. 外阴

    C. 脐部   D. 膀胱

    E. 卵巢

21. 对子宫内膜异位症，目前最具诊断价值的检查方法是( )

    A. B超   B. 腹腔镜

    C. 妇科检查   D. 阴道窥镜

    E. 子宫输卵管造影

22. 子宫内膜异位症最典型的症状为( )

    A. 继发性、进行性加剧的痛经

    B. 月经提前，经量增多

    C. 经前点滴出血

    D. 周期性少量便血

    E. 性交痛、不孕

23. 因肾虚血瘀而致子宫内膜异位症，教材选方( )

    A. 肾气丸   B. 温肾散寒汤

    C. 归肾丸   D. 二仙汤

    E. 仙蓉合剂

24. 气虚血瘀所致子宫内膜异位症，最佳治法是( )

    A. 益气养血

    B. 温经止痛

    C. 活血化瘀

    D. 益气温阳，活血化瘀

    E. 益气养血，温经止痛

(二) A₂型题

25. 朱某，经前小腹胀痛拒按，经血量少，色紫黯有块；胸胁、乳房胀痛不适；舌质黯，有瘀点，脉弦。诊断痛经，辨证属( )

    A. 肝郁气滞   B. 肝脾不调

    C. 肾虚肝郁   D. 寒凝血瘀

    E. 气滞血瘀

26. 冯某，经期小腹冷痛，得热痛减，月经推后，量少，色黯有块；面色青白，肢冷畏寒；舌黯苔白，脉沉紧。最佳治法是( )

    A. 温肾助阳，暖宫止痛

    B. 温经散寒，养血止痛

    C. 滋肾养血，缓急止痛

    D. 温经散寒，化瘀止痛

    E. 散寒利湿，化瘀止痛

27. 白某某，经前小腹灼热胀痛不适，时痛连腰骶，经期9~10天，量偏多，血色黯红，质稠粘；平素带下量多，色黄稠有臭气，小便黄热；舌质红，苔黄腻，脉滑数。最佳选方( )

    A. 龙胆泻肝汤   B. 萆薢渗湿汤

    C. 清热调血汤   D. 知柏地黄丸

    E. 解毒活血汤

28. 薛某，经期小腹隐痛，喜温喜按，阴部空坠不适；经血量少，色淡质清；面色少华，神疲乏力；舌质淡、苔薄，脉细无力。最佳选方( )

    A. 圣愈汤   B. 四物汤

    C. 归脾汤   D. 举元煎

    E. 补中益气汤

29. 吴某，经行腹痛，腰脊酸软；月经先后不定，量少，色黯有块；头晕耳鸣，面

色晦暗，性欲减退；舌质淡黯，苔薄，脉沉细；盆腔有痛性结节包块。诊断：子宫内膜异位症。最佳治法为（　　）

 A. 滋肾益阴，缓急止痛

 B. 温肾助阳，暖宫止痛

 C. 补肾扶脾，养血止痛

 D. 补益肾气，活血化瘀

 E. 理气行滞，活血化瘀

30. 赵某，经前发热，小腹灼热疼痛；月经提前，量多，色红质稠有块；烦躁易怒，溲黄便结；妇检盆腔结节包块触痛明显；舌红有瘀点，苔黄，脉弦数。诊断子宫内膜异位症。辨证属（　　）

 A. 肝郁血热 B. 阳盛血热

 C. 温热蕴结 D. 气滞血瘀

 E. 热灼血瘀

（三）B₁型题

 A. 膈下逐瘀汤 B. 少腹逐瘀汤

 C. 桃红四物汤 D. 桂枝茯苓丸

 E. 大黄䗪虫丸

31. 气滞血瘀型痛经的首选方是（　　）

32. 寒凝血瘀型痛经的首选方是（　　）

 A. 补中益气汤 B. 圣愈汤

 C. 归脾汤 D. 益肾调经汤

 E. 补肾祛瘀方

33. 气血虚弱型痛经的首选方是（　　）

34. 肾虚血瘀型子宫内膜异位症的首选方是（　　）

 A. 疏肝理气，活血止痛

 B. 温经散寒，暖宫止痛

 C. 散寒除湿，化瘀止痛

 D. 温经散寒，化瘀止痛

 E. 理气行滞，化瘀止痛

35. 痛经气滞血瘀证的治法是（　　）

36. 子宫内膜异位症寒凝血瘀型的治法是（　　）

（四）X型题

37. 可引起继发性痛经的疾病有（　　）

 A. 子宫内膜异位症

 B. 子宫腺肌病

 C. 盆腔炎

 D. 卵巢囊肿蒂扭转

 E. 宫颈狭窄

38. 痛经的常见病因病机为（　　）

 A. 气滞血瘀 B. 寒凝血瘀

 C. 湿热瘀阻 D. 气血虚弱

 E. 肾气亏损

39. 痛经辨证，应从哪些方面综合分析（　　）

 A. 疼痛的时间、部位

 B. 疼痛的性质、程度

 C. 月经期、量、色、质

 D. 伴随症状

 E. 舌脉和素体强弱及病史

40. 湿热瘀阻型痛经的主要证候有（　　）

 A. 经前小腹灼热疼痛不适

 B. 经血量多、色黯红、质稠

 C. 素常带下量多、色淡质清无臭

 D. 低热起伏、小便黄赤

 E. 舌质红、苔黄腻、脉滑数

41. 痛经预防与调摄的主要内容是（　　）

 A. 注重经期、产后卫生

 B. 经期注意保暖

 C. 保持精神愉快

 D. 经期不可过用寒凉之品

 E. 经期不可过食生冷之物

42. 肾虚血瘀型子宫内膜异位症的主要证候可见（　　）

 A. 经行腹痛，腰脊酸软

 B. 月经先后不定

 C. 头晕耳鸣，面色晦暗

 D. 盆腔有结节包块

 E. 舌质黯淡，脉沉细

三、名词解释

1. 痛经
2. 原发性痛经
3. 子宫内膜异位症

四、简答题

1. 列举痛经气滞血瘀证的主要证候、治法和代表方药。
2. 子宫内膜异位症的诊断要点。
3. 简述子宫内膜异位症的预防与调摄。

五、论述题

1. 痛经的病因病机。
2. 痛经的辨证要点及其治疗原则。
3. 试论中医学对子宫内膜异位症的病因病机认识。

六、病案分析

1. 病案一：胡某，18 岁，未婚，学生，病案号 129461，2001 年 12 月 17 日初诊。

主诉：经行小腹疼痛 1 年余。

现病史：15 岁月经初潮，半年后，28 天左右行经一次，经色红无块，4～5 天经净，每次用卫生巾约 2 包，经期无特殊不适。近一年多来，虽月经周期、经期、经量同前，但经前 1 天即开始出现小腹疼痛不适，尤以行经之初腹痛如绞，不喜揉按，得热而痛缓；经血色紫黯有块，排出血块后腹痛明显减轻；经前时感乳房轻微作胀。末次月经 2001 年 11 月 22 日，现已有经前不适，故来就诊。平时喜嗜生冷瓜果之物。

肢冷畏寒，胃纳尚可，二便正常。舌质微黯，苔薄白，脉沉微弦。

请写出：

（1）诊断
（2）辨证
（3）病机分析

（4）治法
（5）方药（主方名及处方）

2. 病案二：吴某某，女，31 岁，已婚，职员，病案号 108785，2001 年 4 月 24 日初诊。

主诉：经期小腹疼痛近 2 年。

现病史：病员 14 岁月经初潮，起始月经紊乱，周期不定，常 20～50 天左右一行，一年后周期、经期、经量逐渐正常。2 年前人工流产术后，渐觉经期小腹疼痛，因工作紧张，仅断续服中药治疗。现不仅平素常感小腹胀痛不适，带下增多，色黄，质稠而有臭气，且每于经行第 1 天小腹疼痛加剧，时连及腰骶坠痛，经量增多，色黯红而质粘，常需持续 5～6 天始净。末次月经 2001 年 3 月 25 日来潮，因临行经，前来就医。

纳眠均可，大便正常，小便黄热；舌质偏红，苔黄微腻，脉弦数。

妇科检查：外阴：阴性

阴道：通畅，后穹隆触痛性结节

宫颈：光滑

子宫：中位，常大，压痛明显

附件：双附件均增厚，右附件压痛明显，左附件压痛

阴道 B 超：左附件探及 2.4×3.3cm 弱回声团，边界欠清；

右附件探及 3.9×3.1cm 无回声团，内见细小强光点，壁毛厚。

血 常 规：WBC12.7 × 10^9/L N74% Hgb121g/L

月经史：$14\dfrac{5～6}{28～30}$ 量稍多，色黯红质粘。LMP 3 月 25 日。

婚产史：25 岁结婚，生育一胎，人流二次。

个人生活史、家族史：无特殊。

请写出：

（1）诊断（中医、西医）

（2）诊断依据
（3）辨证
（4）病机分析
（5）治法
（6）方药（主方名及处方）

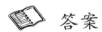 答案

一、填空题

1. 子宫、冲任　不通则痛　不荣则痛
2. 原发性痛经　继发性痛经
3. 时间　部位　性质　程度
4. 调血止痛　辨证求因
5. 少腹逐瘀汤
6. 瘀血阻滞胞宫　冲任
7. 腹腔镜

二、选择题

（一）A₁ 型题

1. B。

答案分析：《金匮要略》云："带下，经水不利，少腹满痛，经一月再见"，为有关痛经的最早记载。

2. C。

答案分析：痛经临床表现腹痛多发生于经前 1～2 天，行经第 1 天达高峰。

3. A。

答案分析：痛经以"不通则痛"或"不荣则痛"为主要病机。

4. C。

答案分析：少腹逐瘀汤具温经散寒、化瘀止痛之功，为寒凝血瘀所致痛经的最佳选方。

5. A。

答案分析：膈下逐瘀汤具理气行滞、化瘀止痛之功，为气滞血瘀所致痛经的最佳选方。

6. D。

答案分析：气滞血瘀所致痛经，发病机理责之肝失条达，气郁血滞，不通则痛。气郁是主因，故腹痛表现常呈胀痛拒按。

7. A。

答案分析：寒凝血瘀所致痛经，发病机理责之寒客子宫、冲任，与血相搏，不通则痛。寒邪是主因，故疼痛常呈冷痛拒按。

8. D。

答案分析：气血虚弱而致痛经，病机责之气血不足，子宫、冲任失于濡养，不荣则痛。故其经期最佳治法是益气养血、调经止痛。

9. D。

答案分析：湿热瘀阻而致痛经，病机责之湿热盘踞子宫、冲任，气血失畅，不通则痛。故其经期最佳治法是清热除湿、化瘀止痛。

10. C。

答案分析：寒凝血瘀而致痛经，病机责之寒客子宫、冲任，气血凝滞，不通则痛。故其经期最佳治法是温经散寒、化瘀止痛。

11. B。

答案分析：气滞血瘀而致痛经，病机责之气郁血滞，不通则痛。故其经期最佳治法是理气行滞、化瘀止痛。

12. B。

答案分析：寒湿内犯，为寒、湿合邪为患，少腹逐瘀汤功能温经散寒，化瘀止痛，宜选加除湿之品。B 属燥湿渗湿药，宜选加入。

13. C。

答案分析：气滞血瘀而致痛经伴恶心呕吐，应在选用膈下逐瘀汤理气行滞、化瘀止痛的基础上，选加和胃降逆之品。只有答案 B，药具温中和胃、降逆止呕之功，最为相宜，故选加。

14. D。

答案分析：寒甚而厥，宜选加回阳散寒之品。答案 D 的药物具有回阳救逆、芳香透达之功，最为相宜。

15. B。

答案分析：肾气亏损而致痛经，腰骶酸痛者，宜选加补肾壮腰止痛药。只有答案 B，药具补肾强筋、壮腰止痛作用，故宜选加。

16. C。

答案分析：痛经气滞血瘀实证，应见月经量少，血黯有块，而血色暗淡，质清稀多见于虚证，故属错误。

17. B。

答案分析：痛经寒凝血瘀实证，乃寒客子宫、冲任，血气不通，腹痛多呈小腹冷痛拒按；而小腹冷痛按之痛减常为阳虚内寒，血气失畅而痛的证象，故属错误。

18. E。

答案分析：痛经湿热瘀阻实证，舌脉征常见舌质红、苔黄腻、脉滑数等湿热为患之候。而 E 答案所示舌质淡、脉沉细无力，多为虚象，故属错误。

19. C。

答案分析：痛经气血虚弱证，应见经血量少、色淡、质清稀气血两虚之象，而 C 答案所示经血量多、色红质稠多为血热实证之候，故属错误。

20. E。

答案分析：子宫内膜异位症以卵巢为高发的最多见病位，E 答案正确。

21. B。

答案分析：腹腔镜是子宫内膜异位症目前最具诊断价值的检查方法，B 答案正确。

22. A。

答案分析：继发性、进行性加剧的经期下腹部及腰骶部疼痛，是子宫内膜异位症最典型的临床症状，A 答案正确。

23. E。

答案分析：仙蓉合剂具补益肾气、活血化瘀之功，于肾虚血瘀所致子宫内膜异位症恰切相宜，故选之。

24. D。

答案分析：因气虚血瘀而致子宫内膜异位症，最佳治法是益气温阳、活血化瘀，故 D 答案正确。

（二）A$_2$ 型题

25. E。

答案分析：据患者腹痛时间、部位、性质、程度，月经量、色、质及余证舌脉，辨证应属气滞血瘀。

26. D。

答案分析：据患者腹痛时间、部位、性质、程度，月经期、量、色质及余证舌脉，辨证应属寒凝血瘀，最佳治法是温经散寒、化瘀止痛。

27. C。

答案分析：据患者腹痛时间、部位、性质、程度，月经期、量、色、质，带下量、色、质、臭气及余证舌脉，辨证应属湿热瘀阻，治宜清热除湿，化瘀止痛。清热调血汤功能清热除湿、化瘀止痛，与之相符。

28. A。

答案分析：据患者腹痛时间、部位、性质、程度，月经量、色、质及余证舌脉，辨证应属气血虚弱，治宜益气养血、调经止痛。圣愈汤功能益气养血、缓急止痛，于此证恰切相宜。

29. D。

答案分析：据题干所述子宫内膜异位症患者吴某的主要证候，辨证属肾虚血瘀，最佳治法应是补益肾气、活血化瘀。

30. E。

答案分析：据题干所述子宫内膜异位症患者赵某的主要证候，辨证属热灼血瘀。

（三）B$_1$ 型题

31. A。

答案分析：膈下逐瘀汤功能理气行滞、活血化瘀，切合气滞血瘀病机，当为气滞血瘀型痛经的首选方。

32. B。

答案分析：少腹逐瘀汤功能温经散寒、化瘀止痛，切合寒凝血瘀病机，当为寒凝血瘀型痛经的首选方。

33. B。

答案分析：圣愈汤功能益气养血、缓急止痛，切合气血虚弱病机，当为气血虚弱型痛经的首选方。

34. E。

答案分析：补肾祛瘀方功能补肾益气、活血化瘀，切合肾虚血瘀病机，当为肾虚血瘀型子宫内膜异位症首选方。

35. E。

答案分析：因气滞血瘀而致痛经，正确的治法是理气行滞、化瘀止痛。

36. D。

答案分析：因寒凝血瘀而致子宫内膜异位症，正确的治法是温经散寒、活血化瘀。

（四）X型题

37. ABCE。

答案分析：子宫内膜异位症、子宫腺肌病、盆腔炎、宫颈狭窄均可引起继发性痛经。而经期因卵巢囊肿蒂扭转引起腹痛，属痛经鉴别诊断范围。

38. ABCDE。

答案分析：痛经常见的病因病机有气滞血瘀、寒凝血瘀、湿热瘀阻、气血虚弱和肾气亏损。

39. ABCDE。

答案分析：痛经的辨证要点包括疼痛的时间、部位、性质、程度，月经期、量、色、质，伴随症状，舌脉及素体和病史综合分析。

40. ABDE。

答案分析：湿热瘀阻型痛经的主要证候

有A、B、D、E答案作综合分析。其平素虽常见带下量多，但为色黄、质稠有臭味等湿热证象而非色淡、质清、无臭，故C答案是错的。

41. ABCDE。

答案分析：注意经期、产后卫生，痛经患者经期保暖，保持精神愉快，经期不可过用寒凉及不可过食生冷之物，均属痛经预防与调摄的内容。

42. ABCDE。

答案分析：肾虚血瘀所致子宫内膜异位症的主要证候有：经行腹痛，腰脊酸软；月经先后不定，经量或多或少；神疲体倦、头晕耳鸣、面色晦暗；盆腔有结节包块；舌质黯淡、苔白、脉沉细。

三、名词解释

1. 痛经：妇女正值经期或经行前后出现周期性小腹疼痛或痛引腰骶，甚至剧痛晕厥者，称为痛经。

2. 原发性痛经：又称功能性痛经，是指生殖器官无器质性病变者。

3. 子宫内膜异位症：具有生长功能的子宫内膜组织出现在子宫腔被覆粘膜以外的身体其他部位所引起的一种疾病。

四、简答题

1. 答：痛经气滞血瘀证的主要证候为：经前或经期小腹胀痛拒按，经血量少，行而不畅，血色紫黯有块，块下痛暂减；乳房胀痛，胸闷不舒；舌质紫黯或有瘀点，脉弦。治法：理气行滞，化瘀止痛。

代表方药：膈下逐瘀汤，由当归、川芎、赤芍、桃仁、红花、五灵脂、延胡索、香附、枳壳、乌药、丹皮、甘草组成。

2. 答：子宫内膜异位症的诊断要点包括：

（1）临床表现继发性、进行性加剧的

下腹痛及腰骶部痛经是其最典型的症状，可放射至阴道、会阴、肛门或大腿内侧，常于经潮前 1～2 天发作。亦可见月经提前，经量增多，经期延长或经前点滴出血或性交痛、不孕等。

（2）妇科检查宫颈后上方、子宫后壁、宫骶韧带或子宫直肠窝处扪及触痛性结节；子宫不大或略增大，多后倾固定，活动受限；病变累及卵巢，可于子宫一侧或双侧触及表面呈结节囊性感包块；病变位于宫颈及阴道，可见宫颈表面有稍突出的紫蓝色小点或出血点，或阴道后穹隆有紫蓝色结节，质硬光滑而有触痛。

（3）腹腔镜是目前诊断内异症最有价值的检查方法，B 超对内异症的诊断尤其对卵巢等巧克力囊肿的诊断也有实用价值。

3. 答：子宫内膜异位症预防与调摄的主要内容有：

（1）月经期减少剧烈运动。

（2）经期严禁性生活。

（3）防止经血倒流。

（4）避免手术操作所引起的子宫内膜种植。

（5）适龄婚育和药物避孕。

五、论述题

1. 答：痛经病位在子宫、冲任，以"不通则痛"或"不荣则痛"为主要病机。本病之所以伴随月经周期而发，又与经期及经期前后的特殊生理状态有关，即未行经期间，冲任气血平和，致病因素尚不足以引起冲任、子宫气血瘀滞或不足，故不发生疼痛。当经期前后，血海由满盈而泻溢，气血盛实而骤虚，子宫、冲任气血变化较平时急剧，则易遭受致病因素的干扰，加之体质因素的影响，导致子宫、冲任气血运行不畅或失于煦濡，不通或不荣而痛。

引起痛经的病因有虚、实之分。气滞血

瘀、寒凝血瘀或湿热瘀阻是"不通则痛"的主要原因；"不荣则痛"发为痛经，又以气血虚弱、肾气亏损常见。

2. 答：痛经辨证首当辨识疼痛发生的时间、部位、性质以及疼痛的程度。一般而言，痛发生于经前或经行之初，多属实；月经将净或经后始痛者，多属虚。辨病的部位可查病位在肝在肾及在气在血，如痛在少腹一侧或双侧多属气滞，病在肝；痛及腰脊多属病在肾。详查疼痛的性质、程度是痛经辨证的重要内容，如隐痛、疠痛、坠痛、喜揉喜按属虚；掣痛、绞痛、灼痛、刺痛、拒按属实。痛甚于胀、持续作痛属血瘀；胀甚于痛，时痛时止属气滞等等。同时须结合月经期、量、色、质，伴随症状，舌脉及素体和病史综合分析。

治疗痛经，以调理子宫、冲任气血为主。治分两步：经期重在调血止痛以治标，及时控制、缓减疼痛；平时辨证求因而治本；标本急缓，主次有序地阶段调治。对子宫发育不良、宫颈狭窄等所致经行腹痛，应根据不同情况，选择最佳治疗方案。

3. 答：子宫内膜异位症（内异症）是西医妇科学病名，中医学古文献中无本病病名记载，据内异症的主要临床表现，可归属于中医妇科学"痛经"、"癥瘕"、"月经不调""不孕"等病之中。据多年来中医妇科学对内异症的相关研究，"瘀血阻滞胞宫、冲任"是内异症发生的基本病机。瘀血的形成，又与脏腑功能失常、血气失调以及感受外邪等因素攸关。常见的病因病机有气滞血瘀、寒凝血瘀、肾虚血瘀、气虚血瘀和热灼血瘀。

（1）气滞血瘀：因气机不畅，血行迟滞，瘀血内阻胞宫、冲任而发病。

（2）寒凝血瘀：经期、产后胞脉空虚，感受寒邪，寒凝血瘀，阻滞胞宫、冲任。

（3）肾虚血瘀：肾气亏损，阳气不足，

温煦失职，血行迟滞，瘀血阻滞胞宫、冲任。

（4）气虚血瘀：因气虚运血无力，血行迟滞致瘀，瘀阻胞宫、冲任；或脾虚失运，水湿内生，湿聚成痰，痰湿与瘀血相结，蕴积胞宫、冲任。

（5）热灼血瘀：热灼营血，质稠致瘀，瘀阻胞宫、冲任，发生内异症。

此外，瘀阻胞宫、冲任，日久又能影响脏腑、气血功能，而致气滞、痰湿内生，呈现瘀血、气滞、痰湿胶结，渐成癥瘕的病理改变。

六、病案分析

1. 病案一

（1）诊断：痛经。

（2）辨证：寒凝血瘀。

（3）病机分析：经前1天，即觉小腹疼痛，行经之初腹痛如绞，应属实证。病因喜食生冷瓜果，久致寒邪客于胞宫、冲任，与血相搏而起，肢冷畏寒即为寒邪内盛，阻遏阳气之征。因寒客胞宫、冲任，气血失畅，瘀血内阻，致行经之初腹痛如绞，不喜揉按，得热而寒散，瘀滞暂通，故痛缓；经血紫黯有块，为寒凝血瘀之候；舌质微黯，苔薄白，脉沉微弦为瘀血内滞之征。

（4）治法：温经散寒，化瘀止痛。

（5）方药：少腹逐瘀汤加减。

当归12g　川芎10g　白芍15g　肉桂5g　生蒲黄10g　炒五灵脂10g　小茴香6g　乌药10g　延胡索15g　炙甘草6g

每日1剂，水煎，分3次服。

2. 病案二

（1）诊断：中医：①痛经②癥瘕

西医：①继发性痛经②慢性盆腔炎

（2）诊断依据：每于经行第1天呈现小腹剧烈疼痛时连及腰骶近2年，应诊断为痛经；妇检双附件增厚，阴道B超双附件均探及团状包块，故诊断为癥瘕。病史、临床表现以及妇科检查，阴道B超结果，血WBC检测均符合西医学慢性盆腔炎诊断标准；由于其痛经因慢性盆腔炎所引起，应属继发性痛经。

（3）辨证：湿热瘀阻

（4）病机分析：2年前人工流产术后发病，常感小腹胀痛不适，带下增多，色黄质稠有臭味，推属流产后胞脉空虚之时，不慎感受湿热之邪，内犯胞宫、任带二脉之候。湿热稽留日久，与血相搏，湿、热、瘀互结于胞宫、冲任，积而成癥，是以妇科检查见子宫压痛、附件增厚，B超探及双附件包块；湿热瘀阻，胞宫、冲任气血失畅，每于经前、经期气血下注而壅滞益甚，不通则痛，发为痛经；小便黄热、舌质偏红、苔黄微腻、脉弦数均为湿热内蕴之征。

（5）治法：清热除湿，化瘀止痛。

（6）方药：清热调血汤加减。

黄连6g　牡丹皮15g　红藤15g　败酱草10g　当归10g　川芎10g　赤芍15g　桃仁10g　川楝子10g　延胡索15g　香附10g　车前子10g

每日1剂，水煎，分3次服。

第十一～二十一节
经行乳房胀痛至经行情志异常

（包括：经行乳房胀痛、经行头痛、经行感冒、经行发热、经行身痛、经行口糜、经行泄泻、经行浮肿、经行风疹块、经行吐衄、经行情志异常。）

【学习目的要求】

1. 掌握各病的定义，了解各病的鉴别诊断。

2. 熟悉各病的病因病机。

3. 掌握各病的辨证论治。

习题

一、填空题

1. 经行发热，若发热无时为_____，潮热有时为_____，乍寒乍热为_____，低热怕冷为_____。

2. 经行身痛的主因是_____，或因宿有寒湿稽留经络、关节，经行时则乘虚而发。

3. 经行口糜常见的证型有____、____。

4. 治疗肾虚型经行泄泻的代表方是_____。

5. 经行风疹块的治疗，应根据_____的原则，以养血祛风为主。

6. 经行吐衄多伴月经_____。

7. 生铁落饮是治疗_____病，_____证的代表方。

二、选择题

（一）A₁型题

1. 下列除哪项外，均属因血虚经行风疹块的主证（　　）

    A. 经行风疹频发

    B. 瘙痒难忍，入夜尤甚

    C. 面色不华，肌肤不润

    D. 口干喜冷饮

    E. 舌红苔薄，脉细数

2. 以下哪项不是经行吐衄的特点（　　）

    A. 月经来潮前一二天吐血或衄血

    B. 正值经行时吐血或衄血

    C. 可见月经量减少或不行

    D. 月经周期紊乱

    E. 伴随月经周期发作

3. 经行吐衄的治疗原则是（　　）

    A. 凉血止血，引血下行

    B. 清热止血，引血下行

    C. 清热降逆，引血下行

    D. 清肝降逆，引血下行

    E. 滋阴养血，交通心肾

4. 经行情志异常发生与哪一脏关系最为密切（　　）

    A. 心   B. 肝   C. 脾

    D. 肺   E. 肾

5. 经前乳房乳头胀痛，甚至不能触衣者，多属于（　　）

    A. 肝郁气滞   B. 脾虚肝旺

    C. 气滞血瘀   D. 血虚肝旺

    E. 肝胃不和

6. 经前、经期面目四肢浮肿，腰膝酸软，大便溏薄者，多属于（　　）

    A. 心脾两虚   B. 脾虚肝旺

    C. 脾肾阳虚   D. 血虚肝旺

    E. 脾胃虚弱

7. 除下列哪项外，均属脾肾阳虚所致经行泄泻的主证（　　）

    A. 经前、经期面浮、肢肿

    B. 腹胀纳呆

    C. 肢体肿胀，随按随起

    D. 腰膝酸软，大便溏泻

    E. 经行量多，色淡质薄

8. 下列除哪项外，均属脾虚型经行泄泻主证（　　）

    A. 月经将潮或正值经期大便溏泄

    B. 脘腹胀满，神疲肢倦

    C. 面浮肢肿

    D. 畏寒肢冷，下利清谷

    E. 经行量多，色淡质稀

9. 经前经期头部胀痛，口苦烦热，舌苔黄，脉弦数。治宜(   )

    A. 化瘀通络　　　B. 清热平肝

    C. 养血柔肝　　　D. 滋阴潜阳

    E. 养血和络

10. 下列哪项不属血瘀型经行头痛之主证(   )

    A. 经前或经期头痛剧烈

    B. 经色紫黯有块

    C. 小腹疼痛拒按

    D. 烦躁易怒，口苦咽干

    E. 舌边有瘀点，脉细涩或弦涩

11. 治疗胃热熏蒸型经行口糜的最佳方剂是(   )

    A. 清胃黄连汤　　B. 平胃散

    C. 凉膈散　　　　D. 清胃散

    E. 芩连四物汤

12. 除下列哪项外，均属肝肾阴虚型经行发热之主证(   )

    A. 经期或经后午寒午热

    B. 经行量少而色红

    C. 两颧红赤，五心烦热

    D. 腰膝酸软

    E. 舌红而干，脉细数

13. 除下列哪项外，均属血虚型经行身痛之主证(   )

    A. 经行时肢体疼痛麻木，肢软乏力

    B. 月经量少，色淡质薄

    C. 心悸怔忡，少寐

    D. 口苦咽干

    E. 舌淡红，苔薄白，脉细弱

14. 关于经行乳房胀痛的治疗，以下哪项是不正确的(   )

    A. 治疗以疏肝养肝，通络止痛为大法

    B. 常于经前开始用药

    C. 实证者宜选用逍遥丸

    D. 乳房属胃，治疗时注意和胃通络

    E. 重在乳房胀痛时治疗

15. 经行情志异常的临床表现，除以下哪一项外，其余都是正确的(   )

    A. 经行前后出现情志变化

    B. 烦躁易怒，悲伤啼哭

    C. 情志抑郁，喃喃自语

    D. 昼日明了，入夜谵语

    E. 伴随月经周期而反复发作

16. 经行吐衄的治疗，除以下哪一项外，其余都是正确的(   )

    A. 清热降逆平冲，引血下行

    B. 滋阴降火　　　C. 苦寒克伐

    D. 滋阴养肺　　　E. 清肝调经

17. 经行风疹块的病因病机，以下哪一项是正确的(   )

    A. 风热、血虚　　　B. 风寒

    C. 寒湿　　　　　　D. 肝风

    E. 湿热

18. 以下哪一个方是治疗肾虚型经行泄泻的代表方(   )

    A. 金匮肾气丸　　B. 右归丸

    C. 健固汤　　　　D. 真武汤

    E. 五子衍宗丸

19. 关于经行身痛，以下哪种提法不正确(   )

    A. 血瘀证多痛在经前

    B. 治疗以调气血、和营血、通经络为主

    C. 血虚宜选当归补血汤

    D. 平素有身痛，经行时加重

    E. 伴见关节酸痛，屈伸不利

20. 经行感冒治疗，下列哪一项不正确(   )

    A. 风寒证以辛温解表散寒为治法

    B. 邪入少阳证，以和解表里为法

    C. 平时宜和血益气，固卫祛邪

D. 气虚感冒，方选玉屏风散

E. 风热证以疏风清热，和血调经为治法

21. 关于经行头痛特点，以下哪种提法不正确（　　）

A. 前额痛多属阳明

B. 偏头痛多属少阳

C. 头顶痛多属厥阴

D. 脑后痛多属太阳

E. 全头痛多属少阴

22. 经行乳房胀痛的辨证，以下哪项不属于辨证的范畴（　　）

A. 发病的时间

B. 发病的性质

C. 伴随症状

D. 触按乳房的情况

E. 单侧疼痛或双侧

23. 以下哪些方不用于治疗经行口糜（　　）

A. 知柏地黄汤　　B. 上下相资汤

C. 凉膈散　　　　D. 甘露消毒丹

E. 五味消毒饮

（二）A₂型题

24. 某女，平素头晕耳鸣，手足心热，两颧潮红，潮热咳嗽，咽干口渴，经期衄血，色黯红，舌红或绛，苔花剥或无苔，脉细数，治疗的最佳选方是（　　）

A. 玉女煎加牛膝

B. 百合固金汤加牛膝

C. 顺经汤加牛膝

D. 清经散加牛膝

E. 知柏地黄汤加牛膝

25. 患者经前或经期吐衄，量较多，色红，心烦易怒，两胁胀痛，尿黄便结，月经量少，甚或不行。治宜（　　）

A. 清肝调经

B. 滋阴养肺

C. 疏肝理气

D. 清热凉血

E. 滋阴柔肝

26. 某已婚妇女，35岁，经行腹泻，日2至3次，面目下肢浮肿，腰酸腿软，畏寒肢冷。方选（　　）

A. 参苓白术散　　B. 痛泻要方

C. 健固汤　　　　D. 补中益气汤

E. 金匮肾气丸

27. 某已婚妇女，42岁，每于经行及经后头晕头痛，巅顶尤重，烦躁失眠，月经量多。其分型论治是（　　）

A. 肝火型，方宜羚角钩藤汤

B. 肾虚型，方宜健固汤

C. 血瘀型，方宜通窍活血汤

D. 心脾两虚型，方宜归脾汤

E. 血虚型，方宜八珍汤

28. 患者经前乳房乳头胀痛，甚至不能触衣，胸胁作胀，烦躁易怒，舌苔正常，脉弦，最佳选方为（　　）

A. 加味乌药散　　B. 清肝引经汤

C. 逍遥散　　　　D. 四逆散

E. 柴胡疏肝散

29. 某已婚妇女，27岁。近3年每于经行3～5天或经后，即出现泄泻，经行量多，色淡质薄，食少纳呆，面色㿠白，舌淡苔白腻，脉沉缓，其治法方药为（　　）

A. 抑肝泻木，理脾化湿。方选痛泻要方

B. 健脾渗湿，理气调经。方选参苓白术散

C. 温肾健脾，温化湿浊。方选健固汤

D. 温经暖宫，散寒除湿。方选少腹逐瘀汤

E. 健脾温中，温化湿浊。方选附子理中丸

（三）B₁型题

A. 八珍汤　　　　B. 当归养血汤

C. 四物汤　　D. 趁痛散

E. 通窍活血汤

30. 血虚型经行头痛的最佳选方是（　　）

31. 血虚型经行身痛的最佳选方是（　　）

A. 滋阴养肺

B. 滋阴养血

C. 滋养肝肾，育阴清热

D. 清热凉血

E. 清心泻火

32. 肝肾阴虚型经行发热的治法是（　　）

33. 肺肾阴虚型经行吐衄的治法是（　　）

A. 风寒、风热、邪入少阳

B. 肝气郁结

C. 脾肾阳虚

D. 血虚

E. 风热、血虚

34. 经行感冒的证型有（　　）

35. 经行风疹块的证型有（　　）

（四）X型题

36. 经行感冒的治疗原则是（　　）

A. 解表散寒，和血调经

B. 疏风清热，和血调经

C. 和解表里

D. 益气解表，和血调经

E. 扶正固表，调和营卫

37. 下列哪些疾病与肝郁有关（　　）

A. 经行情志异常

B. 经行吐衄

C. 经行浮肿

D. 经行头痛

E. 经行乳房胀痛

38. 经行发热的常见病因病机有（　　）

A. 肝肾阴虚　　B. 血气虚弱

C. 瘀热壅阻　　D. 痰火炽盛

E. 肝郁化火

39. 治疗经行泄泻的最佳选方是（　　）

A. 肾气丸　　B. 参苓白术散

C. 八珍汤　　D. 健固汤

E. 八物汤

40. 血虚型经行风疹块的主要证候有（　　）

A. 经行风疹频发、瘙痒难忍

B. 风遇热其痒尤甚

C. 月经多推迟，量少，色淡

D. 面色不华

E. 口干喜饮，尿黄便结

41. 下列哪些病因可导致经行身痛（　　）

A. 血虚　　B. 湿热

C. 血瘀　　D. 寒凝

E. 气滞

三、名词解释

1. 经行口糜

2. 经行风疹块

3. 经行情志异常

四、简答题

1. 经行乳房胀痛主要与哪三个脏腑有关，为什么？

2. 简述经行浮肿的治疗原则。

3. 简述经行感冒随月经周期而发的主要原因。

五、论述题

1. 试述经行吐衄的病因病机及急症处理。

2. 试述经行发热各证型的主证、治法、代表方。

3. 经行头痛如何辨虚实，其治疗原则是什么？

六、病案分析

1. 病案一

某女，24 岁，职员，2001 年 12 月 5 日初诊。

主诉：经期腹泻 8 个月

现病史：诉于 2001 年 3 月底行人流术后开始出现经期泄泻，尤以晨起腹泻为甚，伴腰酸腿软，耳鸣，曾服用过西药治疗，腹泻暂止，但下次月经来潮时又出现腹泻，纳食尚可，面色晦黯，舌质淡，苔白滑，脉沉迟。

月经带下史：末次月经 2001 年 11 月 9 日，月经量少，色淡红，质稀，白带量多，质稀无臭味。

婚育史：未婚同居，孕 3 产 0 人流 3。

盆腔 B 超未发现异常。

请写出：（1）诊断：（中医、西医）

（2）辨证

（3）病机分析

（4）治法

（5）方药（主方名及处方）

2. 病案二

某女，38 岁，下岗工人，2001 年 9 月 1 日初诊。

主诉：经期头痛 3 个月

现病史：诉半年前下岗后，一直情怀不舒，3 个月前开始，每于月经期出现头痛，以巅顶掣痛为主，影响工作及休息，服用布洛芬后头痛稍缓解，下次月经期又发作，伴见头晕目眩、烦躁易怒、口苦咽干、舌质红、苔薄黄、脉弦细数。

月经史：$14\dfrac{4\sim7}{26-30}$，末次月经 2001 年 8 月 31 日，经量稍多、色鲜红、质稠、夹小血块、无痛经史，平素白带正常。

婚育史：24 岁结婚，孕 3 产 1 人流 2。

头颅 CT 未发现实质性病变。

请写出：（1）诊断（中医、西医）

（2）辨证

（3）病机分析

（4）治法

（5）方药（主方名及处方）

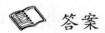 **答案**

一、填空题

1. 实热　虚热　血瘀　气虚

2. 素体正气不足　营卫失调　筋脉失养

3. 阴虚火旺　胃热熏蒸

4. 健固汤

5. "治风先治血　血行风自灭"

6. 经量少　甚则无月经

7. 经行情志异常　痰火上扰

二、选择题

（一）A₁ 型题

1. D。

答案分析：口干喜冷饮为风热型的证候之一。

2. D。

答案分析：经行吐衄除了伴见月经量减少或不行外，无月经周期紊乱。

3. C。

答案分析：经行吐衄因血热气逆而发，治疗原则以清热降逆、引血下行为主。

4. B。

答案分析：经行情志异常发生多由情志所伤而起，故与肝脏关系最为密切。

5. A。

答案分析：乳房乳头胀痛，甚至不能触衣，属于实证，肝郁气滞型。

6. C。

答案分析：经前、经期面目四肢浮肿，

腰膝酸软，大便溏薄，属于经行浮肿，脾肾阳虚型。

7. C。

答案分析：肢体肿胀，随按随起是气滞水停。

8. D。

答案分析：畏寒肢冷，下利清谷属于肾虚型经行泄泻。

9. B。

答案分析：经前经期头部胀痛，口苦烦热，舌苔黄，脉弦数，属于肝火证，治宜清热平肝。

10. D。

答案分析：烦躁易怒，口苦咽干，属于肝火型经行头痛之主证。

11. C。

答案分析：胃热熏蒸型经行口糜的治法是清胃泄热，方选凉膈散。

12. A。

答案分析：经期或经后乍寒乍热属于血虚型，肝肾阴虚型的发热表现为午后潮热。

13. D。

答案分析：口苦咽干为肝经郁热的表现。

14. E。

答案分析：应注意平时调治，不应重在胀痛时治疗。

15. D。

答案分析：经行情志异常的临床表现有：经行前后出现情志变化，烦躁易怒，悲伤啼哭情志抑郁，喃喃自语，经净后情志恢复正常，伴随月经周期而反复发作。

16. C。

答案分析：经行吐衄的 D 是热入血室证候。不宜苦寒克伐，以免耗伤气血。

17. A。

答案分析：经行风疹块的病因病机常见的有：风热、血虚。

18. C。

答案分析：治疗肾虚型经行泄泻的代表方是健固汤。功能温阳补肾，健脾止泻。

19. E。

答案分析：经行身痛不伴见关节酸痛，屈伸不利。

20. A。

答案分析：经行感冒风寒证型的治疗，以解表散寒、和血调经为治法。

21. E。

答案分析：经行头痛的特点中无全头痛属于哪条经脉的描述。

22. E。

答案分析：经行乳房胀痛的辨证中无根据乳房胀痛是单侧或双侧疼痛来辨证。

23. E。

答案分析：经行口糜的证治如下：阴虚火旺型，选用知柏地黄汤或上下相资汤；胃热熏蒸型，选用凉膈散；若脾虚湿热内盛，选用甘露消毒丹。

（二）A₂ 型题

24. C。

答案分析：辨证为肺肾阴虚型经行吐衄，最佳治法是滋阴养肺，方选顺经汤加牛膝。

25. A。

答案分析：辨证为肝经郁火型经行吐衄，最佳治法是清肝调经。

26. C。

答案分析：辨证为肾虚型经行泄泻，最佳治法是温阳补肾、健脾止泻，方选健固汤。

27. A。

答案分析：辨证为肝火型经行头痛，最佳治法是清热平肝熄风，方宜羚角钩藤汤。

28. C。

答案分析：辨证为肝气郁结型经行乳房胀痛，最佳治法是疏肝理气、和胃通络，方选逍遥散。

29. B。

答案分析：辨证为脾虚型经行泄泻，最佳治法是健脾渗湿、理气调经，方选参苓白术散。

（三）B₁型题

30. A。

答案分析：血虚型经行头痛的首选方是八珍汤，功能养血益气以止头痛。

31. B。

答案分析：血虚型经行身痛的首选方是当归养血汤，功能养血益气、柔筋止痛。

32. C。

答案分析：肝肾阴虚型经行发热的治疗原则是滋养肝肾、育阴清热，首选方是蒿芩地丹四物汤。

33. A。

答案分析：肺肾阴虚型经行吐衄的治疗原则是滋阴养肺，首选方是顺经汤。

34. A。

答案分析：经行感冒的证型有：风寒型、风热型、邪入少阳型。

35. E。

答案分析：经行风疹块的常见证型有：风热型、血虚型。

（四）X型题

36. ABC。

答案分析：经行感冒的常见证型及治法有：风寒型，解表散寒，和血调经；风热型，疏风清热，和血调经；邪入少阳型，和解表里。

37. ABCDE。

答案分析：经行情志异常有肝气郁结型；经行吐衄有肝经郁火型；经行浮肿有气滞血瘀型；经行头痛有肝火型；经行乳房胀痛有肝气郁结型。

38. ABC。

答案分析：经行发热的常见病因病机

有：肝肾阴虚、血气虚弱、瘀热壅阻。

39. BD。

答案分析：治疗经行泄泻的常见证型及最佳选方是：脾虚型，参苓白术散；肾虚型，健固汤。

40. ACD。

答案分析：血虚型经行风疹块的主要证候：经行风疹频发、瘙痒难忍，入夜尤甚，月经多推迟，量少色淡，面色不华，肌肤枯燥。

41. AC。

答案分析：常见的导致经行身痛的病因有血虚、血瘀。

三、名词解释

1. 经行口糜：每值经前或经行时，口舌糜烂，如期反复发作，经后渐愈者，称"经行口糜"。

2. 经行风疹块：每值临经时或行经期间，周身皮肤突起红疹，或起风团，瘙痒异常，经净渐退者，称"经行风疹块"或称"经行瘾疹"。

3. 经行情志异常：每值行经前后，或正值经期，出现烦躁易怒，悲伤啼哭，或情志抑郁，喃喃自语，或彻夜不眠，甚或狂躁不安，经后复如常人者，称为"经行情志异常"。

四、简答题

1. 答：经行乳房胀痛的发生，根据其发病部位、发病时间等与肝、胃、肾有密切关系。因肝经循胁肋，过乳头，乳头乃足厥阴肝经支络所属，乳房为足阳明胃经经络循行之所，足少阴肾经入乳内。故有乳头属肝、乳房属胃亦属肾所主之说。肝藏血，主疏泄，本病发生多在经前或经期，而此时气血下注冲任血海，易使肝血不足，气偏有余。本病主要由肝失条达或肝肾失养所致。

七情内伤，肝气郁结，气血运行不畅，脉络欠通，不通则痛；或肝肾亏虚，乳络失于濡养而痛。

2. 答：若经行面浮肢肿，按之没指，为脾肾阳虚之征；若经行肢体肿胀，按之随手而起，则为肝郁气滞。证有虚实，论治有异。虚者，治以温肾健脾化湿，化气行水消肿；实者，治以行气活血，利水消肿。临床往往以虚证多见，治疗多以温补取效。

3. 答：经行感冒以感受风邪为主，夹寒则为风寒，夹热则为风热。多由素体气虚，卫阳不密，经行阴血下注于胞宫，体虚益甚，此时血室正开，腠理疏松，卫气不固，风邪乘虚侵袭；或素有伏邪，随月经周期反复乘虚而发。经后因气血渐复，则邪去表解而缓解。

五、论述题

1. 答：经行吐衄之因，由血热而冲气上逆，迫血妄行所致。出于口者为吐，出于鼻者为衄。临床以鼻衄为多见，常见的证型则有肝经郁火、肺肾阴虚两种。

（1）肝经郁火：肝司血海，素性抑郁，或恚怒伤肝，肝郁化火，冲脉隶于阳明而附于肝，经行时冲气旺盛，冲气夹肝火上逆，血热气逆，灼伤血络，迫血上溢，故上逆而为吐血、衄血。正如朱丹溪说："血气冲和，万病不生，一有怫郁，诸病生焉。"

（2）肺肾阴虚：素体阴虚，经行时阴血下溢，阴血亏虚，虚火上炎，灼肺伤络，络损血溢，以致吐衄。

出血量多时应及时止血，吐血可口服大黄粉，或田七粉，或云南白药。衄血可用纱条压迫鼻腔部止血，加用1%麻黄素滴鼻。

2. 答：经行发热各证型的主证、治法、代表方是：

（1）肝肾阴虚证主要证候：经期或经后，午后潮热，经量少色红；两颧红赤，五心烦热，烦躁少寐；舌红而干，脉细数。治法：滋养肝肾，育阴清热。方药：蒿芩地丹四物汤。

（2）血气虚弱证主要证候：经行或经后发热，热势不扬，动则自汗出，经量多，色淡质薄；神疲肢软，少气懒言；舌淡，苔白润，脉虚缓。治法：补益血气，甘温除热。方药：补中益气汤。

（3）瘀热壅阻证主要证候：经前或经期发热，腹痛，经色紫黯，夹有血块；舌黯或尖边有瘀点，脉沉弦数。治法：化瘀清热。方药：血府逐瘀汤加丹皮。

3. 答：辨经行头痛的虚实：按疼痛时间、疼痛性质，辨其虚实。大抵实者多痛于经前或经期，且多呈胀痛或刺痛；虚者多在经后或月经将净时作疼，多为头晕隐痛。其治疗原则是调理气血，通经活络，气顺血和，清窍得养，则头痛自止。

六、病案分析

1. 病案一
（1）诊断：中医：经行泄泻；西医：经前期紧张综合征。
（2）诊断依据：（根据该病的定义）
（3）辨证：肾虚型。
（4）病机分析：人流术后致肾虚，命门火衰，经行时经水下泄，肾气益虚，不能上温脾阳，脾失温煦，运化失司，致成经行泄泻。
（5）治法：温阳补肾，健脾止泻。
（6）方药：健固汤。

2. 病案二
（1）诊断：中医：经行头痛；西医：经前期紧张综合征
（2）诊断依据：（根据该病的定义）
（3）辨证：肝火型。
（4）病机分析：情怀不舒，肝气郁结，气郁化火。冲脉附于肝，经行时阴血下聚，冲气偏旺，冲气夹肝气上逆，气火上扰清窍而经行头痛。

（5）治法：清热平肝熄风。

（6）方药：羚羊钩藤汤。

第二十二节　绝经前后诸证

【学习目的要求】

1. 了解绝经前后诸证的历史沿革。

2. 熟悉绝经前后诸证的病因病机。

3. 掌握绝经前后诸证的定义、诊断与鉴别诊断。

4. 掌握绝经前后诸证的辨证论治。

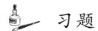 习题

一、填空题

绝经前后诸证的症状表现可与某些内科病如_____、_____、_____等相类似，临证时应注意鉴别。

二、选择题

（一）A₁ 型题

1. 绝经前后诸证辨证属于肾阴虚证，其治疗主方是（　　）

A. 六味地黄丸

B. 杞菊地黄丸

C. 左归丸合二至丸

D. 百合地黄汤合甘麦大枣汤

E. 加减一阴煎

2. 绝经前后诸证若未能引起足够重视，或因长期失治或误治，乃发生（　　）

A. 情志异常、心悸、心痛、贫血、骨质疏松

B. 情志异常、心悸、贫血、骨质疏松

C. 脏躁、失眠、心悸、骨质疏松、经断复来

D. 头痛、眩晕、失眠、情志异常、皮肤瘙痒

E. 眩晕、情志异常、浮肿、腰痛

3. 前人云"妇女于四旬外，经期将断之年，多有渐见阻隔，经期不至者，当此之际，最宜访察。"语出于何书（　　）

A.《金匮要略》

B.《女科撮要》

C.《景岳全书·妇人规》

D.《校注妇人良方》

E.《傅青主女科》

4. 临床上若年龄为 45～55 岁之间，妇女月经紊乱，渐停闭后出现烘热汗出、潮热面红等症状时，测血中性激素水平，符合下列哪一组则可诊为绝经前后诸证（　　）

A. 血中 E_2 水平下降，FSH 稍增高，LH 正常

B. 血中 E_2 下降，FSH 正常，LH 增高

C. 血中 E_2 下降，FSH、LH 均未见明显改变

D. 血中 E_2 下降，FSH、LH 均升高

E. 血中 E_2 下降，FSH/LH ≥ 3，PRL 升高

5. 二仙汤主治肾阴阳俱虚的绝经前后诸证，其方药组成是（　　）

A. 仙茅、仙鹤草、知母、巴戟天、当归、黄柏

B. 仙茅、仙灵脾、知母、巴戟天、当归、黄柏

C. 仙茅、仙灵脾、生地、山药、巴戟天、川断

D. 淫羊藿、炙知母、黄柏、山药、

熟地、茯苓

    E. 黄柏、炙知母、川断、杜仲、山萸、泽泻

6. 绝经前后诸证发生过程中，病理产物水湿、痰湿因素与何脏有关（　　）

    A. 肝肾　　　　B. 心脾

    C. 脾肾　　　　D. 心肝

    E. 心肾

7. 下列哪种病史也可引发绝经前后诸证（　　）

    A. 曾有痛经史

    B. 曾有早产病史

    C. 曾有手术切除双侧卵巢

    D. 曾有月经过多病史

    E. 以上都不是

8. 古医籍对绝经前后诸证有专篇记载的是（　　）

    A. 《金匮要略》　　B. 《丹溪心法》

    C. 《医宗金鉴》　　D. 《千金要方》

    E. 以上都不是

（二）A₂ 型题

9. 患者年值 52 岁，月经紊乱，先期而至，经量多，色鲜红，头目眩晕耳鸣，头部面颊阵发性烘热，五心烦热，汗出，腰膝酸痛，足跟为著，皮肤瘙痒，口干便坚，尿少色黄，舌红少苔，脉细数，最佳的治法是（　　）

    A. 益气养阴

    B. 清热养阴

    C. 清热凉血

    D. 滋养肾阴，佐以潜阳

    E. 益肾宁心

10. 某女士，45 岁，因双侧卵巢肿瘤而行手术根治，行经腹全子宫及双附件切除术，术后第 5 月出现乍寒乍热、潮红、烘热汗出、健忘、腰背冷痛、烦躁失眠，舌质淡红，苔薄白，脉沉细弱，其病机是（　　）

    A. 心肾不交　　B. 心肝火旺

    C. 心脾两虚　　D. 肝肾不足

    E. 肾阴阳两虚

（三）B₁ 型题

    A. 右归丸　　　B. 金匮肾气丸

    C. 大补元煎　　D. 毓麟珠

    E. 举元煎

11. 绝经前后诸证辨属肾阳虚证时宜选用的主方是（　　）

12. 绝经妇女骨质疏松症辨属脾肾两虚证时宜选方是（　　）

（四）X 型题

13. 绝经前后诸证的病理因素常可兼夹下列哪些（　　）

    A. 气郁　　　　B. 瘀血

    C. 痰湿　　　　D. 水湿

    E. 郁热

14. 绝经前后诸证肾阴虚证若见头痛，眩晕较甚者，宜增平肝熄风潜镇之药，下列宜选用（　　）

    A. 灵磁石　　　B. 珍珠母

    C. 煅牡蛎　　　D. 钩藤

    E. 天麻

三、名词解释

绝经前后诸证

四、简答题

简述绝经前后诸证临床常见的证型、各证证候及立法方药。

五、论述题

试述妇女在绝经前后、肾气渐衰过程中脏腑病机之间的关联性。

六、病案分析

病案：郭某，女，48 岁，教师，已婚，2000 年 5 月 11 日初诊。

主诉：月经紊乱年余，经常头晕头痛。

现病史：近3月因工作压力较大，眩晕加重，心烦失眠，面部潮红，烘热汗出，胸闷胁胀，时有抽筋，腰酸无力，手足心热，舌红少苔，脉细弦略数。曾在某医院作脑电图、心电图均未见异常。

请写出：（1）诊断（中、西医诊断）

（2）辨证

（3）病机分析

（4）治法

（5）方药（主方名及处方）

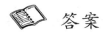 答案

一、填空题

眩晕　心悸　水肿

二、选择题

（一）A₁型题

1. C。

答案分析：辨证为肾阴虚证，因不兼夹其他脏腑为患，故选左归丸合二至丸为宜。

2. A。

答案分析：围绝经期引致其他脏腑受累，故常见A项所列出。

3. C。

答案分析：此段论述出自于《景岳全书·妇人规》，强调重视年逾40岁妇女的疾病诊察，故选之。

4. D。

答案分析：D为本病诊断依据，故选此为妥。

5. B。

答案分析：B为二仙汤组成，故选之。

6. C。

答案分析：本病发生过程中因肾阳虚惫，命门之火不足，失于温煦脾土，出现脾肾阳虚，水湿、痰湿易生。

7. C。

答案分析：卵巢功能损害也是作为绝经前后诸证发生的病史之一，故选之。

8. E。

答案分析：本病无专篇，1964年编入教材，故选之。

（二）A₂型题

9. D。

答案分析：证属肾阴不足，阴虚阳亢之象，故选之。

10. E。

答案分析：证候表现属于绝经前后诸证中肾阴阳俱虚，故选之。

（三）B₁型题

11. A。

答案分析：绝经前后诸证肾阳虚证，主治方为右归丸，故选之。

12. C。

答案分析：绝经妇女骨质疏松症属脾肾两虚证的主治方为大补元煎，故选之。

（四）X型题

13. ABC。

答案分析：绝经前后诸证肾虚常易兼夹气郁、瘀血、痰湿为患，故选此三项。

14. BDE。

答案分析：为平肝熄风镇阳之品，可用以改善肾阴虚所见的兼证，故用此三项。

三、名词解释

绝经前后诸证：妇女在绝经期前后，围绕月经紊乱或绝经出现如烘热汗出、烦躁易怒、潮热面红、眩晕耳鸣、心悸失眠、腰背酸楚、目浮肢肿、皮肤蚁走样感、情志不宁等症状，称为"绝经前后诸证"，亦称"经断前后诸证"。

四、简答题

1. 答：绝经前后诸证常见的证候及主

治方药有下：

（1）肾阴虚证，其主要证候是：绝经前后，月经紊乱，先期量少或量多，或崩或漏，经色鲜红，头目晕眩，耳鸣，头部面颊阵发性烘热，汗出，五心烦热，腰膝酸疼，足跟疼痛，或皮肤干燥、瘙痒，口干便结，尿少色黄；舌红少苔，脉细数。治宜滋养肾阴，佐以潜阳。方选左归丸合二至丸加制首乌、龟板。

（2）肾阳虚证，其主要证候是：经断前后，经行量多，经色淡黯，或崩中漏下，精神萎靡，面色晦黯，腰背冷痛，小便清长，夜尿频数，或面浮肢肿，舌淡，或胖嫩边有齿印；苔薄白，脉沉细弱。治宜温肾扶阳。方选右归丸加减。

（3）肾阴阳虚证，其主要证候是：经断前后，月经紊乱，量少或多；头晕耳鸣，健忘，乍寒乍热，颜面烘热，汗出恶风，腰背冷痛；舌淡，苔薄；脉沉弱。治宜阴阳双补。方选二仙汤合二至丸加减。

五、论述题

答：妇女在绝经期前后，围绕月经紊乱而出现的诸多症状，根据《素问·上古天真论》所云，主要责之肾气衰，任脉虚，太冲脉衰少，天癸竭而发病，其中肾气虚衰是前提，使得阴阳平衡失调，当肾阴阳失调常可涉及到其他脏腑，其中以心、肝、脾为主。若肾阴不足，不能上济心火则心火偏亢；乙癸同源，肾阴不足，精亏不能化血，水不涵木导致肝肾阴虚，肝失濡养，肝阳上亢；肾与脾先后天互相充养，脾阳赖肾阳以温煦，肾虚阳衰，火不暖土，又导致脾肾两虚，而出现水湿、痰浊、瘀血、气郁等兼夹证。

六、病案分析

（1）诊断：中医：绝经前后诸证；西医：围绝经期综合征。

（2）辨证：肾阴亏虚、心肝阳亢。

（3）病机分析：绝经前后，肾阴虚冲任失调，则月经紊乱；肾阴日衰，阴虚不能上荣于头目脑髓，故头目眩晕；阴不维阳，虚阳上越，故头面烘热、汗出；肾阴虚衰，不能上济心火，柔养肝木，心肝阳亢，则心烦失眠；因情志受抑，肝经郁热，气郁不达，则胸胁疼痛；肾虚则腰膝无力；舌红少苔，脉细数为阴虚之象，心肝阳亢则脉弦。

（4）治法：滋阴清热、平肝潜阳。

（5）方药：杞菊地黄汤加减（熟地、丹皮、山药、枸杞、菊花、山茱萸、茯苓、炙甘草）

第二十三节　经断复来

【学习目的要求】

1. 了解经断复来的历史沿革。
2. 熟悉经断复来的病因病机。
3. 掌握经断复来的定义、诊断与鉴别诊断。
4. 掌握经断复来的辨证论治。

习题

一、填空题

1. 妇女经断复来，因肾水阴虚逐渐影响他脏，或肝郁脾虚冲任失固或湿热下注、_____损伤冲任以致经断复来。

2. 经断复来，查明原因，首辨良恶，

良性当以_____为大法。

二、选择题

（一）A₁型题

1. 临床上经断复来患者见下列哪组症状属湿毒瘀结证（ ）
   A. 经血色淡、质稀
   B. 色鲜红、质稠
   C. 经色红、夹白带、质粘、异味
   D. 色黯、质稀
   E. 色黯、色臭、五色带下

2. 经断复来属湿热下注证，用易黄汤加下列哪项（ ）
   A. 大小蓟、仙鹤草
   B. 荆芥炭、藕节炭、泽泻
   C. 茯苓、泽泻、黄芩、大小蓟、侧柏叶
   D. 车前草、侧柏叶、紫珠草
   E. 绵茵陈、黄芩

3. 肾阴虚可导致经断复来，其治法是（ ）
   A. 滋阴清热、凉血固经
   B. 益肾养血、止血安神
   C. 补益肝肾、清热凉血
   D. 清泻肾火、固摄冲任
   E. 滋阴清热、安冲止血

4. 下列哪项不属于湿热下注之经断复来证候（ ）
   A. 绝经后阴道出血色红，量较多
   B. 带下色白、质稀、无异味
   C. 外阴瘙痒
   D. 口苦咽干、纳谷不香
   E. 舌红，苔黄腻

5. 安老汤出自下列哪部著作（ ）
   A. 《金匮要略》
   B. 《千金要方》
   C. 《校注妇人大全良方》
   D. 《傅青主女科》
   E. 《女科百问》

6. 经断复来高度怀疑恶性病变时，可见到下列哪些症状（ ）
   A. 阴道出血、白带增多、呈脓血样、有臭味
   B. 阴道出血、白带增多、色黄阴痒
   C. 白带中夹有血丝、有异臭味、质稀
   D. 阴道出血、量少、低热、乏力
   E. 腹胀、大便质硬、便血

7. 经断复来在临床上无需作下列哪项检查（ ）
   A. 宫颈刮片
   B. 诊断性刮宫
   C. 子宫输卵管造影
   D. B超
   E. 阴道镜

8. 下列哪项提示宫颈癌（ ）
   A. 巴氏Ⅰ～Ⅱ，白带多，有腹胀
   B. 巴氏Ⅲ～Ⅳ，白带血性，量时多时少，下腹胀痛，腹股沟淋巴结肿大
   C. 巴氏Ⅱ级，接触性出血，胁肋作胀，食少
   D. 宫内膜病理轻度增生、部分炎性改变，低热乏力
   E. 巴氏Ⅰ～Ⅱ，妇科检查见宫颈赘生物，摘除后，病理报告为息肉样组织

（二）A₂型题

9. 某患者年逾五十，经断1年后近3月阴道出血、量少、色鲜红、质粘稠；伴有五心烦热、烘热汗出、咽干口燥、便秘、夜寐盗汗；舌质偏红、中裂纹，苔少，脉细数，应属于（ ）
   A. 肝肾不足　　B. 阴虚内热
   C. 肾阴虚　　　D. 气阴不足
   E. 阴虚阳亢

10. 何某某，七七之年，已绝经 14 个月，因操劳后阴道出血、量少、色淡、质清稀，神疲肢倦，食少腹胀，胸闷叹息，舌苔薄白，脉弦无力，应选用（　　）

    A. 八珍汤　　　B. 固本止崩汤

    C. 逍遥散　　　D. 安老汤

    E. 归肾丸

（三）B₁ 型题

    A. 忧郁过度　　　B. 多产房劳

    C. 素体虚弱

    D. 经期不洁，感受外邪

    E. 久病伤阴

11. 脾虚肝郁的经断复来常见病因是（　　）

12. 最易造成湿热下注经断复来的病因是（　　）

（四）X 型题

13. 临床上遇经断复来患者应注意鉴别下列哪些疾病（　　）

    A. 宫颈癌　　　B. 宫颈炎

    C. 子宫腺肌病　　D. 子宫肉瘤

    E. 子宫内膜癌

14. 在询问经断复来患者病史时应注意哪些内容（　　）

    A. 饮食

    B. 婚姻

    C. 孕产史

    D. 绝经后白带量及气味

    E. 性生活后有否出血史

三、名词解释

经断复来

四、简答题

简述肾阴虚导致经断复来的病因病机特点。

五、论述题

试比较经断复来的湿热下注证和湿毒郁结证在证治方面的异同。

六、病案分析

姚某，女，54 岁，已婚，干部，2002 年 1 月 7 日初诊。

主诉：绝经 3 年，月经复潮 2 次。

现病史：1998 年初末次月经来潮后，至 2001 年 12 月绝经，于 2001 年 12 月 5 日又见阴道出血量少，2002 年 1 月 7 日又见阴道出血。曾在某医院行宫颈刮片检查，病理结果示：中度炎症。即行诊断性刮宫，宫腔内容物病理示早期分泌期改变。初诊为行经第 1 天，量少，色淡质稀，伴食少腹胀，头痛，胸胁时痛，气短懒言，下肢无力，便秘，舌质淡紫，苔黄微腻，脉弦无力。

月经史：$16\dfrac{5\sim7}{23\sim30}$ 量中，痛经（＋）。

婚产史：28 岁结婚，孕 2 产 1 人流 1。

过去史：曾有甲肝病史。家族史及个人史无特殊。

体查：妇科检查、盆腔 B 超未发现明显异常。

请写出：（1）诊断（中医、西医）

（2）诊断依据

（3）辨证

（4）病机分析

（5）治法

（6）方药

（7）下步治疗计划

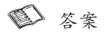 答案

一、填空题

1. 湿毒瘀结

2. 固摄冲任

二、选择题

（一）A₁ 型题

1. E。

答案分析：根据其经色、气味恶臭、伴五色带下，属于湿毒瘀结，故选之。

2. C。

答案分析：经断复来的湿热下注证属本虚标实之候，以易黄汤中补脾、肺、肾药，重在扶正，黄柏配黄芩清热利湿、祛邪，加上淡渗之茯苓、泽泻，止血药对症，故选C。

3. E。

答案分析：肾阴虚经断复来宜滋阴清热、安冲止血，故选 E。

4. B。

答案分析：湿热下注之带下色黄，质粘，有味，B 项无此特征故合题意。

5. D。

答案分析：安老汤出自于《傅青主女科》，原方治疗年老经水复行，故选之。

6. A。

答案分析：A 项脓血样臭味带下在经断复来时高度可疑恶变，故选之。

7. C。

答案分析：C 项与题干相符，故选之。

8. B。

答案分析：巴氏Ⅲ～Ⅳ及症状提示宫颈癌可能，故选之。

（二）A₂ 型题

9. C。

答案分析：肾阴虚见证，故选之。

10. D。

答案分析：本例之症状为脾虚肝郁型经断复来，是安老汤的适应症，故选之。

（三）B₁ 型题

11. A。

答案分析：A 项为导致经断复来脾虚肝郁的主要原因，故择之。

12. D。

答案分析：此因是造成经断复来湿热下注的直接原因，故择之。

（四）X 型题

13. ABDE。

答案分析：ABDE 项均属此题干范围，故选此。

14. BCDE。

答案分析：该 4 项为本病病史重点之处，故择之。

三、名词解释

经断复来：绝经期妇女月经停止 1 年或 1 年以上，又再次出现子宫出血，称为经断复来。亦称为"年老经水复行"，或称为"妇人经断复来"。

四、简答题

答：《傅青主女科·调经》中云："夫妇人至七七之外，天癸已竭，……如何能精满化经……非精过泄而动命门之火，即气郁甚而发龙雷之炎，二火交发而血乃奔矣"。老年妇女，肾阴已虚，若有其他疾病因素耗损阴精，或育龄期多产房劳耗血伤阴，或郁热伤阴，以致肾精不足，肝失润养，相火妄动，扰及血海，导致经断复来。

五、论述题

答：共同点：湿热下注与湿毒郁结证均为绝经后阴道出血。

不同点：

（1）主要证候方面：①出血量：前者出血量多，色红或紫红；后者量少，淋漓不断。②带下：前者带下色黄异味，外阴瘙痒；后者杂色带下恶臭，小腹疼痛。③伴随症状：前者可见口苦咽干、大便不爽、疲惫无力，纳谷不馨，小便短赤；后者因湿热因素，表现出恶液质现象，如低热、神疲、形体消瘦。④舌、脉：前者舌质红，苔黄腻，脉弦细数；后者舌质黯或有瘀斑，苔白腻，脉细弱。

（2）治法方面：湿热下注证采用清热利湿、止血凉血；湿毒瘀结证采用利湿解毒、化瘀散结。

（3）方药：①湿热下注证：易黄汤＋黄芩、茯苓、泽泻、侧柏叶、大小蓟，此方原属湿热下注、任带损伤之黄带下。病理上虚实共存，方中山药、芡实、白果平补脾、肾及任脉，三药重在扶正，黄柏、车前子泻肾中之火，清湿热以祛邪，故全方补虚与祛邪并用，加味之品旨在增强清热利湿止血之效。②湿毒瘀结证：萆薢渗湿汤合桂枝茯苓丸、三七、黄芪。此方以清利下焦湿热解毒为主，伍以活血化瘀散结之品。方中萆薢、赤茯苓、泽泻、通草淡渗利湿；黄柏清下焦湿热，且能解毒，生苡仁健脾利湿、清热解毒。桂枝温经通阳以行滞，丹皮、赤芍、桃仁活血化瘀散结，加上黄芪健脾益气以扶正

可利水祛湿，三七有化瘀止血之效。

六、病案分析

（1）诊断：中医：经断复来；西医：宫颈炎

（2）辨证依据：该患者具有：①绝经期；②月经绝止 3 年，再次出现子宫出血；③理化检查，宫颈中度炎症；④宫内膜病理：分泌早期内膜。

（3）辨证：脾虚肝旺证。

（4）病机分析：患者既往肝疾，素性忧郁，加之从事的工作压力较大，思虑劳倦过度，以致脾气愈伤，中气不足，肝失所藏、冲任不固而致经断复来。

（5）治法：健脾调肝，安冲止血。

（6）方药：安老汤加减。

党参　黄芪　白术　熟地　山茱萸　当归　阿胶　制香附　荆芥炭　地榆炭　仙鹤草　茜草　鹿衔草

（7）止血后宜健脾养血柔肝，定期复查。

第二十四节　绝经妇女骨质疏松症

【学习目的要求】

1. 了解绝经妇女骨质疏松症的历史沿革。

2. 熟悉绝经妇女骨质疏松症的病因病机。

3. 掌握绝经妇女骨质疏松症的定义、诊断与鉴别诊断。

4. 掌握绝经妇女骨质疏松症的辨证论治及其预防。

习题

一、填空题

绝经妇女骨质疏松症的治疗多以_____为主，分_____为纲。

二、选择题

（一）A₁ 型题

1. 绝经妇女骨质疏松症易发生在绝经后（　　）

　　A. 1～2 年　　　　B. 3～4 年

C. 5～6 年　　　D. 10 年以内

E. 以上无关

2. 古医籍有记载的与绝经妇女骨质疏松症相似的疾病是（　　　）

A. 骨痿　　　　　B. 虚痨

C. 劳倦　　　　　D. 肾着

E. 脏躁

3. 临床上绝经妇女发生骨质疏松症时的腰背疼痛程度与性质特征是（　　　）

A. 突发性腰痛，下肢难以行走；

B. 劳作后发生，片刻可缓解；

C. 腰背部疼痛，呈慢性持续性钝痛；

D. 腰背疼痛呈酸胀感；

E. 遇天气变化时，腰背疼痛重着感。

4. 绝经妇女骨质疏松症严重者可见症状是（　　　）

A. 脊椎压缩性骨折

B. 股骨颈骨折

C. 桡骨远端骨折

D. 脊椎侧凸畸形，骨骼短缩

E. 不耐拉力和劳作

5. 肾精亏虚之骨质疏松症的治则是（　　　）

A. 补肾填精益髓

B. 益肾养血填精

C. 养阴清热填精

D. 补益肝肾，填精生髓

E. 益气养阴，生精充髓

6. 中老年妇女防治骨质疏松症对运动疗法的看法是（　　　）

A. 不宜运动

B. 每日必须坚持 30 分钟以上的运动

C. 仅宜轻度运动

D. 坚持力所能及的体力活动和适当的体育运动

E. 坚持慢跑锻炼

7. 绝经妇女骨质疏松症的病理特点属于（　　　）

A. 本虚证　　　　B. 标实证

C. 本虚标实证　　D. 虚证

E. 实证

8. 荷兰骨质疏松会议建议使用的骨质疏松的标准是（　　　）

A. BMD 在骨峰值 ±1～2.5 标准差之内；

B. BMD 在骨峰值 ±1～0.5 标准差之内；

C. BMD 在骨峰值 ±1 标准差之内；

D. BMD 小于骨峰值 －2.5 标准差；

E. BMD 在骨峰值 ±1.5～2.5 标准差之内。

（二）A₂ 型题

9. 某女士，绝经后 4 年，近半年烘热汗出，腰背疼痛，足跟痛明显，时常行走觉足跟部疼痛，局部外敷膏药后未能缓解，性急易怒，五心烦热，心烦少寐，眩晕，舌质红绛，脉细数，其属何病何证（　　　）

A. 绝经前后诸证，肾阴虚证

B. 绝经妇女骨质疏松症，阴虚内热证

C. 绝经前后诸证，阴虚火旺证

D. 经断复来，肾阴虚证

E. 脏躁，阴虚阳亢证

10. 李某，经断之后，常感腰背疼痛，下肢酸软无力，面色少华，纳少便溏，舌边齿痕质淡，苔薄白，脉细，X 线提示骨密度降低，股骨颈处明显，据该患者症状可辨为（　　　）

A. 脾肾两虚证　　B. 肝肾不足证

C. 阴虚内热证　　D. 气虚证

E. 气阴不足证

（三）B₁ 型题

A. 左归丸　　　　B. 知柏地黄丸

C. 二仙汤　　　　D. 大补阴丸

E. 六味地黄丸

11. 妇女绝经后骨质疏松症阴阳两虚证，可选用方药是( )

12. 妇女绝经后骨质疏松症阴虚内热证，首选方是( )

（四）X型题

13. 绝经妇女骨质疏松症应与以下哪些病症鉴别( )

　　A. 骨软化症

　　B. 继发性骨质疏松

　　C. 骨髓瘤

　　D. 退变性骨质增生症

　　E. 脊柱畸形

14. 绝经妇女骨质疏松症的病位是( )

　　A. 肾　　B. 肝　　C. 心

　　D. 肺　　E. 脾

三、名词解释

绝经妇女骨质疏松症

四、简答题

简述绝经妇女骨质疏松症的诊断要点。

五、论述题

论述绝经妇女骨质疏松症形成的病因病机。

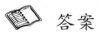 **答案**

一、填空题

补肾　阴阳

二、选择题

（一）A₁型题

1. B。

答案分析：根据流行病学调查提示在3

~4年易发生，故选之。

2. A。

答案分析：《素问·痿论》中有骨痿之记载与此相类似，故择此。

3. C。

答案分析：因此特征与本病相吻合，故取此。

4. D。

答案分析：脊椎侧凸畸形，骨骼缩短为本病严重时体征，故择此。

5. A。

答案分析：为肾精亏虚型的治则，故选择此。

6. D。

答案分析：D项为本病适宜的运动标准，故选此。

7. C。

答案分析：本虚责肾，标实责之肾火、瘀血、气郁，故择之。

8. B。

答案分析：符合1996年荷兰骨质疏松会议建议使用的标准。

（二）A₂型题

9. B。

答案分析：绝经妇女骨质疏松症的阴虚内热证出现本案中所呈症状，故选之。

10. A。

答案分析：脾肾两虚符合此案。

（三）B₁型题

11. C。

答案分析：符合本题证型

12. B。

答案分析：符合本题证型

（四）X型题

13. ABCD。

答案分析：均需与绝经妇女的骨质疏松症相区别，故选之。

14. ABE。

答案分析：在本病发生过程中，诸多病理因素与此三脏相关联，故选择三者。

三、名词解释

绝经妇女骨质疏松症：妇女骨质疏松症是指绝经后短时间内由于雌激素水平急剧下降，导致骨吸收亢进，全身骨量减少，骨骼脆性增加，极易发生骨折的一种与绝经有关的代谢性骨病，属原发性骨质疏松。

四、简答题

答：（1）询问病史有轻微外伤或用力即引起脊椎压缩性骨折，或股骨颈、桡骨远端及髋骨骨折的病史。

（2）临床见有绝经后妇女出现腰背或腰腿疼痛，可因咳嗽、弯腰而加重，不耐久立和劳作，较重时常出现全身骨骼疼痛，腰背部疼痛，疼痛呈慢性持续性钝痛，伴酸困、全身乏力。严重时可出现驼背、身高缩短等现象或活动受限，甚至卧床不起等表现。

（3）作相关检查：单光子（SPA）或双能 X 线吸收法（DXA）测定骨密度，若低于本地区正常女性骨峰值 2.5 个标准差以下，即可诊断骨质疏松。骨钙素、尿钙与尿肌酐比值，尿羟脯氨酸与尿肌酐的比值可增高。血、尿生化检查一般正常。组织学方法从髂骨翼用穿刺针进行组织学检查对于骨质疏松的诊断及其程度的确定较准确。常用 MBC 检测有：X 线测量法、光密度分析法、单能量光子吸收法、双能量光子吸收法、CT 扫描、中子活性分析等）。

五、论述题

答：本病的发生与肾虚密切相关，因"肾主骨，肾虚则骨弱"，说明肾精亏虚是其主要病因。绝经后肾气衰退，肾精亏虚，或因先天禀赋不足，或因房劳多产，或因久病伤肾，耗伤肾精，肾精气亏虚，骨髓化生乏源，导致本病的发生。

（1）肾精亏虚：肾藏精，主骨，藏真阴而育元阳，为先天之本。由于先天禀赋不足，或后天失养，或房劳多产，耗伤真阴，使精血不足，失于生髓充骨；肝肾同居下焦，乙癸同源，肾虚精亏，不能化血，水不涵木，以致肝血不足，筋骨失养，发为本病。

（2）阴虚内热：妇女绝经后肾阴虚弱，加之素体阴分不足，致阴虚，虚热内扰，虚火盛而热复耗伤阴分，则阴虚内热耗损骨之髓，则骨虚髓少发为本症。

（3）阴阳两虚：妇女天癸竭，肾气衰，肾阴不足，累及肾阳，进而造成阴阳俱虚。精血不足，肾阳衰微，不能充骨生髓，而形成骨质疏松。

（4）脾肾两虚：脾胃虚弱，水谷精微不化，气血生化乏源；或平素恣食膏粱厚味，嗜酒，暴食，偏食，饮食失节，使脾胃受损，营养缺乏，后天之精不能充养先天，以致筋骨失于气血充养，骨髓空虚，发为本症。

第九章 带下病

1. 熟悉带下病的病因病机。
2. 掌握带下病的定义及带下过多、带下过少的辨证论治。

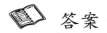 习题

一、填空题

1. 带下病是指_____。
2. 妇女在_____、_____、_____带下量增多而无其它不适者，为生理性带下；_____者，也为生理现象，均不作病论。

二、选择题

（一）A₁ 题型

1. 正常带下，以下哪一项是错误的（　　）
  A. 色赤白　　　B. 质粘
  C. 无臭气　　　D. 经间期量稍多
  E. 绝经后量减少

（二）B₁ 型题

  A.《素问·骨空论》
  B.《丹溪心法》
  C.《金匮要略》
  D.《傅青主女科》
  E.《诸病源候论》

2. 狭义带下病的病名首见于（　　）
3. 广义带下病的病名首见于（　　）

（三）X 型题

4. 生理性带下的特点是（　　）

  A. 月经期前后、经间期较多，绝经后减少
  B. 量少色白　　　C. 或无色透明
  D. 无臭　　　E. 色赤白相兼

三、名词解释

带下病

答案

一、填空题

1. 带下量明显增多或减少，色、质、气味发生异常，或伴有全身或局部症状者
2. 月经期前后　排卵期　妊娠期　绝经前后白带减少而无明显不适

二、选择题

（一）A₁ 题型

1. A。
答案分析：生理性带下为润泽于阴户的色白或透明，无特殊气味的黏液，其量不多。在月经期前后、排卵期、妊娠期带下量增多而无其它不适者，为生理性带下；绝经前后白带减少而无明显不适者，也为生理现象。

（二）B₁ 型题

2. E。
答案分析：狭义带下病的病名首见于《诸病源候论》。

3. A。
答案分析：广义带下病的病名首见于《素问·骨空论》："任脉为病，女子带下瘕

聚"。此经文也可理解为狭义带下病机。

（三）X 型题

4. ABCD。

答案分析：生理性带下为润泽于阴户的色白或透明，量少，无臭气的黏液。在月经期前后、排卵期、妊娠期带下量增多，绝经前后白带减少。

三、名词解释

带下病：带下病是指带下量明显增多或减少，色、质、气味发生异常，或伴有全身或局部症状者。带下量明显增多者称带下过多；带下量明显减少者称带下过少。

第一节　带下过多（附：阴道炎、宫颈炎）

【学习目的要求】

1. 掌握带下过多的定义、病因病机及辨证论治。

2. 熟悉阴道炎、宫颈炎的临床表现及治疗。

习题

一、填空题

1. 带下过多是指＿＿＿＿＿＿。
2. 带下过多的主要病机是＿＿＿＿。
3. 脾虚型带下过多的治法是＿＿＿＿。

二、选择题

（一）A₁ 题型

1. 哪部医著详细分析五色带下的证治（　　）

　　A.《内经》
　　B.《丹溪心法》
　　C.《金匮要略》
　　D.《傅青主女科》
　　E.《诸病源候论》

2. 脾虚带下过多的主证哪一项是错误的（　　）

　　A. 带下量多，色白或淡黄，质稀薄，无臭气，绵绵不断

　　B. 面色㿠白或萎黄，四肢倦怠
　　C. 纳少便溏，四肢浮肿
　　D. 五心烦热，失眠多梦
　　E. 舌淡胖，苔白，脉细缓

3. 肾阳虚带下过多的主证哪一项是错误的（　　）

　　A. 带下量多，质清稀如水，终日淋漓不断

　　B. 腰酸如折，小腹冷感
　　C. 小便频数清长，夜间尤甚，大便溏薄
　　D. 畏寒肢冷，面色晦黯
　　E. 烘热汗出，头晕耳鸣

4. 哪一项不是阴虚夹湿带下过多的主证（　　）

　　A. 带下赤白，质稠，有气味
　　B. 阴部灼热，头晕耳鸣
　　C. 烘热汗出，五心烦热
　　D. 腰酸腿软，咽干口燥
　　E. 舌淡胖，苔薄腻，脉沉细

5. 哪一项不是湿热下注带下过多的主证（　　）

　　A. 带下量多，色黄，质粘稠，有臭气

　　B. 带下色白，质粘如豆腐渣样，阴痒
　　C. 胸闷纳呆，小便短赤
　　D. 面色㿠白，四肢倦怠
　　E. 舌红，苔黄腻，脉滑数

6. 哪一项不是热毒蕴结带下过多的主证（　　）
    A. 带下量多，或赤白相兼，或五色杂下，质粘腻
    B. 带下黄绿如脓，臭秽难闻
    C. 面部烘热，烦热头晕，午后尤甚
    D. 小腹疼痛，腰骶酸痛
    E. 口苦咽干，尿黄便秘

7. 脾虚带下过多的治法是（　　）
    A. 健脾益气，固涩止带
    B. 健脾益气，清热止带
    C. 健脾益气，升阳除湿
    D. 健脾益气，清热利湿
    E. 健脾益气，除湿止带

8. 肾阳虚带下过多的治法是（　　）
    A. 温肾健脾，固涩止带
    B. 温补肝肾，固涩止带
    C. 温肾培元，固涩止带
    D. 温补肾气，固涩止带
    E. 温补肾阳，固涩止带

9. 阴虚夹湿带下过多的治法是（　　）
    A. 养阴清热，除湿止带
    B. 滋肾益阴，清热利湿
    C. 滋肾养阴，清热止带
    D. 滋阴降火，清热除湿
    E. 滋肾养肝，清热止带

10. 湿热下注带下过多的治法是（　　）
    A. 清热利湿止带
    B. 清热除湿，祛风止痒
    C. 清热利湿，解毒杀虫
    D. 清热祛湿止痒
    E. 利湿止带止痒

11. 热毒蕴结带下过多的治法是（　　）
    A. 清热泻火　　　B. 清热解毒
    C. 利湿解毒　　　D. 清热利湿
    E. 清热止带

12. 哪一项不是止带方的药物组成（　　）

A. 茯苓，猪苓
B. 车前子，泽泻
C. 茵陈，黄柏，栀子
D. 丹皮，赤芍，牛膝
E. 生地，黄芩，木通

13. 完带汤的药物组成是（　　）
    A. 白术、白芍、茯苓、柴胡、党参、车前子
    B. 白术、白芍、柴胡、苍术、党参、黑芥穗、山药、陈皮、车前子、甘草
    C. 白术、白芍、苍术、党参、黑芥穗、山药、茯苓、陈皮、甘草
    D. 苍术、白术、党参、车前草、泽泻、白芍、陈皮、甘草
    E. 白术、白芍、茯苓、柴胡、丹参、黑芥穗、山药、车前子

14. 念珠菌性阴道炎的带下特点是（　　）
    A. 凝乳状，或豆腐渣样
    B. 五色带下，秽臭难闻
    C. 淡黄色或血样脓性赤带，质稀
    D. 稀薄淡黄，或赤白，甚者为脓性
    E. 灰黄色或黄绿色，质稀薄或呈脓性状，腥臭味，有泡沫

15. 滴虫性阴道炎的带下特点是（　　）
    A. 凝乳状，或豆腐渣样
    B. 五色带下，秽臭难闻
    C. 淡黄色或血样脓性赤带，质稀
    D. 稀薄淡黄，或赤白，甚者为脓性
    E. 灰黄色或黄绿色，质稀薄或呈脓性状，腥臭味，有泡沫

16. 细菌性阴道病的带下特点是（　　）
    A. 凝乳状，或豆腐渣样
    B. 五色带下，秽臭难闻

C. 淡黄色或血样脓性赤带，质稀

D. 稀薄淡黄，或赤白，甚者为脓性

E. 灰黄色或黄绿色，质稀薄或呈脓性状，腥臭味，有泡沫

17. 老年性阴道炎的带下特点是（　　）

A. 凝乳状，或豆腐渣样

B. 五色带下，秽臭难闻

C. 淡黄色或血样脓性赤带，质稀

D. 稀薄淡黄，或赤白，甚者为脓性

E. 灰黄色或黄绿色，质稀薄或呈脓性状，腥臭味，有泡沫

（二）A₂ 型题

18. 患者，女，30 岁，自诉三天来带下量多，色白，质粘腻，呈豆腐渣样，外阴瘙痒，胸闷口苦，小便短赤，舌红，苔黄腻，脉滑数。其治疗的首选方是（　　）

A. 五味消毒饮　B. 完带汤

C. 苓桂术甘汤　D. 知柏地黄丸

E. 止带方

19. 患者带下增多，色黄绿，质粘稠，有臭气，伴阴部瘙痒，胸闷心烦，口苦咽干，头晕头痛，小便黄少，大便秘结。舌边红，苔黄腻，脉弦滑。其治法是（　　）

A. 清热利湿，杀虫止痒

B. 清热凉血，祛风止痒

C. 清肝利湿止带

D. 健脾除湿，止带止痒

E. 清热利湿，疏风化浊

20. 患者，女，25 岁，自诉 3 天来带下量多，赤白相兼，质粘腻，臭秽难闻，小腹疼痛，腰骶酸痛，烦热头晕，口苦咽干，小便短赤，大便干结；舌红，苔黄，脉滑数。治疗首选方剂是（　　）

A. 五味消毒饮　B. 完带汤

C. 易黄汤　　　D. 知柏地黄丸

E. 止带方

21. 患者，女，30 岁，自诉带下量多半年，色白，如涕如唾，绵绵不断，无臭气，面色㿠白，四肢倦怠，纳少便溏，舌淡胖，苔白腻，脉细缓。首选方剂是（　　）

A. 五味消毒饮　B. 完带汤

C. 内补丸　　　D. 知柏地黄丸

E. 止带方

（三）B₁ 型题

A. 知柏地黄丸　B. 萆薢渗湿汤

C. 完带汤　　　D. 补中益气汤

E. 右归丸

22. 阴虚夹湿带下过多宜选用（　　）

23. 脾虚带下过多宜选用（　　）

（四）X 型题

24. 带下病过多的病因有（　　）

A. 脾虚　　　　B. 肾阳虚

C. 阴虚夹湿　　D. 湿热下注

E. 热毒蕴结

25. 带下过多的辨证主要根据带下的（　　）

A. 量　　B. 色　　C. 质

D. 气味　E. 伴随症状

26. 慢性宫颈炎包括（　　）

A. 宫颈糜烂

B. 宫颈息肉

C. 宫颈肥大

D. 宫颈腺体囊肿

E. 慢性宫颈管炎

27. 滴虫性阴道炎的外治法可选用哪些药物（　　）

A. 甲硝唑　　　　B. 克霉唑

C. 达克宁栓　　　D. 制霉素

E. 替硝唑泡腾片

三、名词解释

带下过多

117

四、简答题

1. 带下呈赤白时如何与经间期出血、漏下鉴别。

2. 带下过多的辨证论治要点是什么?

五、论述题

1. 带下过多的病因以何邪为主?试述其病机变化。

2. 试述念珠菌性阴道炎的证治(包括外治法)。

六、病例分析

杨某某,女,42 岁,已婚,2002 年 9 月 23 日初诊。

主诉:阴道分泌物量多一年。

现病史:患者近一年来阴道分泌物量多,色白或淡黄,无臭气,如涕如唾,绵绵不断。面色㿠白,精神疲倦,纳少便溏,四肢不温,舌淡,苔白,脉缓弱。

月经史:14 $\dfrac{3\sim6}{28\sim30}$ 量中,色深红,无痛经,LMP2002 年 9 月 15 日。

婚产史:26 岁结婚,孕 3 产 1 人工流产 2,已上宫内节育器 12 年。

过去史、家族史、个人史无特殊。

妇科检查:外阴正常,阴道正常,子宫颈光滑,肥大,见青白色小囊肿,子宫体前位,大小正常,双附件正常。

请写出:(1)诊断(中医、西医)

(2)诊断依据

(3)辨证分型

(4)病机分析

(5)治法

(6)方药

(7)下一步治疗计划

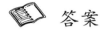

答案

一、填空题

1. 带下量明显增多,色、质、气味异常,或伴有局部及全身症状者。

2. 任脉不固,带脉失约。

3. 健脾益气,升阳除湿。

二、选择题

(一)A₁ 题型

1. D。

答案分析:清《傅青主女科·带下》将带下病列为该书首卷,分别以白、黄、赤、青、黑五色带下论述其病机、证候、治法、方药。

2. D。

答案分析:五心烦热、失眠多梦是阴虚有热的表现,故不是脾虚带下过多的主要证候。

3. E。

答案分析:烘热汗出、头晕耳鸣是阴虚内热,虚阳上扰之候。

4. E。

答案分析:舌淡胖、苔薄腻、脉沉细是脾肾阳气不足之象,阴虚夹湿表现为舌红、苔少或黄腻、脉细数。

5. D。

答案分析:面色㿠白、四肢倦怠是脾虚中阳不振之候。

6. C。

答案分析:面部烘热、烦热头晕、午后尤甚是阴虚生内热,虚阳上越之候。

7. C。

答案分析:脾虚带下过多的治法是健脾益气,升阳除湿。

8. C。

答案分析：肾阳虚带下过多的治法是温肾培元，固涩止带。

9. B。

答案分析：阴虚夹湿带下过多的治法是滋肾益阴，清热利湿。

10. C。

答案分析：湿热下注带下过多的治法是清热利湿，解毒杀虫。

11. B。

答案分析：热毒蕴结带下过多的治法是清热解毒。

12. E。

答案分析：止带方的药物组成是：猪苓、茯苓、车前子、泽泻、茵陈、赤芍、丹皮、黄柏、栀子、牛膝。

13. B。

答案分析：完带汤的药物组成是：白术、白芍、柴胡、苍术、党参、黑芥穗、山药、陈皮、车前子、甘草。

14. A。

答案分析：念珠菌性阴道炎的带下特点是分泌物呈凝乳状，或豆腐渣样。

15. E。

答案分析：滴虫性阴道炎的带下特点是分泌物呈灰黄色或黄绿色，质稀薄或呈脓性状，腥臭味，有泡沫。

16. C。

答案分析：细菌性阴道病的带下特点是呈淡黄色或血样脓性赤带，质稀。

17. D。

答案分析：老年性阴道炎的带下特点是分泌物稀薄淡黄，或赤白，甚者为脓性。

（二）A₂ 型题

18. E。

答案分析：辨证为湿热下注型，选用止带方以清利湿热，解毒杀虫。

19. C。

答案分析：辨证为肝经湿热下注，治宜清肝利湿止带，方选龙胆泻肝汤。

20. A。

答案分析：辨证为热毒蕴结型，治疗首选五味消毒饮以清热解毒。

21. B。

答案分析：辨证为脾虚型，治疗首选完带汤以健脾益气，升阳除湿。

（三）B₁ 型题

22. A。

答案分析：阴虚夹湿带下过多宜选用知柏地黄丸以滋肾益阴，清热利湿。

23. C。

答案分析：脾虚带下过多宜选用完带汤以健脾益气，升阳除湿。

（四）X 型题

24. ABCDE。

答案分析：带下病过多的病因有脾虚、肾阳虚、阴虚夹湿、湿热下注、热毒蕴结。

25. ABCDE。

答案分析：带下过多的辨证主要根据带下的量、色、质、气味的异常，以及伴随症状进行分析。

26. ABCDE。

答案分析：慢性宫颈炎包括宫颈糜烂、宫颈息肉、宫颈肥大、宫颈腺体囊肿、慢性宫颈管炎。

27. AE。

答案分析：滴虫性阴道炎可选用甲硝唑、替硝唑泡腾片纳入阴道。

三、名词解释

带下过多：带下过多是指带下量明显增多，色、质、气味异常，或伴有局部及全身症状者。

四、简答题

1. 答：经间期出血是指月经周期正常，在两次月经中间出现周期性出血，一般持续

3～7天，能自行停止。赤带者，其出现无周期性，且月经周期正常。

漏下是经血非时而下，淋漓不尽，无正常月经周期可言。而赤带者，月经周期正常。

2. 答：带下过多的辨证要点主要是根据带下的量、色、质、气味的异常。一般而论，带下色淡、质稀者为虚寒；色黄、质稠、有秽臭者为实热。临证时，结合全身症状、舌脉、病史及检查等进行分析。本病治疗以除湿为主。一般治脾宜运、宜升、宜燥；治肾宜补、宜固、宜涩；湿热和热毒宜清、宜利。本病实证还需配合外治法。

五、论述题

1. 答：湿邪是导致带下过多的主要原因，可涉及脾肾肝三脏。湿邪有内外之别，脾肾肝三脏功能失常是产生内湿之因：脾虚失运，水湿内生；肾阳虚衰，气化失常，水湿内停；肝郁侮脾，肝火夹脾湿下注。外湿多因久居湿地，或涉水淋雨，或不洁性交等，以致感受湿邪。湿邪伤及任带二脉，使任脉不固，带脉失约是导致带下过多的主要病机。

2. 答：念珠菌性阴道炎的临床表现多为湿热下注，如带下量多，色白质粘，呈豆渣样，伴外阴奇痒难忍，口苦口腻，胸闷纳呆，小便短赤，或尿频尿痛，舌红，苔黄腻，脉滑数。妇科检查可见阴道壁附有一层白膜，白带镜检可见念珠菌。

辨证：湿热下注。

治法：清利湿热，佐以解毒杀虫。

方药：止带方（猪苓、茯苓、车前子、泽泻、茵陈、赤芍、丹皮、黄柏、栀子、牛膝）。

外治法：选用洁尔阴、肤阴洁等洗剂外洗，或选用达克宁栓、制霉素片、克霉唑等纳入阴道。

六、病例分析

答：（1）诊断：中医：带下过多；西医：慢性宫颈炎。

（2）诊断依据：阴道分泌物量多，色白或淡黄；宫颈肥大；宫颈有青白色小囊肿。

（3）辨证分型：脾虚证。

（4）病机分析：脾气虚弱，运化失司，湿邪下注，损伤任带，使任脉不固，带脉失约而为带下过多；脾虚中阳不振，则面色㿠白，精神疲倦，四肢不温；脾虚失运，则纳少便溏；舌淡，苔白，脉缓弱，均为脾虚湿困之征。

（5）治法：健脾益气，升阳除湿。

（6）方药：完带汤。

（7）下一步治疗计划：用针尖刺破囊肿，并给予电灼。必要时行宫颈锥切术。

第二节　带下过少

【学习目的要求】

1. 熟悉带下过少的病因病机。

2. 掌握带下过少的定义及辨证论治。

习题

一、填空题

1. 带下过少是指_____。

2. 带下过少的主要病机是_____。

二、选择题

（一）A₁ 题型

1. 哪一项不是肝肾亏损带下过少的主证（　　）
　　A. 带下过少，甚至全无，阴部干涩灼痛
　　B. 或伴阴痒，阴部萎缩，性交疼痛
　　C. 头晕耳鸣，腰膝酸软，烘热汗出
　　D. 烦热胸闷，夜寐不安，尿黄便结
　　E. 舌淡红苔白，脉细涩

2. 哪一项不是血枯瘀阻带下过少的主证（　　）
　　A. 带下过少，甚至全无，阴中干涩，阴痒
　　B. 面色无华，头晕眼花，心悸失眠
　　C. 面色晦黯，畏寒肢冷
　　D. 经行腹痛，经色紫黯，有血块，肌肤甲错
　　E. 舌黯，边有瘀点瘀斑，脉细涩

3. 肝肾亏损带下过少的治法是（　　）
　　A. 滋补肝肾，养精益血
　　B. 滋阴补肾，填精养血
　　C. 滋肾养肝，补益气血
　　D. 滋补肝肾，益气养血
　　E. 以上都不是

4. 血枯瘀阻带下过少的治法是（　　）
　　A. 补血益气，活血化瘀
　　B. 滋补阴血，活血化瘀
　　C. 补血益精，活血化瘀
　　D. 补血填精，破血下瘀
　　E. 补血益气，破血下瘀

5. 治疗肝肾亏损带下过少的首选方是（　　）
　　A. 归肾丸　　　B. 左归丸
　　C. 知柏地黄丸　D. 补肾固冲丸
　　E. 小营煎

6. 治疗血枯瘀阻带下过少的首选方是（　　）
　　A. 人参养荣汤　B. 左归丸
　　C. 桃红四物汤　D. 十全大补汤
　　E. 小营煎加丹参、桃仁、牛膝

（二）A₂ 型题

7. 患者带下量少，甚至全无，阴部干涩灼痛，阴部萎缩，性交疼痛，头晕耳鸣，腰膝酸软，烘热汗出，夜寐不安，小便黄，大便干结，舌红少苔，脉细数或沉弦细。治疗首选方是（　　）
　　A. 知柏地黄丸　B. 归肾丸
　　C. 左归丸　　　D. 小营煎
　　E. 桃红四物汤

8. 患者，女，38岁，近半年来带下量少，阴中干涩，阴痒，面色无华，头晕眼花，心悸失眠，神疲乏力，经行量少，色紫黯，有血块，下腹有包块，舌质黯，边有瘀点瘀斑，脉细涩。其治法是（　　）
　　A. 补血益气，活血化瘀
　　B. 滋补阴血，活血化瘀
　　C. 补血益精，活血化瘀
　　D. 补血填精，破血下瘀
　　E. 补血益气，破血下瘀

（三）B₁ 型题

　　A. 滋补阴血，活血化瘀
　　B. 补血益精，活血化瘀
　　C. 滋肾养肝，补益气血
　　D. 补血填精，破血下瘀
　　E. 滋补肝肾，养血益精

9. 肝肾亏损带下过少的治法是（　　）
10. 血枯瘀阻带下过少的治法是（　　）

（四）X 型题

11. 带下过少常合并哪些病证（　　）
　　A. 绝经前后诸证
　　B. 闭经
　　C. 月经过少
　　D. 阴痒
　　E. 不孕

三、名词解释

带下过少

四、简答题

简述带下过少的辨证论治要点。

五、论述题

试述带下过少的诊断。

六、病案分析

叶某某，女，36 岁，已婚，2002 年 7 月 13 日初诊。

主诉：阴道分泌物减少、干涩不适半年。

现病史：患者近半年来阴道分泌物减少，阴道干涩不适，阴痒灼痛，阴部萎缩，性交疼痛；头晕耳鸣，腰膝酸软，烘热汗出，烦热胸闷，夜寐不安，小便黄，大便干结；舌红少苔，脉细数。

月经史：$14\dfrac{3\sim6}{28\sim35}$ 量中，色深红，无痛经，近 3 年来月经周期逐渐延后，经常需要使用黄体酮催经。LMP2001 年 10 月 15 日，PMP2001 年 4 月 4 日。

婚产史：26 岁结婚，孕 2 产 1 人工流产 1，未避孕。

过去史、家族史、个人史无特殊。

妇科检查：阴道粘膜菲薄，外阴萎缩，子宫颈光滑，子宫体后位，偏小，质中，无压痛，双附件正常。

辅助检查：促卵泡生成素（FSH）57.19IU/L，促黄体生成素（LH）45.12IU/L，雌二醇（E2）小于 5.5pg/ml

请写出：（1）诊断（中医、西医）

（2）诊断依据

（3）辨证分型

（4）病机分析

（5）治法

（6）方药

（7）下一步治疗计划

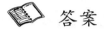 答案

一、填空题

1. 带下量明显减少　导致阴中干涩痒痛，甚至阴部萎缩者

2. 阴液不足，不能润泽阴户

二、选择题

（一）A₁ 题型

1. E。

答案分析：舌淡红苔白，脉细涩是气血不足，血行不畅的表现。

2. C。

答案分析：面色晦黯，畏寒肢冷是阳气亏虚，不能外达的表现。

3. A。

答案分析：肝肾亏损带下过少的治法是滋补肝肾，养精益血。

4. C。

答案分析：血枯瘀阻带下过少的治法是补血益精，活血化瘀。

5. B。

答案分析：左归丸功能滋补肝肾，养精益血，适用于肝肾亏损带下过少。

6. E。

答案分析：小营煎功能补血益精充营，加丹参、桃仁、牛膝能活血化瘀，适用于血枯瘀阻带下过少。

（二）A₂ 型题

7. C。

答案分析：辨证为肝肾亏损，方选左归丸。

8. C。

答案分析：辨证为血枯瘀阻，治宜补血益精，活血化瘀。

9. E。

答案分析：肝肾亏损带下过少的治法是滋补肝肾，养精益血。

10. B。

答案分析：血枯瘀阻带下过少的治法是补血益精，活血化瘀。

（四）X 型题

11. ABCDE。

答案分析：带下过少常合并绝经前后诸证、闭经、月经过少、阴痒、不孕等病证。

三、名词解释

答：带下过少：带下过少是指带下量明显减少，导致阴中干涩痒痛，甚至阴部萎缩者。

四、简答题

答：带下过少一病，虽有肝肾阴虚、血枯瘀阻之不同，其根本是阴血不足，治疗重在滋补肝肾之阴精，佐以养血、化瘀等。用药不可肆意攻伐，过用辛燥苦寒之品，以免耗津伤阴，犯虚虚之戒。

五、论述题

答：带下过少的诊断可从病史、临床表现、检查三方面分析。

（1）病史：有卵巢早衰、手术切除卵巢、盆腔放疗、盆腔炎症、反复流产、产后大出血或长期服用某些药物抑制卵巢功能等病史，或绝经后的妇女。

（2）临床表现：带下过少，甚至全无，阴道干涩、痒痛，甚至阴部萎缩。或伴性欲低下，性交疼痛，烘热汗出，月经错后、稀发、经量偏少，闭经，不孕等。

（3）妇科检查：阴道粘膜皱折明显减少或消失，或阴道壁菲薄充血，分泌物极少，宫颈、宫体或有萎缩。

（4）辅助检查：阴道脱落细胞涂片提示雌激素水平较低。内分泌激素测定显示：卵巢功能低落者，促卵泡生成素（FSH）、促黄体生成素（LH）升高，而雌二醇（E2）下降；席汉氏综合征者，激素水平均下降。

六、病案分析

答：（1）诊断：中医：①带下过少；②闭经。

西医：卵巢功能早衰。

（2）诊断依据：年仅 36 岁，阴道分泌物减少，阴道干涩痒痛，阴部萎缩；月经稀发 3 年，现停经 9 月；头晕耳鸣，腰膝酸软，烘热汗出，烦热胸闷，夜寐不安等绝经前后诸症；妇检阴道粘膜菲薄，外阴萎缩，子宫体偏小。内分泌激素：促卵泡生成素（FSH）、促黄体生成素（LH）升高，雌二醇（E_2）下降。年龄和各项临床症状及内分泌值符合卵巢功能早衰。

（3）辨证分型：肝肾亏损。

（4）病机分析：肝肾亏损，血少津乏，阴液不充，任带失养，不能润泽阴窍，发为带下过少；阴虚内热，灼津耗液，则带下更少，阴部失养而萎缩，干涩不适，阴痒灼痛；肝肾亏损，精血不足，血海不能满盈，故月经停闭不行；精血不足，脑髓不充，则头晕耳鸣；肾虚外府失养则腰膝酸软；肝肾阴虚，虚热内生，则烘热汗出，烦热胸闷，夜寐不安，小便黄，大便结；舌红少苔，脉细数等均为肝肾亏损之证。

（5）治法：滋养肝肾，养精益血。

（6）方药：左归丸（熟地、山茱萸、山药、枸杞子、菟丝子、鹿角胶、龟板胶、川牛膝）加知母、肉苁蓉、紫河车、麦冬。

（7）下步治疗计划：滋养肝肾，养精益血以左归丸加减先补三周，待阴液改善后用养血活血之桃红四物汤加减服一周以观后效，促进带下过少治愈而经通。必要时配合人工周期治疗。

第十章 妊娠病

【学习目的要求】

1. 熟悉妊娠病的定义、妊娠期常见疾病及总的病因病机。

2. 掌握妊娠病的总治则及用药宜忌。

3. 掌握常见妊娠病的定义、诊断及辨证论治。

习题

一、填空题

1. 妊娠病的病因病机应结合_____和_____两者来认识。

2. 妊娠病的治疗原则，胎元正常者，宜_____。

3. 安胎之法，以_____为主。

二、选择题

（一）A₁型题

1. 下列哪一项不是安胎的主要方法（　）

  A. 健脾　　　　B. 补肾

  C. 养心　　　　D. 理气

  E. 养血

2. 妊娠期间应慎用或禁用的药物是（　）

  A. 补气药　　　B. 破血药

  C. 健脾药　　　D. 升提药

  E. 行气药

3. 妊娠病的常见发病机理除外哪一项

（　）

  A. 阴血虚　　　B. 脾肾虚

  C. 冲气上逆　　D. 气滞

  E. 瘀血内阻

4. 哪种情况不需从速下胎（　）

  A. 胎死不下　　B. 胎元不正

  C. 胎元不固　　D. 胎堕难留

  E. 孕妇有病不宜继续妊娠

（二）X型题

5. 以下哪些情况宜从速下胎以益母

（　）

  A. 胎元不正

  B. 胎堕难留

  C. 胎死腹中

  D. 孕妇有病不宜继续妊娠

  E. 妊娠合并肝病

6. 妊娠期间哪些药品应慎用或禁用

（　）

  A. 峻下　　　　B. 滑利

  C. 祛瘀　　　　D. 破血

  E. 耗气、散气及一切有毒药品

三、名词解释

妊娠病

四、简答题

简述妊娠病的诊断。

五、论述题

试述妊娠病的治疗原则。

📖 答案

一、填空题

1. 致病因素　妊娠期母体内环境的特殊改变
2. 治病与安胎并举
3. 补肾健脾、调理气血

二、选择题

（一）A₁型题

1. C。

答案分析：安胎之法，以补肾健脾、调理气血为主，使脾肾健旺，气血和调，本固血充，则胎可安。

2. B。

答案分析：妊娠期间，凡峻下、滑利、祛瘀、破血、耗气、散气以及一切有毒药品，都应慎用或禁用。

3. E。

答案分析：妊娠病的病因病机应结合致病因素和妊娠期母体内环境的特殊改变两者来认识。瘀血内阻虽在少数妊娠病中存在，但不是常见，不是妊娠病主要的病因病机。

4. C。

答案分析：胎元不固为可安之胎。

（二）X型题

5. ABCD。

答案分析：妊娠合并肝病，如肝脏功能损害不严重者，尚可继续妊娠。

6. ABCDE。

答案分析：妊娠期间，凡峻下、滑利、祛瘀、破血、耗气、散气以及一切有毒药品，都应慎用或禁用。

三、名词解释

妊娠病：妊娠期间，发生与妊娠有关的疾病，称妊娠病。

四、简答题

答：妊娠病的诊断：首先要诊断妊娠，根据停经史，早孕反应，乳头、乳晕着色，脉滑、尺脉尤甚等临床表现，结合辅助检查如妊娠试验、基础体温、B超以及妇科检查等判断是否妊娠。并注意与激经、闭经、癥瘕等鉴别。然后再根据临床症状和检查诊断属哪种妊娠病。妊娠病的诊断，自始至终要注意胎元已殒与未殒的鉴别，注意胎儿的发育情况以及母体的健康状况，必要时要注意排除畸胎等。

五、论述题

答：妊娠病的治疗原则，应以胎元的正常与否为前提。胎元正常者，宜治病与安胎并举，如因母病而致胎不安者，重在治病，病去则胎自安；若因胎不安而致母病者，重在安胎，胎安则病自愈。安胎之法，以补肾健脾、调理气血为主，补肾为固胎之本，健脾为益血之源，理气以通调气机，理血以养血为主或佐以清热，使脾肾健旺，气血和调，本固血充，则胎可安。若胎元不正，胎堕难留，或胎死不下，或孕妇有病不宜继续妊娠者，则宜从速下胎以益母。

妊娠期间，凡峻下、滑利、祛瘀、破血、耗气、散气以及一切有毒药品，都应慎用或禁用。如果病情确实需要，亦可适当选用，如妊娠恶阻也可适当选用降气药物；有瘀阻胎元时安胎还须适当配以活血化瘀药，所谓"有故无殒，亦无殒也"。但须严格掌握剂量，"衰其大半而止"，以免动胎伤胎。

第一节　恶　　阻

【学习目的要求】

　　1. 熟悉妊娠恶阻的病因病机。
　　2. 掌握其定义及辨证论治。

习题

一、填空题

1. 恶阻的发生，主要是＿＿＿＿所致。
2. 恶阻的治疗以＿＿＿＿为主。

二、选择题

（一）A₁型题

1. 恶阻的主要机理是（　　）
　　A. 脾胃虚弱，肝气偏旺
　　B. 冲气上逆，胃失和降
　　C. 肝失条达，气机郁滞
　　D. 痰湿内停，阻滞胃脘
　　E. 重伤津液，胃阴不足

2. 恶阻的治疗大法是（　　）
　　A. 化痰行滞，降逆止呕
　　B. 清肝和胃，降逆止呕
　　C. 调气和中，降逆止呕
　　D. 健脾和胃，降逆止呕
　　E. 平抑冲气，降逆止呕

3. 恶阻常见证候下列哪项是错误的
（　　）
　　A. 恶心呕吐　　　B. 头晕厌食
　　C. 恶闻食气　　　D. 呃逆
　　E. 食入即吐

4. 脾胃虚弱恶阻的特征是（　　）
　　A. 呕吐清涎或痰涎
　　B. 呕吐酸腐
　　C. 呕吐酸水或苦水

　　D. 干呕或呕吐血性物
　　E. 呕吐黄水

5. 脾胃虚弱恶阻的治法是（　　）
　　A. 健脾和胃，降逆止呕
　　B. 健脾祛湿，豁痰止呕
　　C. 清肝和胃，降逆止呕
　　D. 健脾益气，降逆止呕
　　E. 健脾养阴，和胃止呕

6. 脾胃虚弱恶阻的首选方是（　　）
　　A. 参苓白术散
　　B. 四君子汤
　　C. 香砂六君子汤
　　D. 小半夏加茯苓汤
　　E. 苏叶黄连汤

7. 肝胃不和型恶阻的治法是（　　）
　　A. 健脾和胃，降逆止呕
　　B. 疏肝和胃，降逆止呕
　　C. 理气和胃，降逆止呕
　　D. 清肝和胃，降逆止呕
　　E. 柔肝养阴，和胃止呕

8. 气阴两虚恶阻首选方是（　　）
　　A. 生脉散合增液汤
　　B. 苏叶黄连汤
　　C. 增液汤
　　D. 香砂六君子汤
　　E. 独参汤

9. 橘皮竹茹汤用于（　　）
　　A. 脾胃虚弱证恶阻
　　B. 痰浊中阻证恶阻
　　C. 肝胃不和证恶阻
　　D. 脾胃虚寒证恶阻
　　E. 气阴两虚证恶阻

（二）A₂型题

10. 王某，停经44天，曾做妊娠试验
为阳性，近五天出现恶心呕吐，逐渐加剧，

呕吐酸水、苦水，口干口苦，头胀而晕，胸胁胀满，喜叹息，舌淡红，苔黄，脉弦滑。首选方为（　　）

    A. 橘皮竹茹汤

    B. 香砂六君子汤

    C. 左金丸

    D. 小半夏加茯苓汤

    E. 加味温胆汤

11. 患者妊娠呕吐剧烈，甚则呕吐带血样物，发热口渴，尿少便秘，唇舌干燥，舌质红，苔薄黄而干或无苔，脉细滑数无力。为（　　）

    A. 胃阴大伤之候

    B. 脾气欲绝之证

    C. 津液枯竭之象

    D. 气阴两虚

    E. 穷必及肾

（三）B₁型题

    A. 妊娠初期，呕吐不食，或呕吐清涎。

    B. 妊娠初期，恶心欲呕，晨起尤甚。

    C. 妊娠初期，呕吐酸水、苦水。

    D. 妊娠初期，呕吐痰涎，胸脘满闷。

    E. 妊娠初期，呕吐剧烈，干呕或呕吐苦黄水甚则血水。

12. 脾胃虚弱恶阻之辨证要点是（　　）

13. 肝胃不和恶阻之辨证要点是（　　）

（四）X型题

14. 恶阻患者出现下列哪些症状，应及时终止妊娠（　　）

    A. 体温升高达38℃以上

    B. 心率每分钟超过120次

    C. 黄疸

    D. 持续蛋白尿，精神萎靡不振

    E. 尿中出现酮体

三、名词解释

恶阻

四、简答题

妊娠恶阻发生的主要机理如何？为什么？

五、论述题

试述妊娠恶阻重症的临床表现，应如何处理？

六、病案分析

吉某，女，教师，1998年6月15日初诊。

主诉：停经50天，恶心呕吐7天。

患者末次月经1998年4月25日，半月前阴道少量出血，未垫纸，3日净，8天前曾在某医院做妊娠试验为阳性，一周来自觉头晕、倦怠嗜睡、恶心呕吐，吐出物为清涎，不思饮食，近三天呕吐加剧，甚则食入即吐，伴见脘腹胀满，遂来就诊，舌淡苔白，脉缓滑无力。

请写出：（1）诊断（中医、西医）

（2）辨证

（3）病机分析

（4）治法

（5）方药（主方名及处方）

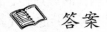 **答案**

一、填空题

1. 冲气上逆，胃失和降

2. 调气和中，降逆止呕

二、选择题

（一）A₁型题

1. B。

答案分析："冲气上逆，胃失和降"能概括恶阻的主要病机，其他只是某证型的病机。

2. C。

答案分析："调气和中，降逆止呕"是恶阻的总的治疗原则，其他只是某证型的治法。

3. D。

答案分析：呃逆是指气逆上冲，喉间呃呃连声，不能自制为特征。与恶阻的恶心呕吐不同。

4. A。

答案分析：脾胃虚弱，运化失职，水湿内停，或湿聚成痰随胃气上逆，故表现为呕吐清涎或痰涎。

5. A。

答案分析：辨证为脾胃虚弱，治宜健脾和胃，降逆止呕。

6. C。

答案分析：香砂六君子汤功能健脾和胃，降逆止呕，适用于脾胃虚弱，胃失和降之恶阻。

7. D。

答案分析：辨证为肝胃不和，治宜清肝和胃，降逆止呕。

8. A。

答案分析：生脉散功能益气生津；增液汤功能滋液清热，润燥通便，使腹气通畅，呕吐缓解，两方合用共起益气养阴，和胃止呕之功效，适用于气阴两虚之恶阻。

9. C。

答案分析：橘皮竹茹汤功能清肝和胃，降逆止呕，适用于肝火上逆犯胃，胃失和降之恶阻。

（二）A₂型题

10. A。

答案分析：辨证为肝胃不和恶阻，故选用橘皮竹茹汤。

11. D。

答案分析：辨证为气阴两虚恶阻，最佳治法是益气养阴，和胃止呕。

（三）B₁型题

12. A。

答案分析：脾胃虚弱恶阻主证特点是妊娠初期，呕吐不食，或呕吐清涎。

13. C。

答案分析：肝胃不和恶阻主证特点是妊娠初期，呕吐酸水、苦水。

（四）X型题

14. ABCD。

答案分析：代谢性酸中毒产物损伤了脑、心、肝、肾功能，病情严重，故应下胎益母。

三、名词解释

恶阻：妊娠早期出现恶心呕吐，头晕倦怠，甚至食入即吐者，称为"恶阻"。亦称之为"子病"、"病儿"、"阻病"。

四、简答题

答：妊娠恶阻发生的主要机理是冲气上逆，胃失和降所致。因孕后胎元初凝，经血不泻，胞宫内实，冲脉气血旺盛，因血聚养胎，故冲脉之血相对不足，冲气偏盛，又冲脉隶于阳明，与之会于气冲穴，冲脉上逆循经犯胃，胃失和降，遂发恶阻。

五、论述题

答：妊娠恶阻的失治、误治或治疗不当可因呕吐不能制止，饮食少进，使得阴液亏损，精气耗散，而导致气阴两亏恶阻之重症。症见：精神萎靡，形体消瘦，眼眶下陷，双目无神，四肢乏力。严重者则呕吐带血样物，发热口渴，尿少便秘，唇舌干燥，舌质红，苔薄黄而干或光剥，脉细滑数无力。甚者可出现体温升高，心率加快，持续黄疸或持续蛋白尿，精神萎靡不振等。治疗：（1）立即检查血或尿酮体，作各种生化检查。（2）迅速补充液体，纠正酸中毒及电解质紊乱。（3）给予静脉点滴生脉注射液。（4）当出现体温升高，心率加快，持续黄疸或持续蛋白尿，精神萎靡不振等时，应及时考虑终止妊娠。

六、病案分析

（1）诊断：中医：恶阻；西医：妊娠

剧吐。

（2）辨证：脾胃虚弱。

（3）病机分析：脾胃素虚，升降失常，孕后阴血下聚养胎，冲气上逆犯胃，胃失和降。

（4）治法：健脾和胃，降逆止呕。

（5）方药：香砂六君子汤。

党参20g　白术15g　云茯苓20g　甘草6g　法夏10g　陈皮6g　砂仁6g　木香9g（后下）　生姜3片

第二节　妊娠腹痛

【学习目的要求】

1. 熟悉妊娠腹痛的病因病机。
2. 掌握其定义、临床诊断及辨证论治。

习题

一、填空题

1. 妊娠腹痛病位在_____，尚未损伤胎元，若病情严重者，可影响到胎元，发展为_____。

2. 妊娠腹痛治疗应本着虚则补之，实则行之的原则，以_____为主，佐以补肾安胎。

二、选择题

（一）A₁型题

1. 虚寒证妊娠腹痛的首选方（　　）
   A. 艾附暖宫丸
   B. 当归芍药散
   C. 泰山磐石散
   D. 金匮温经汤
   E. 胶艾汤

2. 妊娠腹痛的治疗原则，以调理气血为主，佐以（　　）
   A. 清热安胎　　B. 补肾安胎
   C. 养血安胎　　D. 调肝安胎
   E. 健脾安胎

3. 当归芍药散的药物组成是（　　）
   A. 当归、芍药、川芎、茯苓、山药、白术
   B. 当归、芍药、川芎、茯苓、泽泻、白术
   C. 当归、芍药、川芎、茯苓、苡仁、白术
   D. 当归、芍药、川芎、茯苓、陈皮、白术
   E. 当归、芍药、川芎、茯苓、猪苓、白术

4. 妊娠腹痛临床表现下列哪项是错误的（　　）
   A. 孕后小腹疼痛
   B. 孕后小腹冷痛
   C. 孕后小腹绵绵作痛
   D. 孕后小腹连及胸胁胀痛
   E. 孕后脘腹疼痛，伴有呕吐

5. 血瘀证妊娠腹痛治则是（　　）
   A. 疏肝理气，养血安胎
   B. 温经活血，养血安胎

C. 养血活血，补肾安胎

D. 养血活血，安胎止痛

E. 化瘀消癥，补肾安胎

6. 胶艾汤一方出自于（　　）

    A. 《金匮要略》

    B. 《妇人良方大全》

    C. 《济阴纲目》

    D. 《证治准绳》

    E. 《医宗金鉴》

7. 气滞证妊娠腹痛的主方是（　　）

    A. 逍遥散　　　B. 四逆散

    C. 柴胡疏肝散　D. 胶艾汤

    E. 乌药汤

8. 妊娠期间，小腹疼痛，反复发作者，可诊断为（　　）

    A. 胎动不安　　　B. 胞阻

    C. 儿枕痛　　　　D. 胎漏

    E. 胞转

（二）A₂型题

9. 患者妊娠50余天，出现小腹绵绵作痛，喜按，头晕心悸，失眠多梦，舌淡，苔薄白，脉细滑。最佳选方为（　　）

    A. 胶艾汤　　　B. 当归芍药散

    C. 黄芪建中汤　D. 八珍汤

    E. 圣愈汤

10. 某妇孕三月余，小腹胸胁胀痛，情志抑郁，嗳气吐酸，烦躁易怒，苔薄黄，脉弦滑。最佳治法是（　　）

    A. 调理气血，止痛安胎

    B. 疏肝解郁，止痛安胎

    C. 疏肝解郁，养血安胎

    D. 养血行气，止痛安胎

    E. 理气行滞，补肾安胎

（三）B₁型题

    A. 养血安胎止痛

    B. 疏肝解郁，养血安胎

    C. 暖宫止痛，养血安胎

    D. 养血活血，补肾安胎

E. 调理气血，止痛安胎

11. 血虚证妊娠腹痛的治法是（　　）

12. 虚寒证妊娠腹痛的治法是（　　）

（四）X型题

13. 血瘀所致妊娠腹痛的治疗应首选（　　）

    A. 桂枝茯苓丸

    B. 桃红四物汤

    C. 寿胎丸

    D. 胎元饮

    E. 加味圣愈汤

14. 妊娠腹痛常见证型为（　　）

    A. 血虚　　　　B. 气滞

    C. 虚寒　　　　D. 血瘀

    E. 气虚

三、名词解释

胞阻

四、简答题

当归芍药散临床常用治哪一型妊娠腹痛？其主证、治法、方药各是什么？

五、论述题

妊娠腹痛应与哪些疾病相鉴别？如何鉴别？

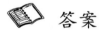 答案

一、填空题

1. 胞脉、胞络　胎漏、胎动不安

2. 调理气血

二、选择题

（一）A₁型题

1. E。

答案分析：辨证为虚寒证妊娠腹痛，胶

艾汤功能暖宫止痛，养血安胎，故选用胶艾汤。

2. B。

答案分析：妊娠腹痛病位在胞脉，因胞脉阻滞或失养尚未伤及胎元，其治以安胎为主，而胞络者系于肾，故安胎之法以调理气血为主，佐以补肾安胎。

3. B。

答案分析：B 为当归芍药散的药物组成。

4. E。

答案分析：妊娠腹痛病位在胞脉，临床表现以小腹疼痛为主，孕后脘腹疼痛，伴有呕吐应考虑胃肠道疾患，不属本病范畴。

5. C。

答案分析：辨证为血瘀证妊娠腹痛，治宜养血活血，补肾安胎。

6. A。

答案分析：胶艾汤出自于《金匮要略》："妇人有漏下者，有半产后因续下血都不绝者，有妊娠下血者，假令妊娠腹中痛，为胞阻，胶艾汤主之"。

7. A。

答案分析：辨证为气滞型妊娠腹痛，逍遥散功能疏肝解郁，养血安胎，故选用逍遥散。

8. B。

答案分析：胞阻临床表现特点是妊娠期小腹疼痛，程度不甚，反复发作，故诊断为胞阻。

（二）A₂ 型题

9. B。

答案分析：辨证为血虚妊娠腹痛，故选用当归芍药散。

10. C。

答案分析：辨证为气滞妊娠腹痛，最佳治法是疏肝解郁，养血安胎。

（三）B₁ 型题

11. A。

答案分析：血虚妊娠腹痛最佳治法是养血安胎止痛。

12. C。

答案分析：虚寒妊娠腹痛最佳治法是暖宫止痛，养血安胎。

（四）X 型题

13. AC。

答案分析：血瘀妊娠腹痛的首选方是桂枝茯苓丸合寿胎丸，功能养血活血，补肾安胎。

14. ABCD。

答案分析：妊娠腹痛发病机理是胞脉阻滞或失养，气血运行不畅，"不通则痛"或"不荣则痛"，故其证型是血虚、虚寒、气滞、血瘀。

三、名词解释

胞阻：妊娠期因胞脉阻滞或失养，发生小腹疼痛者，称为"妊娠腹痛"，亦名"胞阻"。

四、简答题

答：当归芍药散临床常用于血虚型妊娠腹痛。其主证是妊娠后小腹绵绵作痛，按之痛减，面色萎黄，头晕目眩，或心悸少寐，舌淡，苔薄白，脉细滑弱。治法：养血安胎止痛。方药当归芍药散。药物组成：当归、芍药、川芎、茯苓、白术、泽泻。

五、论述题

答：妊娠腹痛应与异位妊娠、胎动不安、妊娠合并卵巢囊肿蒂扭转、孕痈相鉴别。具体鉴别如下：

（1）妊娠腹痛是以妊娠期出现小腹部疼痛为主，程度不甚，可反复发作为特征。

（2）异位妊娠：输卵管妊娠未破损前也有小腹疼痛与本病相似，可通过 B 超检查以鉴别。输卵管妊娠破裂或流产后，则突然出现一侧下腹部撕裂样剧痛，常伴晕厥或休克征象；腹部检查下腹压痛、反跳痛明显，尤以患侧为甚，内出血多时，叩诊有移动性浊音；可通过B超、后穹隆穿刺等检查以鉴别。

（3）胎动不安：除小腹疼痛外，常有腰酸、小腹下坠、或阴道少量流血等症状，与妊娠腹痛不难鉴别。

（4）妊娠合并卵巢囊肿蒂扭转：多发生于妊娠中期，以突然一侧下腹部绞痛，甚则晕厥，或伴恶心呕吐为特征。与妊娠腹痛有明显差异。询问病史，结合妇科检查、B超检查可为之作出鉴别。

（5）孕痈：急性阑尾炎开始于脐周或中上腹部疼痛，伴有恶心呕吐，后腹痛转移到右下腹；体查有压痛、反跳痛，伴肌紧张，出现体温升高和白细胞增多。而妊娠腹痛无此证，两者较易鉴别。

第三节　异位妊娠

【学习目的要求】

1. 熟悉异位妊娠的病因病机。

2. 掌握其定义、诊断、鉴别诊断及分期论治。

3. 了解异位妊娠的治疗新进展。

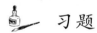 习题

一、填空题

1. 输卵管妊娠破损的主要症状是＿＿＿＿＿＿＿＿＿＿＿＿＿＿＿＿。

2. 异位妊娠最常见的病因是＿＿＿＿＿＿＿。

二、选择题

（一）A₁型题

1. 宫外孕不包括哪种情况（　　）

  A. 输卵管妊娠　B. 卵巢妊娠

  C. 腹腔妊娠　　D. 阔韧带妊娠

  E. 宫颈妊娠

2. 输卵管妊娠发生的原因与哪一项关系最大（　　）

  A. 慢性输卵管炎

  B. 输卵管术后疤痕形成

  C. 输卵管发育不良

  D. 盆腔内肿瘤牵引

  E. 孕卵外游

3. 哪一项是异位妊娠破裂时最主要的症状（　　）

  A. 停经史和早孕反应

  B. 不规则阴道出血

  C. 突然发生下腹剧烈疼痛

  D. 休克

  E. 急性贫血

4. 异位妊娠的病机本质是（　　）

  A. 气虚血瘀　　B. 血亡阳脱

  C. 气滞血瘀　　D. 阴血暴亡

  E. 少腹血瘀

5. 异位妊娠可存在的变化（　　）

  A. 子宫大小与停经月数相符

  B. 子宫增大大于停经月数

  C. 子宫内膜呈分泌期改变

  D. 子宫内膜呈增殖期改变

  E. 子宫内膜呈蜕膜样改变

6. 宫外孕Ⅰ号方的组成是（　　）

  A. 当归、白芍、川芎、茯苓、白术、泽泻

  B. 当归、白芍、川芎、茯苓、白术、地黄

  C. 赤芍、丹参、桃仁、三棱、莪术

  D. 赤芍、丹参、桃仁

E. 赤芍、丹参、桃仁、三棱、莪术、红花

7. 宫外孕Ⅱ号方的组成是（　　）
   A. 当归、白芍、川芎、茯苓、白术、泽泻
   B. 当归、白芍、川芎、茯苓、白术、地黄
   C. 赤芍、丹参、桃仁、三棱、莪术
   D. 赤芍、丹参、桃仁
   E. 赤芍、丹参、桃仁、三棱、莪术、红花

8. 异位妊娠未破损期的主要证候应除外哪一项（　　）
   A. 停经史及早孕反应
   B. 一侧下腹撕裂样疼痛
   C. 阴道出血淋漓
   D. 妇检可触及一侧附件有软性包块、压痛
   E. 妊娠试验阳性

9. 异位妊娠已破损期不稳定型的主要证候应除外哪一项（　　）
   A. 腹痛拒按，腹部有压痛及反跳痛，但逐步减轻
   B. 可触及界限不清的包块
   C. 时有少量阴道出血
   D. 面色苍白，冷汗淋漓
   E. 舌质淡，苔薄白，脉细缓

10. 异位妊娠已破损期包块型的主要证候应除外哪一项（　　）
    A. 腹腔血肿包块形成
    B. 腹痛拒按，腹部有压痛及反跳痛
    C. 可有下腹坠胀或便意感
    D. 阴道出血逐渐停止
    E. 舌质暗或正常，苔薄白，脉细涩

11. 异位妊娠已破损期包块型的治法是（　　）
    A. 活血祛瘀消癥

B. 活血化瘀，清热泻下
C. 益气固脱，活血祛瘀
D. 活血化瘀，消癥杀胚
E. 活血化瘀，佐以益气

12. 异位妊娠未破损期的治法是（　　）
    A. 活血祛瘀消癥
    B. 活血化瘀，清热泻下
    C. 益气固脱，活血祛瘀
    D. 活血化瘀，消癥杀胚
    E. 活血化瘀，佐以益气

（二）A₂ 型题

13. 患者，女，34 岁，已婚，确诊异位妊娠入院治疗，入院时患者有早孕反应，尿妊娠试验（+），右下腹隐痛，双合诊触及右侧附件有软性包块，压痛（+），舌淡苔薄白，脉弦滑。中医证型是（　　）
    A. 未破损型
    B. 已破损型
    C. 已破损休克型
    D. 已破损不稳定型
    E. 包块型

14. 患者，女，34 岁，已婚，月经过期半个月，尿妊娠试验（+），左下腹隐痛，双合诊触及左侧附件有软性包块，压痛（+），B 超提示宫腔未见妊娠囊，左宫旁见一混合性包块，舌淡苔薄白，脉弦滑。现阶段处理首选的治法是（　　）
    A. 活血祛瘀消癥
    B. 立即手术治疗
    C. 活血化瘀，消癥杀胚
    D. 活血化瘀促胎排出
    E. 止痛，养血安胎

15. 患者，女，25 岁，停经 35 天，突发性下腹剧痛 3 小时，肛门下坠感，面色苍白，四肢厥冷，恶心呕吐，舌淡苔薄白，脉细数无力，血压 80/50mmHg，下腹部压痛（+）、反跳痛（+），移动性浊音（+），妇科检查阴道后穹隆饱满，宫颈抬举痛

（＋），子宫前位，漂浮感，大小正常，附件双侧未扪及明显包块，左侧压痛明显。尿HCG阳性，后穹隆穿刺抽出不凝血。处理方案是（　　）

    A. 活血祛瘀消癥

    B. 立即手术治疗

    C. 活血化瘀，消癥杀胚

    D. 活血化瘀促胎排出

    E. 止痛，养血安胎

16. 李某某，女，28岁，停经45天，阴道少量出血10天，下腹疼痛2天，但逐渐减轻，或头晕神疲，舌质淡，苔薄白，脉细缓。血压95/60mmHg，腹部有压痛及反跳痛，妇查阴道少量血污，宫颈抬举痛，子宫稍大于正常，质偏软，子宫左后方可触及界限不清的包块，触痛。中医证型是（　　）

    A. 未破损型

    B. 已破损型

    C. 已破损休克型

    D. 已破损不稳定型

    E. 包块型

（三）B₁ 型题

    A. 宫外孕未破损型

    B. 宫外孕已破损休克型

    C. 宫外孕已破损不稳定型

    D. 宫外孕已破损包块型伴腑实证

    E. 宫外孕已破损不稳定型伴腑实证

17. 哪种类型首选宫外孕Ⅰ号方（　　）

18. 哪种类型首选宫外孕Ⅱ号方（　　）

    A. 卵巢妊娠

    B. 阔韧带妊娠

    C. 输卵管壶腹部妊娠

    D. 子宫颈妊娠

    E. 输卵管峡部妊娠

19. 以上哪一项较易发生输卵管妊娠流产（　　）

20. 以上哪一项较易发生输卵管妊娠破裂（　　）

（四）X 型题

21. 输卵管妊娠发生的原因与哪些因素有关（　　）

    A. 慢性输卵管炎

    B. 输卵管发育不良

    C. 输卵管结扎后再通

    D. 盆腔内肿瘤牵引

    E. 孕卵外游

22. 异位妊娠破裂时可有哪些临床表现（　　）

    A. 停经史和早孕反应

    B. 不规则阴道出血

    C. 突然发生下腹剧烈疼痛

    D. 休克

    E. 后穹隆穿刺可抽出不凝血

三、名词解释

异位妊娠

四、简答题

异位妊娠已破损期休克型的急症处理有哪些？

五、论述题

试述异位妊娠破裂与急性盆腔炎的鉴别诊断。

六、病案分析

某女，26岁，已婚，工人，于2002年10月15日初诊。

主诉：停经42天，阴道少量出血并下腹隐痛3天。

现病史：患者末次月经9月3日，停经37天后出现恶心欲吐，头晕疲倦，近3天来出现阴道少量出血，暗红色，伴右下腹隐痛，舌正常，苔薄白，脉弦滑。

月经史：14 岁 $\dfrac{3-6}{28-30}$ 量中，色深红，无痛经，LMP2002 年 9 月 3 日。

婚产史：23岁结婚，孕3产 0 人工流产 3。

过去史：有慢性盆腔炎病史一年。

家族史、个人史无特殊。

妇科检查：外阴阴道少量血污，宫颈光滑，子宫前位，稍增大，质偏软，无压痛，右宫旁可扪及一软性包块，有触痛，左侧附件无异常。

辅助检查：尿 HCG 阳性。B 超提示子宫大小正常，宫内未见妊娠囊，右宫旁见一混合性包块。

请写出：（1）诊断（中医、西医）
（2）诊断依据
（3）辨证分型
（4）病机分析
（5）治法
（6）方药
（7）下步治疗计划

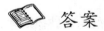 答案

一、填空题

1. 突感一侧下腹撕裂样疼痛，持续或反复发作

2. 慢性输卵管炎

二、选择题

（一）A₁ 题型

1. E。

答案分析：宫外孕仅指子宫以外的妊娠，不包括宫颈妊娠和子宫残角妊娠。

2. A。

答案分析：慢性输卵管炎是异位妊娠的主要原因，因为慢性炎症使输卵管黏膜黏连，管腔变窄，纤毛缺损，管形扭曲及管壁肌肉蠕动减弱等，均阻碍受精卵通过或正常运行。

3. C。

答案分析：异位妊娠破裂时患者突感下腹一侧撕裂样疼痛，持续或反复发作。

4. E。

答案分析：异位妊娠的发生与少腹宿有瘀滞，冲任、胞脉、胞络不畅，或脾肾不足等有关。孕卵运行阻滞，停留在输卵管内发育，以致胀破脉络，阴血内溢于少腹。故其病机本质是少腹血瘀实证。

5. E。

答案分析：当输卵管妊娠时，子宫增大变软，但小于停经月份，子宫内膜呈蜕膜样变，孕卵死亡后，蜕膜发生退行性变与坏死，可整块脱落如三角形，称蜕膜管型。

6. D。

答案分析：宫外孕Ⅰ号方的组成是赤芍、丹参、桃仁。

7. C。

答案分析：宫外孕Ⅱ号方的组成是赤芍、丹参、桃仁、三棱、莪术。

8. B。

答案分析：异位妊娠未破裂时多无明显腹痛，或仅有下腹一侧隐痛。

9. D。

答案分析：异位妊娠已破裂不稳定型是指输卵管妊娠破损后时间不长，病情不稳定，有再次发生内出血的可能。但血压暂时平稳，不应有面色苍白，冷汗淋漓等休克症状。

10. B。

答案分析：异位妊娠已破裂包块型是指输卵管妊娠破损时间较长，腹腔内血液已形成血肿包块者。其腹痛逐渐减轻，可有下腹坠胀或便意感。不应有腹部压痛及反跳痛的腹膜刺激症状。

11. A。

答案分析：异位妊娠已破损期包块型的治法是活血、祛瘀、消癥。

12. D。答案分析：异位妊娠未破损期的治法是活血化瘀、消癥杀胚。

（二）A₂ 型题

13. A。

答案分析：患者下腹隐痛，没有下腹撕裂样疼痛，肛门下坠感等异位妊娠破裂的临床表现，故诊断为未破损型。

14. C。

答案分析：患者为异位妊娠未破裂型，故治疗以活血化瘀，消癥杀胚。

15. B。

答案分析：患者突发性下腹剧痛，面色苍白，四肢厥冷，血压 80/50mmHg，尿 HCG 阳性，后穹隆穿刺抽出不凝血。应诊断为异位妊娠已破裂休克型，故应立即手术治疗，并给予吸氧、输液、输血、抗休克。

16. D。

答案分析：患者有停经史，阴道不规则出血，下腹疼痛，但逐渐减轻，血压尚平稳，腹部有压痛及反跳痛，妇查子宫稍大，在子宫左后方触及界限不清的包块，触痛。故诊断为异位妊娠已破损不稳定型。

（三）B₁ 型题

17. C。

答案分析：宫外孕已破损不稳定型首选宫外孕 I 号方加党参、黄芪以活血化瘀，佐以益气。

18. A。

答案分析：宫外孕未破损型首选宫外孕 II 号方加蜈蚣、全蝎、紫草以活血化瘀，消癥杀胚。

19. C。

答案分析：输卵管妊娠流产多发生于输卵管伞部和壶腹部妊娠。

20. E。

答案分析：输卵管妊娠破裂常见于输卵管峡部和间质部妊娠。

（四）X 型题

21. ABCDE。

答案分析：慢性输卵管炎，输卵管术后瘢痕形成，输卵管发育不良或畸形、或功能异常，输卵管子宫内膜异位症，输卵管周围的肿瘤压迫或牵引，孕卵外游及放置宫内节育器等，均影响受精卵的正常运行，而在输卵管内着床，形成输卵管妊娠。

22. ABCDE。

答案分析：异位妊娠破裂表现为突然发生下腹剧烈疼痛，腹腔内出血及剧烈疼痛可导致晕厥与休克，后穹隆穿刺可抽出不凝血。患者还可有停经史和早孕反应，不规则阴道出血等临床表现。

三、名词解释

异位妊娠：凡受精卵在子宫体腔以外着床发育称为异位妊娠。

四、简答题

答：异位妊娠已破损期休克型的急症处理主要有：

（1）平卧，监测生命体征，观察神志。

（2）急查血常规、血型及交叉配血。

（3）吸氧、输液，必要时输血。

（4）有条件者，可同时急服参附汤。

（5）腹腔内出血多者，或休克未能纠正者，应立即手术治疗。

五、论述题

答：异位妊娠破裂与急性盆腔炎可从临床表现、腹部体征、妇科检查、辅助检查四方面进行鉴别。

异位妊娠破裂多有停经史或不孕史，阴道不规则出血，突然一侧少腹撕裂样疼痛，甚者晕厥或休克。下腹一侧或全腹压痛、反跳痛，肌紧张不明显，有移动性浊音。后穹隆饱胀，宫颈举摇痛，子宫稍大而软，宫旁可扪及痛性包块，后穹隆穿刺可抽出不凝血，HCG阳性。血Hb下降，WBC正常或稍高。B超示宫内无妊娠囊，宫旁有混合性包块。

急性盆腔炎无停经史，下腹疼痛多为双侧，伴发热，阴道分泌物增多，有异味，或阴道少量出血。有腹膜炎时有压痛和反跳痛，肌紧张明显，移动性浊音阴性。宫颈举摇痛，子宫大小正常，压痛，附件增厚或增粗，可扪及痛性包块。后穹隆穿刺可抽出脓液。HCG阴性，血Hb正常，WBC增高。

六、病案分析

（1）诊断：中医：异位妊娠；西医：异位妊娠。

（2）诊断依据：有慢性盆腔炎病史和停经史；阴道少量出血，下腹隐痛；妇科检查在右宫旁扪及一软性包块，有触痛；尿HCG阳性；B超提示宫内未见妊娠囊，右宫旁见一混合性包块。

（3）辨证分型：未破损型。

（4）病机分析：停经妊娠，故有早孕反应；孕卵在输卵管着床发育，胞络瘀阻，气血运行不畅，故患者附件有包块、压痛；孕卵滞于宫外，阴络损伤，冲任不固，则阴道出血淋漓；脉滑为妊娠之征。

（5）治法：活血化瘀，消癥杀胚。

（6）方药：宫外孕Ⅱ号（丹参、赤芍、桃仁、三棱、莪术）加蜈蚣、全蝎、紫草。

（7）下步治疗计划：定期检查HCG和B超，若宫旁包块继续长大，HCG持续阳性，则应考虑加强杀胚或手术治疗。

第四节　胎漏、胎动不安

【学习目的要求】

1. 熟悉胎漏、胎动不安的病因病机和转归。

2. 掌握胎漏、胎动不安的定义、诊断、鉴别诊断与辨证论治。

习题

一、填空题

1. 导致胎漏、胎动不安的主要病机是_____。

2. 胎漏、胎动不安的治疗以_____为大法。

3. 寿胎丸的药物组成是_____。

4. 胎漏、胎动不安的病情进一步发展，已成_____或_____时，当下胎益母。

5. 叶天士提出："保胎以_____为第一要策。"

二、选择题

（一）A₁型题

1. 妊娠期，阴道少量出血，时下时止而无腰酸腹痛者，应诊断为（　　）

A. 堕胎　　　　　B. 胎漏

C. 胎动不安　　　D. 小产

E. 滑胎

2. 妊娠期，出现腰酸腹痛、胎动下坠，或阴道少量流血者，应诊为（　　）

A. 妊娠腹痛　　　B. 异位妊娠

C. 胎漏　　　　　D. 堕胎

E. 胎动不安

3. 胶艾汤出自（　　）

A. 《金匮要略》

B. 《经效产宝》

C. 《妇人规》

D. 《傅青主女科》

E. 《医学衷中参西录》

4. 以下哪一项不是胎漏、胎动不安的常见病因病机（　　）

    A. 肾虚　　　　B. 肝郁

    C. 血热　　　　D. 血瘀

    E. 气血虚弱

5. 在妊娠28周内，胎漏、胎动不安相当于西医的（　　）

    A. 先兆流产　　B. 难免流产

    C. 不全流产　　D. 过期流产

    E. 完全流产

6. 肾虚胎漏、胎动不安的最佳治法是（　　）

    A. 补肾养血，益气安胎

    B. 补肾健脾，益气安胎

    C. 滋肾补肾，固冲安胎

    D. 温补肾阳，固冲安胎

    E. 补肾养肝，健脾安胎

7. 血热胎漏、胎动不安的最佳治法是（　　）

    A. 滋阴清热，养血安胎

    B. 清热柔肝，养血安胎

    C. 清热凉血，养血安胎

    D. 清热凉血，益气安胎

    E. 清热养血，固冲安胎

8. 气血虚弱胎漏、胎动不安的最佳治法是（　　）

    A. 补气养血，固肾安胎

    B. 补气养血，健脾安胎

    C. 补气摄血，固冲安胎

    D. 补气健脾，固肾安胎

    E. 补气摄血，养血安胎

9. 血瘀胎漏、胎动不安的最佳治法是（　　）

    A. 活血消癥，养血安胎

    B. 行气活血，化瘀安胎

C. 活血消癥，补肾安胎

D. 活血化瘀，益气安胎

E. 活血化瘀，消癥散结

10. 肾虚胎漏、胎动不安的首选方是（　　）

    A. 胎元饮　　B. 寿胎丸

    C. 归肾丸　　D. 圣愈汤

    E. 毓麟珠

11. 血热胎漏、胎动不安的首选方是（　　）

    A. 保阴煎

    B. 两地汤

    C. 安奠二天汤

    D. 滋肾育胎丸

    E. 清经散

12. 气血虚弱胎漏、胎动不安的首选方是（　　）

    A. 举元煎　　B. 归脾丸

    C. 胎元饮　　D. 泰山磐石散

    E. 八珍汤

13. 血瘀胎漏、胎动不安的首选方是（　　）

    A. 桂枝茯苓丸合寿胎丸

    B. 血府逐瘀汤

    C. 桃红四物汤

    D. 脱花煎

    E. 少腹逐瘀汤

14. 滋肾育胎丸适用于胎漏、胎动不安哪种证候（　　）

    A. 肾虚　　　　B. 气虚

    C. 血虚　　　　D. 血热

    E. 血瘀

15. 当归散出于（　　）

A. 《金匮要略》

B. 《经效产宝》

C. 《妇人规》

D. 《傅青主女科》

E. 《医学衷中参西录》

16. 寿胎丸出自于(   )
    A. 《金匮要略》
    B. 《经效产宝》
    C. 《妇人规》
    D. 《傅青主女科》
    E. 《医学衷中参西录》

(二) A₂ 型题

17. 某患者停经 50 天，阴道少量出血 3 天，伴小腹隐痛，腰酸，恶心，纳差，舌淡红，苔白，脉细滑。妊娠试验阳性。应诊断为(   )
    A. 胎漏   B. 胎动不安
    C. 胎死不下   D. 胎堕难留
    E. 激经

18. 某患者停经 45 天，左少腹隐痛 2 天，加重半天，伴阴道少量出血，头晕，面色苍白，舌淡，苔白，脉细数。妊娠试验可疑阳性。B 超提示子宫正常大小，左侧附件探及囊性包块约 3×3cm。应诊断为(   )
    A. 胎动不安   B. 妊娠腹痛
    C. 胎漏   D. 异位妊娠
    E. 堕胎

19. 某患者，停经 60 天，阴道出血 5 天，量少，色淡黯，小腹隐痛，腰酸下坠，头晕耳鸣，面色晦暗，舌淡黯，苔白，脉沉细，尺脉弱。B 超提示宫内妊娠 8 周，可见胎心搏动。最佳方药是(   )
    A. 寿胎丸   B. 胶艾汤
    C. 毓麟珠   D. 胎元饮
    E. 泰山磐石散

20. 某患者，停经 42 天，阴道出血 2 天，色深红，质稠，口苦，烦渴，失眠，尿黄便秘，舌红，苔薄黄，脉滑数。妊娠试验阳性。最佳治法是(   )
    A. 滋阴清热，养血安胎
    B. 清热柔肝，养血安胎
    C. 清热凉血，养血安胎
    D. 清热凉血，益气安胎

    E. 清热养血，固冲安胎

(三) B₁ 型题
    A. 胎元饮   B. 寿胎丸
    C. 当归散   D. 举元煎
    E. 归肾丸

21. 肾虚胎漏、胎动不安的首选方是(   )

22. 气血虚弱胎漏、胎动不安的首选方是(   )
    A. 《金匮要略》
    B. 《经效产宝》
    C. 《妇人规》
    D. 《傅青主女科》
    E. 《医学衷中参西录》

23. 桂枝茯苓丸出自于(   )

24. 安奠二天汤出自于(   )

(四) X 型题

25. 胎动不安的主要症状是(   )
    A. 停经后阴道少量出血
    B. 腰腹下坠
    C. 少腹疼痛
    D. 腰酸
    E. 小腹痛

26. 诊断为胎漏者，不应出现哪些症状(   )
    A. 停经后阴道少量出血
    B. 下腹痛
    C. 腰痛
    D. 小腹下坠
    E. 恶心欲呕

27. 胎漏、胎动不安的常见病因病机是(   )
    A. 血热   B. 血瘀
    C. 肾虚   D. 肝郁
    E. 气血虚弱

28. 胎漏、胎动不安应与哪些病鉴别(   )
    A. 异位妊娠   B. 胎死不下

C. 胎堕难留　　D. 妊娠腹痛
　　E. 葡萄胎

三、名词解释

1. 胎漏
2. 胎动不安

四、简答题

1. 简述导致肾虚胎漏、胎动不安的发病机理。
2. 简述胎漏、胎动不安的治疗原则。

五、论述题

1. 试述胎漏、胎动不安的病因病机。
2. 试述胎动不安与异位妊娠的鉴别诊断。

六、病案分析

某女，28 岁，已婚。2001 年 8 月 10 日初诊。

主诉：停经 50 天，阴道出血 3 天，伴下腹隐痛。

现病史：末次月经 2001 年 6 月 20 日。8 月初开始胃纳欠佳，喜食香辣，8 月 8 日发现阴道出血，量少，色鲜红，小腹隐痛，腰酸，心烦，渴喜冷饮，夜寐不宁，尿黄，便秘，舌红，苔黄，脉滑数。

妇科检查：外阴发育正常，阴道少许血迹，宫颈光滑，宫口闭，子宫前倾、增大如孕 50 天、质软，双侧附件正常。

尿妊娠试验阳性。

请写出：（1）诊断（中医、西医）
　　　　（2）辨证
　　　　（3）病机分析
　　　　（4）治法
　　　　（5）方药（主方名与处方）

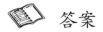 **答案**

一、填空题

1. 冲任损伤，胎元不固
2. 补肾安胎
3. 菟丝子、桑寄生、续断、阿胶
4. 胎堕难留　胎死不下（胚胎停止发育）
5. 绝欲

二、选择题

（一）A₁ 型题

1. B。
答案分析：妊娠期阴道少量出血而无腰酸、腹痛、下坠感，符合胎漏的诊断。
2. E。
答案分析：妊娠期出现腰酸、腹痛、下坠，或伴阴道少量出血，符合胎动不安的诊断。
3. A。
答案分析：胶艾汤出自《金匮要略》。
4. B。
答案分析：胎漏、胎动不安的主要病因病机是肾虚、气血虚弱、血热和血瘀。
5. A。
答案分析：在妊娠早期和中期，胎漏、胎动不安相当于西医的先兆流产。
6. B。
答案分析：肾为先天之本，脾为后天之本。肾虚胎漏、胎动不安补肾，应兼顾健脾。
7. C。
答案分析：血热胎漏、胎动不安应以清热凉血为主，兼顾养血安胎。
8. A。
答案分析：肾为先天之本，气血虚弱胎

漏、胎动不安补气养血，应兼顾固肾安胎。

9. C。

答案分析：肾为先天之本，血瘀胎漏、胎动不安活血消癥，应兼顾补肾。

10. B。

答案分析：寿胎丸补肾安胎，适用于肾虚胎漏、胎动不安。

11. A。

答案分析：保阴煎清热凉血，并有养血之功，适用于血热胎漏、胎动不安。

12. C。

答案分析：胎元饮补气养血，固肾安胎，适用于气血虚弱胎漏、胎动不安。

13. A。

答案分析：桂枝茯苓丸合寿胎丸活血散结，补肾安胎，适用于血瘀胎漏、胎动不安。

14. A。

答案分析：滋肾育胎丸以补肾为主，兼顾健脾，适用于肾虚胎漏、胎动不安。

15. A。

答案分析：当归散出自《金匮要略》。

16. E。

答案分析：寿胎丸出自《医学衷中参西录》。

（二）A₂ 型题

17. B。

答案分析：症状与辅助检查符合胎动不安的诊断。

18. D。

答案分析：症状为停经后一侧少腹痛伴阴道少量出血，但 B 超提示子宫正常大小，而一侧附件有包块，并有失血的表现，应考虑为异位妊娠。

19. A。

答案分析：辨证为肾虚，首选方药为寿胎丸。

20. C。

答案分析：辨证为血热，最佳治法为清热凉血，养血安胎。

（三）B₁ 型题

21. B。

答案分析：肾虚胎漏、胎动不安的首选方是寿胎丸。

22. A。

答案分析：气血虚弱胎漏、胎动不安的首选方是胎元饮。

23. A。

答案分析：桂枝茯苓丸出自《金匮要略》。

24. D。

答案分析：安奠二天汤出自《傅青主女科》。

（四）X 型题

25. ABDE。

答案分析：胎动不安的主要症状是妊娠期小腹痛、腰酸、下坠感或伴阴道少量出血。不应有少腹痛。

26. BCD。

答案分析：胎漏仅表现为妊娠期阴道少量出血，不应有腹痛、腰酸和下坠感。

27. ABCE。

答案分析：胎漏、胎动不安的常见病因病机是肾虚、气血虚弱、血热和血瘀。

28. ABCDE。

答案分析：胎漏、胎动不安应与妊娠期其他常见病鉴别。

三、名词解释

1. 胎漏：妊娠期间阴道少量出血，时出时止或淋漓不断，而无腰酸、腹痛、小腹下坠者，为胎漏。

2. 胎动不安：妊娠期间出现腰酸、腹痛、小腹下坠，或伴少量阴道出血者，为胎动不安。

四、简答题

1. 答：先天禀赋不足，或后天大病久病损伤肾气，或房劳多产，孕后不节房事，均可导致肾虚冲任损伤，胎元不固而发为胎漏、胎动不安。

2. 答：胎漏、胎动不安的治疗原则是以补肾安胎为大法，根据证候辅以清热凉血、补气养血或化瘀固冲之法。

五、论述题

1. 答：胎漏、胎动不安的主要病机是冲任损伤，胎元不固。其常见病因病机有肾虚、气血虚弱、血热和血瘀。

肾虚：冲任损伤，则胎元不固，胎失所系。

血热：热伤冲任，扰动胎元而不固。

气血虚弱：冲任匮乏，不能固摄滋养胎元，则胎元不固。

血瘀：瘀阻子宫、冲任，气血不和，胎元失养而不固。

2. 答：胎动不安和异位妊娠均可在妊娠早期发生阴道少量出血和下腹痛。

胎动不安的腹痛部位是多在小腹部，隐隐作痛，伴腰酸、下坠感，或有少量阴道出血。异位妊娠则表现为一侧少腹痛，初为隐痛或胀痛，可突然发生撕裂样剧痛，伴少量阴道出血，有时可排出蜕膜管型或碎片。头晕眼花，面色苍白，脉细微欲绝。阴道出血量与失血证候不相称。

辅助检查：胎动不安与异位妊娠均可出现尿妊娠试验阳性。B超检查有助鉴别。在妊娠6周以上，B超发现子宫增大，宫内有孕囊，可见到胎心搏动，则可诊断为胎动不安。如子宫正常大小，宫内未见孕囊，而一侧附件有混合性包块，后穹隆穿刺可抽出不凝血，则应为异位妊娠。

六、病案分析

（1）诊断：中医：胎动不安；西医：先兆流产。

（2）辨证：血热

（3）病机分析：孕后过食辛辣，热犯冲任，扰动胎元，迫血妄行，则阴道出血；血为热灼，故血色鲜红；胎气不安，故腹痛、腰酸；火热内扰，故心烦、口渴、尿黄、便秘；舌红、苔黄、脉滑数均为血热之征。

（4）治法：清热凉血，养血安胎。

（5）方药：保阴煎。

生地15g，熟地15g，黄芩10g，黄柏10g，白芍15g，川断15g，甘草6g，山药15g。

第五～六节　堕胎、小产、滑胎

【学习目的要求】

1. 了解中医学对堕胎、小产的认识。

2. 熟悉堕胎、小产的病因病机。

3. 掌握堕胎、小产的定义、诊断与鉴别诊断。

4. 了解堕胎、小产的急症处理。

5. 掌握堕胎、小产的辨证论治。

6. 了解历代医家对滑胎的论述。

7. 熟悉滑胎的病因病机。

8. 掌握滑胎的定义、诊断与鉴别诊断。

9. 掌握滑胎的辨证论治。

10. 了解滑胎的预防与调摄。

习题

一、填空题

1. 怀孕一月不知其已受孕而殒堕者，称为_____。

2. 堕胎、小产分别相近于西医学的_____、_____。

3. 堕胎、小产的治疗原则以_____为主。

4. 宋代《女科百问》首次提出滑胎的临床特点是_____，并认识到_____是防治滑胎的关键。

5. 导致滑胎的机理有二：其一_____；其二_____。

二、选择题

（一）A₁ 型题

1. 凡妊娠 12 周内，胚胎自然殒堕者，称为（ ）。
   A. 滑胎　　　B. 堕胎
   C. 小产　　　D. 胎动不安
   E. 胎漏

2. "堕胎"一词首见于（ ）。
   A.《脉经》
   B.《金匮要略》
   C.《诸病源候论》
   D.《经效产宝》
   E.《女科撮要》

3. 治疗胎堕不全中医选用的代表方剂是（ ）。
   A. 生化汤
   B. 少腹逐瘀汤
   C. 脱花煎
   D. 桃红四物汤
   E. 失笑散

4. （ ）一书中提出了应根据母病在前或子病在先予以辨证，以确立流产的治疗原则。
   A. 晋代《脉经》
   B. 隋代《诸病源候论》
   C. 唐代《经效产宝》
   D. 明代《景岳全书》
   E. 清代《医宗金鉴》

5. 堕胎、小产的治则是（ ）。
   A. 下胎益母　　B. 调养气血
   C. 祛瘀下胎　　D. 治病与安胎并举
   E. 活血祛瘀

6. 脱花煎的药物组成是（ ）。
   A. 当归　川芎　肉桂　牛膝　红花　车前子
   B. 当归　赤芍　川芎　肉桂　牛膝　红花　桃仁
   C. 当归　白芍　川芎　肉桂　红花　车前子
   D. 当归　川芎　肉桂　红花　桃仁　益母草
   E. 当归　川芎　肉桂　红花　车前子　益母草

7. 在下列症状中一定不属于胎堕不全的是（ ）。
   A. 胎殒之后，尚有部分组织残留于子宫。
   B. 阴道流血不止，甚则大量出血。
   C. 小腹疼痛，会阴逼迫下坠，继而阴道流血。
   D. 阴道流血不止，腹痛阵阵紧逼。
   E. 舌淡红，苔薄白，脉沉细无力。

8. 堕胎、小产连续发生三次以上者，称（ ）。
   A. 胎动不安　　B. 暗产
   C. 滑胎　　　　D. 胎漏
   E. 先兆流产

9. 滑胎患者的调治，应在（ ）。
   A. 未孕之前"预培其损"和孕后

即应积极保胎

　　B. 已孕后,立即保胎

　　C. 出现腰酸时

　　D. 出现阴道流血时

　　E. 有腹痛下坠时

10. 素有滑胎病史的病人,孕后保胎治疗的时间一般需超过既往流产月份的( )。

　　A. 1 周　　　　B. 2 周以上

　　C. 1 月　　　　D. 2 月

　　E. 3 月

11. 治疗滑胎气血虚弱证的代表方剂是( )。

　　A. 寿胎丸　　　B. 胎元饮

　　C. 泰山磐石散　D. 归脾丸

　　E. 补中益气汤

12. 下列哪组药物不完全是育阴汤的药物组成( )。

　　A. 熟地　山萸肉　山药

　　B. 熟地　杜仲　续断

　　C. 海螵蛸　牡蛎　龟板

　　D. 阿胶　白术　续断

　　E. 白芍　桑寄生　阿胶

13. 治疗血瘀证滑胎的首选方剂是( )。

　　A. 桂枝茯苓丸合寿胎丸

　　B. 血府逐瘀汤合寿胎丸

　　C. 鳖甲煎丸合寿胎丸

　　D. 大黄䗪虫丸合寿胎丸

　　E. 少腹逐瘀汤合寿胎丸

14. 治疗肾阳亏虚证滑胎的方剂是( )。

　　A. 右归丸　　　B. 育阴汤

　　C. 泰山磐石散　D. 补肾固冲汤

　　E. 肾气丸

15. 肾气不足证滑胎的治法是( )。

　　A. 补肾健脾,固冲安胎

　　B. 滋阴补肾,健脾安胎

　　C. 温肾健脾,益气安胎

　　D. 补肾填精,固冲安胎

　　E. 补肾益气,养血安胎

16. 屡孕屡堕,甚则应期而堕,伴有腰酸膝软,头晕耳鸣,夜尿频多,大便溏薄者,属滑胎( )。

　　A. 肾气不足证

　　B. 气血亏虚证

　　C. 肾阳虚证

　　D. 肾精亏耗证

　　E. 肾阴虚证

（二）A₂型题

17. 张某,女,28 岁。妊娠 2 月余,阴道见血 2 日,血量逐渐增多,色红有块,小腹坠胀疼痛不止,舌质淡,苔薄白,脉滑。此属( )。

　　A. 堕胎胎动欲堕证

　　B. 小产　　　C. 胎漏

　　D. 胎动不安

　　E. 堕胎胎堕不全证

18. 刘某,女,24 岁,职员。妊娠 2 月余,突然阴道大量流血,夹有部分胚胎组织排出,腹痛加剧,面色苍白,呼吸短促,四肢厥冷,目合口开,脉微细欲绝。中医当急以( )之法救治。

　　A. 祛瘀下胎

　　B. 益气回阳固脱

　　C. 活血祛瘀

　　D. 补肾固冲止血

　　E. 益气回阳,活血化瘀

19. 某女,26 岁,工人。停经 40 多天,尿妊娠试验（＋）。现小腹时有疼痛,无腰酸。B 超检查:宫内可见胎囊,胎芽,未见胎心搏动,且宫后壁探及约 3.0×4.0cm 大小的肌瘤。既往曾有 3 次自然流产史,每次流产月份均小于 3 个月。该患者的中医诊断为( )。

　　A. 滑胎肾虚证

B. 滑胎气血不足证

C. 滑胎血瘀证

D. 小产血瘀证

E. 滑胎寒凝血瘀证

20. 田某，女，27 岁。结婚三年，孕 3 产 0，自然流产 3 次，均在孕 50 天时自然殒堕。现停经 7 周，尿妊娠试验阳性，伴有恶心，呕吐，夜尿频多等早孕反应，2 天前出现阴道少量流血，但无腰酸腹痛。B 超提示：宫内早孕。妇科检查：宫口未开，子宫增大，符合停经月份。此病案的中医诊断为（　　　）。

 A. 堕胎 B. 小产

 C. 胎堕不全 D. 滑胎

 E. 胎动难留

（三）B₁ 型题

 A. 治病与安胎并举

 B. 保胎治疗

 C. 下胎益母

 D. 补肾填精，固冲安胎

 E. 未孕前重防，已孕后重早治

21. 滑胎的治疗原则（　　　）。

22. 堕胎、小产的治疗原则（　　　）。

 A. 不全流产 B. 完全流产

 C. 先兆流产 D. 难免流产

 E. 过期流产

23. 妊娠 3 月，阴道流血 2 天，量多。妇科检查：宫口已开，羊水流出，子宫大小与妊娠月份相符，此属（　　　）。

24. 妊娠 3 月，阴道流血 2 天。妇科检查：宫口开，有部分组织堵塞宫口，子宫增大小于停经月份，此属（　　　）。

（四）X 型题

25. 堕胎、小产常见的病因有（　　　）。

 A. 肾气虚弱 B. 气血不足

 C. 热病伤胎 D. 跌仆伤胎

 E. 肝气不舒

26. 胎动欲堕证的临床表现是（　　　）。

A. 有胎漏，胎动不安的临床经过。

B. 恶心，呕吐，夜尿频多。

C. 羊水溢出，继而阴道下血量多。

D. 胚胎组织排出。

E. 小腹疼痛，阵阵紧逼。

27. 关于滑胎的防治，下列说法中错误的是（　　　）。

A. 堕胎、小产连续发生三次即可诊断为滑胎。

B. 清代张锡纯创制寿胎丸，主要目的是用于治疗胎动不安。

C. 母体冲任损伤，胎元不健是发生滑胎的主要机理。

D. 滑胎的治疗分孕前调治和孕后保胎两个阶段。

E. 滑胎者孕后保胎治疗的时间应超过既往堕胎、小产月份的 2 月以上。

28. 治疗肾虚证滑胎的方剂有（　　　）。

 A. 补肾固冲汤

 B. 肾气丸 C. 育阴汤

 D. 安奠二天汤

 E. 泰山磐石散

三、名词解释

1. 半产

2. 滑胎

四、简答题

1. 简述堕胎、小产的发病机制、辨证要点及治疗原则。

2. 简述滑胎肾虚证的主证、治法及代表方剂。

五、论述题

1. 试述如何鉴别堕胎与小产，临床中发生胎堕不全应如何诊断和处理？

2. 论述滑胎的病因病机、治则及如何

分阶段治疗。

六、病案分析

王某，28 岁，工人。婚后两年，孕 4 流 4 产 0，每受孕 2 月左右，无故流产。现停经 8 周多，尿妊娠试验（+），伴有恶心，喜酸；夜尿频多，近 2 日时出现腰酸小腹坠胀，精神不振，头晕耳鸣；舌淡苔薄，脉滑两尺脉沉弱。B 超提示：宫内妊娠，单活胎，余未发现异常。

请写出：（1）中医诊断
（2）证候分析
（3）治法
（4）代表方药

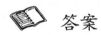

答案

一、填空题

1. 暗产

2. 早期流产　晚期流产

3. 下胎益母

4. 应期而下　补肾安胎

5. 母体冲任损伤　胎元不健

二、选择题

（一）A₁ 型题

1. B。

答案分析：题干符合堕胎的定义。

2. A。

答案分析：在晋代《脉经》中最早记载了"堕胎"一词。

3. C。

答案分析：脱花煎具有活血化瘀，下胎催生的功效，原方主治产难经日或死胎不下，故是治疗胎堕不全的代表方剂。

4. C。

答案分析：唐代《经效产宝》中提出了应根据母病与胎病先后的不同对流产进行辨证治疗。

5. A。

答案分析：堕胎、小产是胚胎或胎儿殒堕难留或殒堕不全，故应及早以下胎益母为原则进行治疗。

6. A。

答案分析：脱花煎的药物组成是：当归、川芎、肉桂、牛膝、红花、车前子。

7. C。

答案分析：小腹疼痛，会阴逼迫下坠，而后阴道下血是胎堕难留的临床症状。

8. C。

答案分析：题干符合滑胎的定义。

9. A。

答案分析：根据滑胎以预防为主，阶段治疗的原则，故滑胎患者的治疗应在未孕之前"预培其损"和孕后即应积极保胎。

10. B。

答案分析：有滑胎病史的病人，保胎治疗时间一般超过既往流产月份的 2 周以上。

11. C。

答案分析：泰山盤石散功效益气养血，固冲安胎，故是治疗气血虚弱证滑胎的代表方剂。

12. D。

答案分析：育阴汤的药物组成中无白术。

13. A。

答案分析：桂枝茯苓丸合寿胎丸具有祛瘀消癥，固肾安胎的功效。因此是治疗血瘀证滑胎的首选方剂。

14. E。

答案分析：在各选项中只有肾气丸具有温补肾阳的功效，适用于肾阳虚证滑胎。

15. A。

答案分析：滑胎属肾气虚者，治疗应脾肾同治，先后天并补，使得肾气旺盛，冲任得固，胎元得安。

16. C。

答案分析：依据症状辨证为肾阳虚证。

（二）A₂型题

17. A。

答案分析：辨证为堕胎胎动欲堕证。

18. B。

答案分析：辨证属胎堕不全，阴血暴亡，气随血脱的危候，故应急以益气回阳固脱之法救治。同时在抗休克抗感染下清宫。

19. C。

答案分析：辨证属血瘀证滑胎。

20. D。

答案分析：根据临床表现此病属中医的滑胎。

（三）B₁型题

21. E。

答案分析：治疗滑胎应以预防为主，防治结合的阶段性治疗为原则，因而未孕前重防，已孕后重早治。

22. C。

答案分析：参见选择题A₁型题第5题。

23. D。

答案分析：根据阴道流血量多，妇查：宫口已开，羊水流出，子宫大小与妊娠月份相符，因此诊断为难免流产。

24. A。

答案分析：根据妊娠阴道流血，妇查：有部分组织堵塞宫口，子宫小于停经月份，因此诊断为不全流产。

（四）X型题

25. ABCD。

答案分析：堕胎、小产的病因主要有肾气虚弱，气血不足，热病伤胎和跌仆伤胎四方面。

26. ACE。

答案分析：根据胎动欲堕的临床表现，可以排除B，D。

27. BE。

答案分析：B错误在于张锡纯首创寿胎丸，主要目的用于治疗滑胎。E错误在于治疗时间应超过既往自然流产月份的2周以上。

28. ABCD。

答案分析：滑胎肾虚证分为肾气不足，肾阳亏虚，肾精亏虚，故除外泰山磐石散，其他四方均为正确答案。

三、名词解释

1. 半产：亦称"小产"，是指妊娠12－28周内，胎儿已成形而自然殒堕者。

2. 滑胎：是指凡堕胎或小产连续发生3次或3次以上者，又称"屡孕屡堕"或"数堕胎"。

四、简答题

1. 答：堕胎、小产的发病机制主要是冲任损伤，胎结不实，胎元不固，而致胚胎或胎儿自然殒堕，离胞而下。一般多由胎漏、胎动不安发展而来，也有直接发生堕胎、小产者。常见病因病机有肾气虚弱、气血不足、热病伤胎和跌仆伤胎。本病的辨证要点是辨清胚胎是否完全排出，有无稽留未尽，即胎堕完全或胎堕不全。堕胎、小产的治疗原则以下胎益母为主。

2. 答：滑胎肾虚证分为：肾气不足、肾阳亏虚、肾精亏虚三型。具体辨证论治如下：

（1）肾气不足主证：屡孕屡堕，甚或应期而堕，孕后腰酸膝软，头晕耳鸣，夜尿频多，面色晦暗，舌质淡苔薄白，脉细滑尺脉沉弱。

治法：补肾健脾，调理冲任。代表方剂：补肾固冲丸。

（2）肾阳亏虚主证：屡孕屡堕，腰酸膝软，甚则腰痛如折，头晕耳鸣，畏寒肢冷，小便清长，夜尿频多，大便溏薄，舌淡苔薄而润，脉沉迟或沉弱。

治法：温补肾阳，固冲安胎。代表方剂：肾气丸。

（3）肾精亏虚主证：屡孕屡堕，腰酸膝软，甚或足跟痛，头晕耳鸣，手足心热，两颧潮红，大便秘结，舌红少苔，脉细滑数。

治法：补肾填精，固冲安胎。代表方剂：育阴汤。

五、论述题

1. 答：堕胎与小产的鉴别主要在于：堕胎是指在妊娠12周内，胚胎的自然殒堕，胎儿尚未成形；小产则是在妊娠12～28周内，胎儿成形后而自然殒堕。胎堕不全的诊断：（1）胎殒之后，阴道流血增多，甚至大量出血，腹痛阵阵紧逼。（2）妇科检查：宫口开大，可见部分组织物堵塞于宫口，子宫小于停经月份。胎堕不全是妇产科急症之一，临证中一经确诊，应尽快终止妊娠，速去其胎，在严格消毒下行清宫术，以防止发生大出血。中药配服脱花煎（当归、川芎、肉桂、红花、牛膝、车前子）加人参、益母草、炒蒲黄，以益气祛瘀下胎。如果突然阴血暴下，出现气随血脱的危候，当以急救处理，如输液、输血、吸氧、抗休克等，并配中药顿服独参汤或参附汤，以益气回阳固脱。

2. 答：导致滑胎的主要机理有二：其一为母体冲任损伤；其二为胎元不健。

病因病机临床常见有：（1）肾虚：父母先天禀赋不足，或孕后不节房事，损伤肾气，冲任虚衰，系胎无力而致滑胎；或肾中真阳受损，命门火衰，冲任失于温养，宫寒胎元不固，屡孕屡堕而致滑胎；或大病久病累及于肾，肾精匮乏，冲任精血不足，胎失濡养，胎结不实，堕胎、小产反复发作而成滑胎。

（2）气血虚弱：母体平素脾胃虚弱，气血不足，或饮食不节、孕后过度忧思劳倦损伤脾胃，脾虚胃弱气血化源匮乏，冲任不足，以致不能摄养胎元发生滑胎；

（3）血瘀：母体胞宫宿有癥瘕痼疾，瘀滞于内，损伤冲任，使气血失和，胎元失养而不固，致屡孕屡堕。

滑胎应本着预防为主、防治结合的阶段性治疗为原则。孕前宜避孕一年左右，并对夫妇双方检查反复自然流产的原因。中医强调"预培其损"，多以补肾健脾，益气养血，调理冲任为主；孕后应积极进行保胎治疗，并维持超过既往堕胎、小产的两周以上，切不可等到发生先兆流产以后再进行治疗。同时做好围产期保健。

六、病案分析

（1）诊断：中医① 滑胎（肾气不足）；② 胎动不安（肾虚）。

（2）证候分析：胞络者系于肾，肾气亏虚，冲任不固，胎失所系，则屡孕屡堕；肾虚冲任受损，胎元不固而有欲堕之势，故腰酸小腹坠胀；髓海不足，清窍失养，则头晕耳鸣，精神不振；肾气不足，膀胱失约，气化失职，则夜尿频多；舌脉为肾气不足之象。

（3）治法：补肾健脾，固冲安胎。

（4）代表方剂：补肾固冲丸。

药物组成：菟丝子、续断、巴戟天、杜仲、当归、熟地、鹿角霜、阿胶、枸杞子、党参、白术、砂仁、大枣。

第七节　胎萎不长

【学习目的要求】

1. 了解胎萎不长的病因病机和转归。

2. 掌握胎萎不长的定义、诊断与辨证论治。

习题

一、填空题

1. 导致胎萎不长的主要机理是_____以荣养其胎，而致胎儿_____。

2. 胎萎不长的主要病因是_____、_____和_____。

3. 胎萎不长的治疗原则重在_____。

二、选择题

（一）A₁ 型题

1. 气血虚弱胎萎不长的首选方是（　　）

    A. 归脾汤　　　B. 举元煎

    C. 胎元饮　　　D. 寿胎丸

    E. 长胎白术散

2. 脾肾不足胎萎不长的首选方是（　　）

    A. 温土毓麟汤　　　B. 胎元饮

    C. 毓麟珠　　　D. 归肾丸

    E. 长胎白术散

3. 血寒宫冷胎萎不长的首选方是（　　）

    A. 艾附暖宫丸　　B. 温土毓麟汤

    C. 胎元饮　　　D. 寿胎丸

    E. 长胎白术散

4. 温土毓麟汤出自于（　　）

    A. 《金匮要略》

B. 《经效产宝》

C. 《妇人规》

D. 《傅青主女科》

E. 《医学衷中参西录》

5. 长胎白术散出自于（　　）

    A. 《金匮要略》

    B. 《叶氏女科证治》

    C. 《妇人规》

    D. 《傅青主女科》

    E. 《医学衷中参西录》

6. 胎元饮出自于（　　）

    A. 《金匮要略》

    B. 《经效产宝》

    C. 《妇人规》

    D. 《傅青主女科》

    E. 《医学衷中参西录》

7. 胎萎不长的预防与调摄，以下哪一项是不适宜的（　　）

    A. 食用高热量、高蛋白食物

    B. 右侧卧位

    C. 保持心情舒畅

    D. 定期吸氧

    E. 定期产前检查

8. "妊娠胎萎燥"的记载首见于（　　）

    A. 《金匮要略》

    B. 《经效产宝》

    C. 《妇人大全良方》

    D. 《诸病源候论》

    E. 《外台秘要》

（二）A₂ 型题

9. 某妇，孕28周，近一个月腹形增长不明显，自觉有胎动，头晕，纳少，口淡，乏力，舌淡，苔白，脉细略滑。其辨证属于（　　）

    A. 气血虚弱　　B. 脾肾不足

C. 血寒宫冷　D. 脾虚湿郁

E. 心血不足

10. 某妇, 妊娠早期曾因胎动不安住院安胎, 现已停经 30 周, 腹形如孕 6 个月, 有胎动, 头晕耳鸣, 纳少, 腰酸乏力, 四肢不温, 舌淡, 苔白, 脉沉细。首选方为( )

A. 寿胎丸　　B. 四君子汤

C. 举元煎　　D. 胎元饮

E. 寿胎丸合四君子汤

（三）B₁ 型题

A. 胎元饮　　　B. 寿胎丸

C. 温土毓麟汤　D. 长胎白术散

E. 四君子汤

11. 气血虚弱胎萎不长的首选方是( )

12. 血寒宫冷胎萎不长的首选方是( )

（四）X 型题

13. 胎萎不长属高危妊娠, 如不及时治疗, 可致( )

A. 胎死腹中　B. 过期不产

C. 胎漏　　　D. 小产

E. 滑胎

14. 胎萎不长的常见证型有( )

A. 脾肾不足　B. 气血虚弱

C. 脾虚湿郁　D. 心血不足

E. 血寒宫冷

三、名词解释

胎萎不长

四、简答题

简述胎萎不长的转归。

五、论述题

试述胎萎不长的病因病机。

六、病案分析

许某, 女, 32 岁, 职员。初诊: 1986 年 3 月 4 日。

主诉: 孕 8 个月, 头晕心悸一月余。

现病史: 曾患原发性不孕症 6 年, 经治疗后受孕。妊娠两个月时曾有阴道出血, 经保胎治疗 2 月余。目前已孕 34 周, 眩晕心悸, 四肢无力, 纳少口淡, 面色萎黄。舌淡苔薄白, 脉细弱。

产科检查: 宫底高度 23cm, 胎心率 160 次/分。

B 超检查: 宫内单胎妊娠, 胎头双顶径 75mm, 胎心、胎动正常。

请写出: （1）诊断（中医、西医）

（2）辨证

（3）病机分析

（4）治法

（5）方药（主方名与处方）

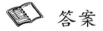 答案

一、填空题

1. 气血不足　生长迟缓

2. 气血虚弱　脾肾不足　血寒宫冷

3. 补脾肾, 养气血

二、选择题

（一）A₁ 型题

1. C。

答案分析: 胎元饮补气养血安胎, 适用于气血虚弱胎萎不长。

2. A。

答案分析: 温土毓麟汤补益脾肾, 适用于脾肾虚弱胎萎不长。

3. E。

答案分析: 长胎白术散温肾扶阳, 养血

· 150 ·

育胎，适用于血寒宫冷胎萎不长。

4. D。

答案分析：温土毓麟汤出自《傅青主女科》。

5. B。

答案分析：长胎白术散出自《叶氏女科证治》。

6. C。

答案分析：胎元饮出自《景岳全书·妇人规》。

7. B。

答案分析：孕妇应取左侧卧位，以增加子宫血流量，改善胎盘灌注。

8. D。

答案分析："妊娠胎萎燥"首见于《诸病源候论》

（二）A₂ 型题

9. A。

答案分析：辨证为气血虚弱。

10. E。

答案分析：辨证为脾肾不足。寿胎丸合四君子汤功能补肾健脾，适用于脾肾不足胎萎不长。

（三）B₁ 型题

11. A。

答案分析：气血虚弱胎萎不长的首选方是胎元饮。

12. D。

答案分析：血寒宫冷胎萎不长的首选方是长胎白术散。

（四）X 型题

13. ABD。

答案分析：胎萎不长可发展为胎死腹中、小产或过期不产。

14. ABE。

答案分析：胎萎不长的主要证候是气血

虚弱、脾肾不足和血寒宫冷。

三、名词解释

胎萎不长：妊娠四五个月后，孕妇腹形与宫体增大明显小于正常妊娠月份，胎儿存活而生长迟缓者。

四、简答题

答：胎萎不长属于高危妊娠。经及时治疗可继续妊娠，正常足月分娩。若治疗不当或未及时治疗，可发展为过期不产，或胎死腹中、小产。

五、论述题

答：胎萎不长的主要机理是气血不足以荣养其胎，以致胎儿生长迟缓。主要病因有气血虚弱、脾肾不足和血寒宫冷。

气血虚弱，则胎失所养；脾肾不足，则化源不足，胎失所系；血寒宫冷，则胎失温养。

六、病案分析

（1）诊断：中医：胎萎不长；西医：胎儿宫内发育迟缓。

（2）辨证：气血虚弱

（3）病机分析：孕后曾有胎漏，气血不足，胎失所养，则胎萎不长；气血不能上荣头目，则眩晕，面色萎黄；心血不足，则心悸；舌淡，脉细弱均为气血不足之象。

（4）治法：补气益血养胎。

（5）方药：胎元饮加减

党参20g，白术15g，炙甘草6g，熟地15g，当归12g，白芍15g，杜仲15g，陈皮6g，菟丝子20g，首乌20g，黄芪20g，云苓20g。

第八节 胎死不下

1. 了解胎死不下的病因病机。
2. 掌握胎死不下的定义、诊断与辨证论治。

习题

一、填空题

1. 胎死不下的主要病因有＿＿＿＿、＿＿＿＿和＿＿＿＿。
2. 现代医学认为，胎死腹中，日久不下，容易发生＿＿＿＿，可危及孕妇生命。

二、选择题

（一）A₁ 型题

1. 气血虚弱胎死不下的首选方是（　　）
    A. 脱花煎　　B. 救母丹
    C. 生化汤　　D. 平胃散
    E. 桃红四物汤

2. 气滞血瘀胎死不下的首选方是（　　）
    A. 脱花煎　　B. 救母丹
    C. 生化汤　　D. 平胃散加芒硝
    E. 桃红四物汤

3. 湿浊瘀阻胎死不下的首选方是（　　）
    A. 脱花煎　　B. 救母丹
    C. 生化汤　　D. 平胃散加芒硝
    E. 桃红四物汤

4. 救母丹出自于（　　）
    A.《金匮要略》
    B.《叶氏女科证治》
    C.《景岳全书》
    D.《傅青主女科》
    E.《和剂局方》

5. 平胃散出自于（　　）
    A.《金匮要略》
    B.《叶氏女科证治》
    C.《景岳全书》
    D.《傅青主女科》
    E.《和剂局方》

6. 脱花煎出自于（　　）
    A.《金匮要略》
    B.《叶氏女科证治》
    C.《景岳全书》
    D.《傅青主女科》
    E.《和剂局方》

7. 平胃散的组成除外以下哪一味中药（　　）
    A. 苍术　　　B. 厚朴
    C. 枳壳　　　D. 陈皮
    E. 甘草

8. 救母丹的组成除外以下哪一组中药（　　）
    A. 当归、川芎
    B. 益母草
    C. 炒芥穗、赤石脂
    D. 白术、茯苓
    E. 人参

（二）A₂ 型题

9. 某妇，妊娠 6 个月，胎动停止 10 天，小腹阵痛，阴道出血，量少，色黯；面色黯，舌紫黯，脉弦涩。其证候属于（　　）
    A. 气血虚弱　　B. 气滞血瘀
    C. 肾虚血瘀　　D. 湿浊瘀阻
    E. 气虚血瘀

10. 某妇，妊娠 5 个月，小腹冷痛，胎

动停止2天，胸腹满闷，精神疲倦，舌苔厚腻，脉细。治法是( )

  A. 理气行血，祛瘀下胎

  B. 补益气血，活血下胎

  C. 运脾燥湿，活血下胎

  D. 温经活血，行气下胎

  E. 补气活血，祛瘀下胎

（三）B₁ 型题

  A. 救母丹   B. 脱花煎

  C. 生化汤   D. 平胃散加芒硝

  E. 桃红四物汤

11. 气滞血瘀胎死不下的首选方是( )

12. 气血虚弱胎死不下的首选方是( )

（四）X 型题

13. 胎死不下的常见证型有( )

  A. 气滞血瘀 B. 湿浊瘀阻

  C. 肾虚血瘀 D. 气血虚弱

  E. 气虚血瘀

14. 脱花煎的药物组成是( )

  A. 当归、川芎   B. 肉桂

  C. 牛膝、红花   D. 车前子

  E. 益母草

三、名词解释

胎死不下

四、简答题

简述胎死不下的检查要点。

五、论述题

试述胎死不下的病因病机。

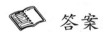 **答案**

一、填空题

1. 气血虚弱 气滞血瘀 湿浊瘀阻

2. 凝血功能障碍

二、选择题

（一）A₁ 型题

1. B

答案分析：救母丹补益气血，活血下胎，适用于气血虚弱胎死不下。

2. A

答案分析：脱花煎理气行血，祛瘀下胎，适用于气滞血瘀胎死不下。

3. D

答案分析：平胃散加芒硝运脾燥湿，活血下胎，适用于湿浊瘀阻胎死不下。

4. D

答案分析：救母丹出自《傅青主女科》。

5. E

答案分析：平胃散出自《和剂局方》。

6. C

答案分析：脱花煎出自《景岳全书》。

7. C

答案分析：平胃散的组成是苍术、厚朴、陈皮和甘草。

8. D

答案分析：救母丹的组成是人参、当归、川芎、益母草、赤石脂、炒芥穗。

（二）A₂ 型题

9. B

答案分析：辨证属气滞血瘀。

10. C

答案分析：辨证属湿浊瘀阻。

（三）B₁ 型题

11. B

答案分析：脱花煎理气行血，祛瘀下胎，适用于气滞血瘀胎死不下。

12. A

答案分析：救母丹补益气血，活血下胎，适用于气血虚弱胎死不下。

13. ABD。

答案分析：胎死不下的常见证候是气滞血瘀、湿浊瘀阻及气血虚弱。

14. ABCD。

答案分析：脱花煎的组成是当归、川芎、肉桂、车前子、牛膝、红花。

三、名词解释

胎死不下：妊娠 20 周以后胎死宫内，不能自行产出者。

四、简答题

答：孕妇自觉胎动停止；腹部检查示腹围缩小，宫底下降，听不到胎心音。妇科检查子宫增大小于孕月，宫口未开，乳房松软。B 超检查有助确诊。

五、论述题

答：胎死不下的主要病机有虚实两端，虚者由于气血虚弱，无力运胎外出；实者由于瘀血或湿浊阻滞气机，碍胎排出。

气血虚弱可由素体虚弱或孕后久病体虚，气血亏损，胎失所养而胎死宫内，因气虚失运，血虚不润，无力运胎。

气滞血瘀可由孕期外伤或寒凝血滞，瘀阻冲任，损及胎元，胎死以后，又因瘀血内阻，产道不利，死胎不下。

湿浊瘀阻可由素体脾虚，或孕后饮食伤脾，湿浊内停，困阻气机，胎失所养而致胎死。气机不畅，死胎滞涩不下。

第九～十八节　子满至难产

（包括：子满、子肿、子晕、子痫、子嗽、妊娠小便淋痛、妊娠小便不通、妊娠身痒、妊娠贫血、难产）

【学习目的要求】

1. 掌握子肿、子满、子痫、子晕、子嗽、子淋、转胞、妊娠身痒、妊娠贫血、难产的定义及辨证论治。

2. 熟悉子肿、子满、子晕、子嗽、妊娠贫血、子淋的病因病机、诊断与鉴别诊断。

✏ 习题

一、填空题

1. 子满多由妊娠而夹以_____所致。

2. 子痫的病机主要是_____。

3. 子晕以_____为主证，其实质是_____，属_____证。

4. 子嗽的治疗以_____、_____为主，重在治肺，兼顾到脾。在治疗用药上，必须遵循_____的原则。

5. 妊娠小便不通病因病机主要是_____，_____致膀胱不利，水道不通，溺不得出。属_____证。

6. 妊娠贫血治疗以_____为原则，治法以_____为主。

7. 难产的病因归纳起来有_____、_____、_____。

8. 子肿的病变有在脾在肾之别，病在脾者_____、_____，伴脾虚证。病在肾者_____、_____伴肾虚证。

二、选择题

（一）A₁型题

1.《医宗金鉴·妇科心法要诀》云：头面遍身浮肿，小水短少者，属水气为病，

故名曰(　　)

    A. 皱脚　　　　B. 子气

    C. 子肿　　　　D. 子满

    E. 脆脚

2. 妊娠5~6月后,下列哪一项应诊断为子满(　　)

    A. 两脚浮肿,按之凹陷,小便短少

    B. 两脚浮肿,皮色不变,小便如常

    C. 自膝至脚肿,皮色不变,小便如常

    D. 腹大异常,胸膈满闷,甚则遍身俱肿,喘息不得卧者

    E. 头面遍身浮肿,皮薄而光亮,小便短少

3. 脾虚妊娠肿胀的主要证候,下列哪一项是错误的(　　)

    A. 妊娠数月,面目四肢浮肿

    B. 皮厚而色不变,随按随起

    C. 气短懒言,口淡无味

    D. 食欲不振,大便溏薄

    E. 舌质胖嫩,边有齿痕

4. 《全生指迷方》白术散为脾虚型妊娠肿胀之主方,其主方除白术外,还有(　　)

    A. 茯苓皮、大腹皮、桑白皮、陈皮

    B. 生姜皮、陈皮、茯苓、大腹皮

    C. 茯苓皮、生姜皮、瓜蒌皮、桑白皮

    D. 桑白皮、青皮、茯苓皮、陈皮

    E. 陈皮、瓜蒌皮、大腹皮、桑白皮

5. 《千金要方》鲤鱼汤为胎水肿满之常用方,方中鲤鱼的主要功用是(　　)

    A. 行水消肿

    B. 健脾益气,利湿退肿

    C. 温肾利水

    D. 和胃祛湿,行气利水

    E. 养血安胎利水

6. 子痫的前驱症状,下列哪项是错误的(　　)

    A. 头晕头痛,眼花目眩

    B. 上腹不适,胸闷泛恶

    C. 面浮肢肿,小便短少

    D. 昏不知人,四肢抽搐

    E. 烦躁不安,视物模糊

7. 肾虚型子肿的首选方是(　　)

    A. 真武汤　　　　B. 肾气丸

    C. 五皮散　　　　D. 防己黄芪汤

    E. 左归饮

8. 子满的首选方是(　　)

    A. 五苓散　　　　B. 全生白术散

    C. 参苓白术散　　D. 五皮散

    E. 鲤鱼汤

9. 肝风内动型子痫的首选方是(　　)

    A. 牛黄清心丸

    B. 镇肝熄风汤

    C. 羚角钩藤汤

    D. 杞菊地黄丸

    E. 天麻钩藤饮

10. 阴虚肺燥型子嗽的首选方是(　　)

    A. 百合固金汤　　B. 杏苏散

    C. 清金化痰汤　　D. 止嗽散

    E. 清燥救肺汤

11. 风热型妊娠身痒的首选方是(　　)

    A. 人参养荣汤

    B. 当归地黄饮子

    C. 消风散

    D. 大秦艽汤

    E. 银翘散

12. 气血两虚型妊娠贫血的首选方是(　　)

    A. 八珍汤　　　　B. 归脾汤

    C. 人参养荣汤　　D. 大补元煎

    E. 圣愈汤

13. 子满的治法是(　　)

    A. 健脾利水,养血安胎

    B. 滋肾健脾,利水消肿

    C. 逐水消肿,养血安胎

D. 温阳逐水，补益脾肾

E. 疏肝理气，健脾利水

14. 阴虚肺燥型子嗽的最佳治法是
（　　）

A. 养阴润肺，止咳安胎

B. 清热润燥，化痰止咳

C. 滋肾健脾，润肺止咳

D. 养血柔肝，清肺化痰

E. 清热润肺，养血安胎

15. 下列除（　　）外，均属妊娠痫证发
作前的症状和体征

A. 头晕目眩　　B. 胸闷泛恶

C. 昏不知人　　D. 小便短少

E. 四肢浮肿

16. 先兆子痫的临床特征以（　　）为主
证

A. 头痛、头晕、目眩

B. 眩晕、倒仆昏不知人

C. 四肢抽搐、牙关紧闭

D. 面浮肢肿、小便短少

E. 胸闷泛恶、全身浮肿

17. 妊娠痫证的临床表现，下列哪一项
是错误的（　　）

A. 妊娠中后期，头晕目眩，视物
模糊

B. 忽然眩晕倒仆，昏不知人

C. 四肢抽搐，全身强直

D. 牙关紧闭，目睛直视，口吐白
沫

E. 少时自醒，醒后复发，或昏迷
不醒

18. 妊娠痫证发生时间哪项是错误的
（　　）

A. 妊娠晚期

B. 妊娠早期

C. 临产前

D. 分娩后

E. 分娩中

19. 妊娠咳嗽主证有干咳少痰，产生的
原因是（　　）

A. 虚火内生，灼肺伤津

B. 湿邪中阻，津不上承

C. 命门火衰，不能化津

D. 气郁化火，灼津耗液

E. 木火刑金，肺燥阴伤

20. 妊娠小便淋痛的发病机理，主要是
膀胱气化失司，水道不利，导致气化失司，
水道不利的原因是（　　）

A. 气虚与阳虚

B. 脾虚与肾虚

C. 肺虚与肾虚

D. 气滞与湿阻

E. 实热与阴虚

21. 下列除哪项外，均属心火偏亢子淋
的主要证候（　　）

A. 妊娠小便频数，尿少色黄

B. 排尿艰涩刺痛

C. 口舌生疮，面赤心烦

D. 面色垢黄

E. 舌红脉细数

22. 妊娠心火偏旺型子淋的治法是
（　　）

A. 清心泻火，润燥通淋

B. 清热养阴，利尿通淋

C. 清热利湿，养阴通淋

D. 滋阴润肺，利尿通淋

E. 交通心肾，清热利尿

23. 湿热下注子淋的代表方是（　　）

A. 导赤散

B. 龙胆泻肝汤

C. 加味五苓散

D. 八正散

E. 渗湿汤

24. 知柏地黄汤治疗子淋适宜的证型为
（　　）

A. 心火偏旺　　B. 湿热下注

C. 阴虚津亏　　D. 感染湿毒

E. 湿热瘀结

25. 妊娠期间小便不通，甚至少腹胀急疼痛心烦不得卧，名为(　　)

A. 子烦　　　　B. 子满

C. 子悬　　　　D. 转胞

E. 子淋

26. 妊娠小便不通的病因病机是胎气下坠，压迫膀胱，以至膀胱不利，水道不通，溺不得出。临床常见证型有(　　)

A. 气虚与肾虚

B. 脾气下陷与阳气不振

C. 肺虚与肾虚

D. 湿热与阳虚

E. 阴虚与气虚

27. 气虚妊娠小便不通的主方是(　　)

A. 独参汤　　　B. 举元煎

C. 四君子汤　　D. 补中益气汤

E. 益气导溺汤

28. 肾虚型妊娠小便不通，证见小腹胀满，腰膝酸软，畏寒肢冷，方用肾气丸去丹皮、附子，加(　　)

A. 泽泻、茯苓

B. 山萸肉、山药

C. 巴戟、菟丝子

D. 肉桂、枸杞

E. 猪苓、车前子

29. 下列除(　　)外，均属难产发生的主要因素。

A. 产力异常　　B. 产道异常

C. 胎儿异常　　D. 胎位异常

E. 初产孕妇

30. 气血虚弱型难产，下列哪一项是错误的(　　)

A. 阵痛剧烈，腹痛不已

B. 宫缩时间短，间歇时间长

C. 面色苍白，心悸气短

D. 阴道下血量多，色淡

E. 舌淡苔薄，脉沉细而弱

31. 肾虚型子肿的代表方是真武汤。其中附子的用法和作用哪项是错误的(　　)

A. 附子大辛大热，温阳化气行水为君

B. 用时用量不宜太重，一般 6g ~ 9g

C. 用时用量宜大，一般 15g 以上

D. 用时入药先煎、久煎以减轻毒性

E. 一般病情可易桂枝通阳化气行水

32. 下列病情转归中，哪项是错误的(　　)

A. 子烦→子痫　　　B. 子肿→子痫

C. 子晕→子痫　　　D. 子嗽→子痫

E. 先兆子痫→子痫

（二）A₂ 型题

33. 一妇人孕 6 个月，面目四肢浮肿，皮薄而光亮，按之凹陷不起，伴面色无华，少气懒言，大便溏，舌质淡体胖苔白，脉缓滑，最佳选方是(　　)

A. 五苓散　　B. 全生白术散

C. 五皮散　　D. 鲤鱼汤

E. 健脾利水汤

34. 妊娠 8 个月，腹部异常增大，胸膈满闷，呼吸短促，神疲倦怠，小便短少，喘不得卧，舌质淡苔白，脉沉滑动，最佳治法是(　　)

A. 健脾利水，养血安胎

B. 疏肝健脾，逐水消肿

C. 滋肾健脾，温阳利水

D. 温肾健脾，泻肺利水

E. 逐水消肿，养血安胎

35. 一孕妇，孕 38 周，感头晕头重目眩，胸闷泛恶，面目四肢浮肿，嗜睡眼花，苔白腻，脉弦滑，血压 140/90 mmHg，最佳治法是(　　)

A. 疏肝健脾，平肝潜阳

B. 健脾化湿，平肝潜阳

C. 滋阴泻火，利湿消肿

D. 平肝潜阳，健脾化痰

E. 滋养肝肾，利湿化痰

36. 一孕妇，孕 4 月余干咳无痰，口干咽燥，失眠盗汗，手足心热，舌红少苔，脉细滑数，治疗最佳选方是（　　）

　　A. 止嗽散　　　B. 杏苏散

　　C. 清燥救肺汤　D. 百合固金汤

　　E. 清金化痰汤

37. 一孕妇，孕 6 月余，小便频数，艰涩刺痛，尿少色黄，伴面赤心烦，喜冷饮，舌上溃疡，舌红欠润，少苔，脉细数，最佳治法是（　　）

　　A. 清心泻火，润燥通淋

　　B. 泻火解毒，养血安胎

　　C. 滋肾利尿，清热解毒

　　D. 交通心肾，养阴利尿

　　E. 清热利湿，润燥通淋

38. 妊娠 8 月，小便不畅，量少，小腹胀急疼痛，坐卧不安，面色㿠白，神疲乏力，舌淡，苔薄白，最佳选方是（　　）

　　A. 人参升麻汤　B. 补中益气汤

　　C. 益气导溺汤　D. 肾气丸

　　E. 圣愈汤

39. 孕 7 个月，全身皮肤干燥瘙痒，起疹，疹色淡红，劳累加重，抓破流血，伴面色㿠白，心悸怔忡，舌淡，苔白，脉细滑弦，最佳选方是（　　）

　　A. 人参养荣汤

　　B. 当归地黄饮子合二至丸

　　C. 消风散

　　D. 当归养血汤

　　E. 四物汤

40. 一孕妇，孕后面色萎黄，四肢倦怠乏力，口淡乏味，腹胀便溏，舌淡胖苔白，脉缓无力，血常规血红蛋白 98g/L，白细胞

$2.8 \times 10^9/L$，最佳选方是（　　）

　　A. 归脾汤

　　B. 人参养荣汤

　　C. 大补元煎

　　D. 圣愈汤

　　E. 八珍汤

（三）B₁ 型题

　　A. 五苓散　　B. 全生白术散

　　C. 鲤鱼汤　　D. 五皮散

　　E. 参苓白术散

41. 脾虚子肿的首选方是（　　）

42. 子满的首选方是（　　）

　　A. 二至丸合杞菊地黄丸

　　B. 止抽散

　　C. 羚角钩藤汤

　　D. 杞菊地黄丸

　　E. 牛黄清心丸

43. 肝阳上亢型子晕的首选方是（　　）

44. 肝风内动型子痫的首选方是（　　）

　　A. 养血祛风，滋养肝肾

　　B. 疏风清热，养血安胎

　　C. 固冲任，调营卫

　　D. 滋阴养血，平肝潜阳

　　E. 滋阴潜阳，平肝熄风

45. 风热型妊娠身痒的最佳治法是（　　）

46. 肝风内动型子痫的最佳治法是（　　）

　　A. 阴虚津亏，心火偏旺，膀胱湿热

　　B. 湿热下注，心肾不交，阴虚火旺

　　C. 肾虚，气虚

　　D. 脾肾亏虚，中气下陷，气血不足

　　E. 湿热瘀结，肝郁脾虚

47. 妊娠小便淋痛的主要证型有（　　）

48. 妊娠小便不通的主要证型有（　　）

49. 子肿的常见病因是（　　）
　　A. 脾虚　　　　B. 肺虚
　　C. 肾虚　　　　D. 肝郁
　　E. 气滞

50. 子肿的治疗用药应慎用（　　）
　　A. 温燥　　　　B. 寒凉
　　C. 峻下　　　　D. 滑利
　　E. 利湿

51. 妊娠高血压综合征典型症状是
（　　）
　　A. 电解质紊乱　　　B. 高血压
　　C. 蛋白尿　　　　　D. 水肿
　　E. 血红蛋白低于正常

52. 心脾两虚型妊娠贫血主要证候是孕
后（　　）
　　A. 面色无华　　B. 腰膝酸软
　　C. 心悸怔忡　　D. 失眠多梦
　　E. 头昏眼花

53. 妊娠身痒常需与下列哪些病鉴别
（　　）
　　A. 妊娠胆淤症
　　B. 妊娠风疹
　　C. 妊娠疱疹
　　D. 妊娠疱疹样脓疱病
　　E. 妊娠荨麻疹

型子嗽的主要证候是

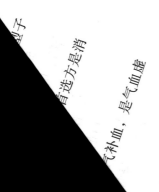

B. 产道异常
C. 胎儿胎位异常
D. 气血失调
E. 精神紧张

三、名词解释

1. 子满
2. 转胞
3. 子痫
4. 产力
5. 子晕

四、简答题

1. 在子嗽的治疗过程中如何体现治病与安胎并举的原则？
2. 在子肿的治疗过程中如何体现辨证与辨病相结合的原则？
3. 简述肝阳上亢型子晕的主证、治则及代表方。
4. 为什么说妊娠小便不通是本虚标实证？

五、论述题

1. 试述纠正胎位法的时间与操作过程。
2. 妊娠小便不通与妊娠小便涩痛在病因病机与治疗上有何不同？
3. 试述先兆子痫与子痫的临床表现以及中医治疗原则。
4. 试述子嗽的病因病机。

六、病案分析

1. 病案一
张某，女，31 岁，初诊 1998 年 3 月 17日。

主诉：咳嗽 3 月余。

现病史：孕 3 月起，即感受风寒，咳嗽痰多，久咳不愈。现已孕 6 月余，仍感咽痒咳嗽，干咳无痰，有时带血丝，咳甚时腰痛，小腹坠胀，大便干结，口干不欲饮，手足心热，舌质红，苔少，脉细滑数。

请写出：（1）诊断
（2）辨证
（3）病机分析
（4）治法
（5）方药（主方名及处方）

2. 病案二

孙某某，女，27 岁，初诊 1998 年 12 月 12 日。

主诉：孕 8 月余，全身浮肿一周。

现病史：一月前先开始眼睑肿，后四肢手脚均肿，休息后可缓解。近一周肿势加重，全身肿，按之凹陷不起，伴脘腹胀，纳食不香，大便偏稀，腰酸，下肢怕冷，小便次数多但量少，舌淡体胖，苔白润，脉沉缓滑，血压 120/80mmHg。

尿常规：正常。

请写出：（1）诊断
（2）辨证
（3）病机分析
（4）治法
（5）方药（主方名及处方）

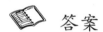 答案

一、填空题

1. 脾胃虚弱，脏腑之间有停水
2. 肝风内动及痰火上扰
3. 眩晕　因孕而虚　本虚标实
4. 清热润肺　化痰止咳　治病与安胎并举
5. 胎气下坠　压迫膀胱　本虚标实
6. 补虚　调理脏腑、补养气血
7. 产力异常　产道异常　胎儿、胎位异常
8. 四肢面目浮肿　皮薄而光亮　面浮

肢肿　下肢尤甚

二、选择题

（一）A₁ 型题

1. C。
答案分析：题干是子肿的定义，也是子肿与子气的鉴别要点。

2. D。
答案分析：D 是子满的定义。

3. B。
答案分析：不是脾虚子肿的证候，是子气的证候。

4. B。
答案分析：B 加上白术是《全生指迷方》白术散的组方。

5. A。
答案分析：行水消肿是鲤鱼的主要功用。

6. D。
答案分析：D 是子痫的症状而不是先兆子痫的症状。

7. A。
答案分析：真武汤是肾虚子肿的最佳选方。

8. E。
答案分析：鲤鱼汤是子满的首选方。

9. C。
答案分析：羚角钩藤汤是肝风内动型子痫首选方。

10. A。
答案分析：百合固金汤是阴虚肺燥型嗽首选方。

11. C。
答案分析：风热型妊娠身痒 风散。

12. A。
答案分析：八珍汤补 弱妊娠贫血的首选方。

13. A。

答案分析：健脾利水、养血安胎是子满的最佳治法。

14. A。

答案分析：养阴润肺、止咳安胎是阴虚肺燥子嗽的最佳治法。

15. C。

答案分析：昏不知人是子痫发作时的症状。

16. A。

答案分析：头痛、头晕、目眩是先兆子痫的主证。

17. A。

答案分析：A是子晕临床表现，非妊娠痫证的临床表现。

18. B。

答案分析：子痫多发生在妊娠晚期或临产前，少数发生在分娩中，个别发生于新产后，而不是发生在妊娠早期。

19. A。

答案分析：素体阴虚，孕后阴血养胎，因孕重虚，虚火内生，灼肺伤津，故干咳少痰。

20. E。

答案分析：妊娠小便淋痛的病因主要是实热与阴虚。

21. D。

答案分析：面色垢黄不是心火偏亢子淋的主要证候。

22. A。

答案分析：清心泻火、润燥通淋是心火偏旺子淋的最佳治法。

23. C。

答案分析：湿热下注型子淋的首选方是加味五苓散。

24. C。

答案分析：知柏地黄汤滋阴清热利尿，是阴虚津亏子淋者首选。

25. D。

答案分析：转胞是妊娠小便不通的别名。

26. A。

答案分析：妊娠小便不通的常见证型是肾虚和气虚。

27. E。

答案分析：益气导溺汤补中益气，升阳举胎，对气虚小便不通最为适宜。

28. C。

答案分析：巴戟、菟丝子温肾行水，对肾虚小便不通能弥补肾气丸之不足。

29. E。

答案分析：初产孕妇不是难产发生的主要原因。

30. A。

答案分析：气血虚弱型难产以临产腹痛轻微，宫缩时间短而弱为其特点。

31. C。

答案分析：因附子有毒，妊娠用药，用量不宜过大。

32. D。

答案分析：子嗽不是子痫的先兆症状。

（二）A₂型题

33. B。

答案分析：辨证为脾虚子肿，首选方是白术散。

34. A。

答案分析：诊断为子满，治宜健脾利水，养血安胎。

35. B。

答案分析：诊断为脾虚肝旺型先兆子痫，治宜健脾化湿，平肝潜阳。

36. D。

答案分析：诊断为阴虚肺燥型子嗽，最佳选方为百合固金汤。

37. A。

答案分析：诊断为心火偏旺型子淋，治

宜清心泻火，润燥通淋。

38. C。

答案分析：诊断为气虚小便不通，首选方为益气导溺汤。

39. B。

答案分析：诊断为血虚妊娠身痒，治宜当归地黄饮子合二至丸。

40. E。

答案分析：诊断为气血虚弱型妊娠贫血，治宜用八珍汤，补气补血。

（三）B₁型题

41. B。

答案分析：白术散健脾利水，为脾虚子肿首选方。

42. C。

答案分析：子满首选方是鲤鱼汤。

43. D。

答案分析：肝阳上亢型子晕的首选方是杞菊地黄丸。

44. C。

答案分析：羚角钩藤汤滋阴潜阳，平肝熄风，为肝风内动型子痫的首选方。

45. B。

答案分析：疏风清热，养血安胎为风热型妊娠身痒的最佳治法。

46. E。

答案分析：滋阴潜阳，平肝熄风是肝风内动型子痫的最佳治法。

47. A。

答案分析：子淋的临床常见证型有阴虚津亏、心火偏旺、膀胱湿热。

48. C。

答案分析：妊娠小便不通是本虚标实证，有肾虚、气虚。

（四）X型题

49. ACE。

答案分析：子肿的常见病因是脾虚、肾虚、气滞。

50. ABCD。

答案分析：子肿用药时宜慎用温燥、寒凉、峻下、滑利，因其伤正碍胎。

51. BCD。

答案分析：妊娠高血压综合征以高血压、蛋白尿、水肿为典型症状。

52. ACDE。

答案分析：腰膝酸软不是心脾两虚型妊娠贫血的主要证候。

53. BCD。

答案分析：妊娠身痒常需与妊娠风疹、妊娠疱疹、妊娠疱疹样脓疱病相鉴别。

54. ABCD。

答案分析：失眠盗汗不是脾虚痰饮型子嗽的主证。

55. BDE。

答案分析：催生饮是由当归、川芎加大腹皮、枳壳、白芷组成。

56. ABC。

答案分析：引起难产的常见病因有产力异常、产道异常、胎儿胎位异常。西医加上"精神因素"为决定分娩四因素。

三、名词解释

1. 子满：妊娠5～6月后出现腹大异常，胸膈满闷，甚则遍身俱肿，喘不得卧者，称子满。

2. 转胞：即妊娠小便不通。妊娠期间，小便不通，甚至小腹胀急疼痛，心烦不得卧，称妊娠小便不通。

3. 子痫：妊娠晚期或临产前及新产后，突然发生眩晕倒仆，昏不知人，两目上视，牙关紧闭，四肢抽搐，全身强直，须臾醒，醒复发，甚或昏迷不醒者，称为子痫。

4. 产力：是促使胎儿从宫内娩出的动力，包括子宫收缩力，腹肌及肛提肌收缩力等，但以子宫收缩力为主。

5. 子晕：妊娠期出现以头晕目眩，状

若眩冒为主证，甚或眩晕欲厥，称妊娠眩晕，亦称子晕。

四、简答题

1. 答：子嗽的治疗以清热润肺、化痰止咳为主，重在治肺，兼顾到脾。脾为气血生化之源，又为生痰之源，因为久咳伤气，气虚不能载胎，有碍胎气之嫌，因而治疗用药上，必须遵循治病与安胎并举原则，一是治咳照顾胎气，一是对有些治咳药如降气、豁痰、滑利等，有可能碍胎之药宜慎用。

2. 答：妊娠水肿是妊娠高血压综合征的早期症状之一，也是中药治疗的有效时期。该病病机，古人多主脾肾阳虚，治以温阳化气行水，限于历史条件，将妊娠水肿与子晕子痫截然分开。但从西医看，妊娠水肿多伴有高血压（先兆子痫），若不辨证与辨病相结合，滥投温阳助火之品，使血压骤升，造成子痫危症，后果不堪设想。妊娠期间，阴血下聚养胎，肝阴不足，相火偏旺，临床实为多见。所以妊娠水肿虽然以脾虚、肾虚立论，但治疗以运化水湿为主，适当加以养血安胎之品，而避免一味温阳助火，以防加重高血压等症。

3. 答：肝阳上亢型子晕的主证是：妊娠中后期，头晕目眩，视物模糊，耳鸣失眠，心中烦闷，颜面潮红，口干咽燥，手足心热，舌红或绛，少苔，脉弦数。

治则：养阴潜阳。

代表方：杞菊地黄丸加石决明、龟板、钩藤、白蒺藜、天麻以平肝熄风。

4. 答：因妊娠小便不通表现出来的是妊娠期间小便不通、小腹胀痛、心烦不得卧，似实证的证候，但其病因是气虚、肾虚引起的胎气下坠，压迫膀胱致膀胱不利，水道不通致溺不得出。而治疗上通过补中益气升陷举胎或温肾补阳化气行水达到通利小便的目的。所以说此病为典型本虚标实证。

五、论述题

1. 答：纠正胎位法，一般在28孕周开始进行。其操作步骤是：针灸至阴穴，取两至阴穴，患者取正坐垂足位，或取仰卧屈膝位，放松腰带，排空小便，用75%乙醇棉球局部消毒，然后用5分毫针，斜刺向上，进针1～2分深，手法平补平泻，中等强度刺激，得针感为佳，留针15分钟。针刺毕，嘱患者带艾条回家自灸（放松腰带，仰卧屈膝，由治疗者点燃艾条，对准双侧至阴穴距离0.4～0.6寸远，以温热感为度，灸10～15分钟），每日1～2次，7天为1疗程，至胎位转正，即可停止。配合膝胸卧位（排空小便，松解腰带，膝胸卧位，每日2次，每次15分钟）效果更好。

2. 答：（1）病因病机不同：

妊娠小便涩痛，病因总因于热（虚热和实热）。机理是热灼膀胱，气化失司，水道不利。

妊娠小便不通，病因因于虚（气虚和肾虚），机理是胎气下坠致膀胱不利，水道不通，溺不得出。

（2）治疗上不同：

妊娠小便涩痛，治疗以清润为主，不宜过用苦寒通利，以免重耗阴液，损伤胎元。

妊娠小便不通，治疗按急则治其标，缓则治其本的原则，以补气升提，助膀胱气化为主。肾虚者温肾补阳，化气行水。气虚者补中益气，升陷举胎。不可妄投通利，以免影响胎元。

3. 答：先兆子痫临床表现：妊娠中晚期出现头痛头晕，眼花目眩，上腹不适，胸闷泛恶，小溲短少等。

子痫临床表现：妊娠后期或正值分娩时，或分娩后，忽然眩晕倒仆，昏不知人，两目上视，牙关紧闭，四肢抽搐，角弓反张，须臾醒，醒复发，甚或昏迷不醒。或者在先兆子痫的基础上出现昏迷抽搐症状。

治疗先兆子痫宜平肝潜阳，以防止子痫的发生。治疗子痫以清肝熄风、安神定痉为主。

4. 答：咳不离于肺，也不止于肺；肺不伤不咳，脾不伤不久咳。妊娠咳嗽，久咳不已，病变部位在肺，关系到脾，总与肺、脾有关。肺为娇脏，不耐寒热，若素体阴虚，孕后血聚养胎，肺金失养，肺燥金伤，失于清肃，气逆而咳。若脾胃素虚，孕后气以载胎，脾气重虚，脾虚湿聚，土不生金，痰饮射肺，而致咳嗽痰多。

六、病案分析

1. 病案一
（1）诊断：中医：子嗽。

（2）辨证：阴虚肺燥。

（3）病机分析：风寒袭肺，肺失肃降，久咳伤阴，肺燥伤络，故干咳少痰，痰中带血，子盗母气，肾虚不固，则腰酸腹坠。

（4）治法：滋阴润肺，固肾安胎。

（5）方药：百合固金汤去当归、熟地合寿胎丸。

2. 病案二
（1）诊断：中医：子肿；西医：妊娠水肿。

（2）辨证：脾肾阳虚。

（3）病机分析：脾虚水湿不运，泛溢于肌肤，则四肢面目肿，伴脾虚证。肾阳虚一则腰酸怕冷下肢尤甚，一则不能温煦脾阳致脾肾阳虚。

（4）治法：温肾健脾，化气行水。

（5）方药：白术散合真武汤。

第十一章 产 后 病

1. 掌握产后病的定义,了解产后病的范围。

2. 熟悉产后病的病因病机。

3. 掌握产后病的诊断方法、治疗原则、常用治法及常见产后病的辨证论治。

习题

一、填空题

1. 孕妇分娩后,母体恢复至孕前状态的一段时期称_____,亦称_____,一般约需_____周。

2.《金匮要略·妇人产后病脉证治》指出:"新产妇人有三病,一者_____,二者_____,三者_____。"

3. 产后亡血伤津,元气受损,瘀血内阻所形成的_____病机特点,是产后病发生的基础和内因。

4. 产后三审,即先审_____,以辨有无恶露停滞;次审_____,以验津液的盛衰;再审_____,以察胃气的强弱。

5. 产后三禁,即禁_____,以防亡阳;禁_____,以防亡阴;禁_____,以防亡津液。

二、选择题

(一) A₁ 型题

1. 产后三急是指(　　)

  A. 产后血晕、产后痉病、产后腹痛

  B. 产后发热、产后大便难、产后郁冒

  C. 产后小便不通、产后恶露不绝、产后小便淋痛

  D. 产后呕吐、泄泻、盗汗

  E. 产后冲心、冲肺、冲胃

2. 下列产后病中,哪些与血瘀无关(　　)

  A. 产后腹痛

  B. 产后发热

  C. 产后恶露不绝

  D. 产后抑郁

  E. 产后缺乳

3. 古人谓"弥月"是指(　　)

  A. 产后一月　　B. 产后二月

  C. 产后百日　　D. 产后十日

  E. 产后一月半

4. 产后三冲出自于(　　)

  A.《傅青主女科》

  B.《妇人大全良方》

  C.《景岳全书·妇人规》

  D.《张氏医通·妇人门》

  E.《金匮要略·妇人产后病脉证治》

5. "产后气血俱去,诚多虚证。然有虚者,有不虚者,有全实者。凡此三者,但当随证随人,辨其虚实,以常法治疗,不得执有诚心,概行大补,以致助邪。"语出(　　)

  A. 张子和　　B. 傅青主

  C. 张景岳　　D. 朱丹溪

  E. 肖慎斋

(二) X 型题

6. 下列哪些均为产后病的主要发病机理(　　)

  A. 亡血伤津　B. 元气受损

C. 瘀血内阻　D. 多虚多瘀

　　E. 外感六淫或饮食房劳所伤

　　7. 产后病的常用具体治法主要有（　　）

　　A. 补虚化瘀　B. 清热解毒

　　C. 益气固表　D. 调理肾肝脾

　　E. 勿忘于产后，勿拘于产后

　　8. 下列哪些疾病与产后亡血伤津有关（　　）

　　A. 产后血晕　B. 产后血劳

　　C. 产后痉病　D. 产后抑郁

　　E. 产后乳汁自出

　　9. 产后病的治疗原则是（　　）

　　A. 调理肾肝脾　B. 活血化瘀

　　C. 补益气血　D. 勿拘于产后

　　E. 勿忘于产后

　　10. 产后病的调护宜（　　）

　　A. 寒温适宜　B. 进温补

　　C. 劳逸结合　D. 慎禁房事

　　E. 注意外阴卫生

　　11. 下列哪些疾病为产后危急重症（　　）

　　A. 产后腹痛　　B. 产后发热

　　C. 产后血劳　　D. 产后痉病

　　E. 产后血晕

　　12. 下列哪些疾病与元气受损有关（　　）

　　A. 产后恶露不绝　B. 产后血劳

　　C. 产后抑郁　　　D. 产后痉病

　　E. 产后汗症

三、名词解释

　　1. 产后病
　　2. 大满月
　　3. 新产后

四、简答题

　　1. 如何理解产后病病因病机特点为多

虚多瘀？

　　2. 如何诊断产后病？

　　3. 简述治疗产后病的原则及选方用药需注意什么？

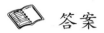 答案

一、填空题

　　1. 产后　产褥期　6 周

　　2. 病痉　病郁冒　大便难

　　3. 多虚多瘀

　　4. 小腹痛与不痛　大便通与不通　乳汁行与不行和饮食多少

　　5. 大汗　峻下　通利小便

二、选择题

（一）A₁ 型题

　　1. D。

　　答案分析：产后亡血伤津，患此三病，可重伤津液，导致气阴两亏或阳气浮动，气虚欲脱之证，故三者并见为产后危急重症。

　　2. E。

　　答案分析：产后缺乳主要病机是乳汁生化不足或乳络不畅所致，故与血瘀无关。

　　3. A。

　　答案分析：弥月，形容水深满貌，即满。此处为满月，与题干相符。

　　4. D。

　　答案分析：为张氏论述血瘀所致产后危急重症。见《张氏医通·妇人门》。

　　5. C。

　　答案分析：朱丹溪偏重补虚，忽视祛邪。张子和重于攻邪而忘扶正。张景岳纠两者之偏，指出"当随证随人，辨其虚实"，此乃产后诊治之要领。见《景岳全书·妇人规》。

（二）X 型题：

6. ABCE。

答案分析：由于分娩用力，产创出血，产时用力耗气，产后操劳过早等易致亡血伤津，元气受损；分娩后余血浊液停滞胞宫易致瘀血内阻；产后百节空虚，易受外感或饮食房劳所伤。多虚多瘀是病机特点的概括。

7. ABCD。

答案分析：勿忘于产后，勿拘于产后为产后病治疗原则，而非具体治疗方法。

8. ABCD。

答案分析：产后乳汁自出乃胃气不固、摄纳失常或肝气郁结、通乳外溢所致，与失血伤津无关。

9. DE。

答案分析：产后病的治疗原则应根据产后多虚多瘀的特点，结合病性进行辨证论治，做到补虚不忘化瘀，化瘀不忘扶正。而补益气血，调理肾肝脾，活血化瘀，均为具体治法，而非原则。

10. ACDE。

答案分析：张景岳指出："产后但当随证随人，辨其虚实，以常法治疗，不得执有诚心，概行大补以致助邪。"，故产后不宜一概进温补。

11. BDE。

答案分析：产后发热类似西医学的产褥感染，产后痉病与西医学的抽搐症和产后破伤风相似。产后破伤风变化迅速，若抢救不及时可危及产妇生命。产后血晕可与西医学的"产后出血"和"羊水栓塞"互参。尤其是产后发热、产后出血均为产后死亡重要原因，故为产后危急重症。

12. ABE。

答案分析：由于产时用力耗气或失血过多，气随血耗，气虚失摄，而致冲任不固，故可致恶露不绝、产后汗证、产后血劳。其他均与元气亏损无关。

三、名词解释

1. 产后病：产妇在新产后及产褥期内发生的与分娩或产褥有关的疾病，称之"产后病"。

2. 大满月：产后三月（即百日）为大满月。

3. 新产后：根据临床实际，新产后多指分娩后 7 日。

四、简答题

1. 答：产后多虚：由于分娩用力、产创和出血而使产妇阴血暴亡、阴血不足，加上产时用力伤气或失血过多、气随血耗、元气受损，故有"产后百脉空虚"。产后多瘀：分娩后，余血浊液或胎衣、胎盘残留易滞于子宫，同时由于虚而运血无力亦可致瘀。

2. 答：新产后，由于亡血伤津、元气受损、瘀血内阻、外感六淫或饮食房劳所伤，多虚多瘀的病机特点，故在诊断上，有其特异之处，需根据新产后生理、病因病机特点进行三审，产后三审，即先审小腹痛与不痛，以辨别有无恶露停滞；次审大便通与不通，以验津液的盛衰；再审乳汁的行与不行和饮食多少，以察胃气的强弱。

3. 答：原则："勿拘于产后，勿忘于产后"。

遣方用药：行气勿过于耗散，化瘀勿过于攻逐，时时照顾胃气，消导兼顾扶脾。寒证不宜过于温燥，热证不宜过于寒凉。解表不过于发汗，攻里不过于削伐。掌握补虚不滞邪，攻邪不伤正，勿犯虚虚实实之戒。

产后三禁：禁汗、禁下、禁利小便。

第一～二节　产后血晕、产后痉病

【学习目的要求】

【学习目的要求】

1. 熟悉产后血晕、产后痉病的病因病机。

2. 掌握产后血晕、产后痉病的定义、诊断及鉴别诊断。

3. 了解产后血晕、产后痉病的急症处理。

4. 掌握产后血晕、产后痉病的辨证论治。

习题

一、填空题

1. 产后血晕的病机不外虚实，虚者多由_____；实者多因_____。

2. 产后痉病的发病机理，一是_____；二是_____。

3. 产后痉病属血虚者，治宜_____；属感染邪毒者，治宜_____。

二、选择题

（一）A₁型题

1. 下列（　　）著作对产后血晕从辨证施治的角度进行了阐述，指出本病分虚实两端。

　　A.《诸病源候论》

　　B.《妇人大全良方》

　　C.《经效产宝》

　　D.《景岳全书》

　　E.《傅青主女科》

2. 产后血晕的辨证以（　　）为纲。

　　A. 阴阳　　　　B. 寒热

　　C. 虚实　　　　D. 表里

　　E. 气血

3. 治疗产后血晕瘀阻气闭证的代表方剂是（　　）

　　A. 夺命散　　　B. 参附汤

　　C. 生化汤　　　D. 桃红四物汤

　　E. 清魂散

4. 产后血晕属（　　）范畴。

　　A. 产后三病　　B. 产后三冲

　　C. 产后三急　　D. 产后三禁

　　E. 产后热病

5. "新产妇人有三病，一者病痉，二者病郁冒，三者大便难"语出（　　）

　　A.《诸病源候论》

　　B.《景岳全书》

　　C.《经效产宝》

　　D.《金匮要略》

　　E.《妇人大全良方》

6. 产后痉病感染邪毒，直窜经络者相近于西医学的（　　）

　　A. 产褥感染

　　B. 产后破伤风

　　C. 羊水栓塞

　　D. 产后失血性休克

　　E. 产后虚脱

7. 产后痉病与产后子痫的鉴别要点是（　　）

　　A. 是否发生在产后24小时之内

　　B. 是否意识清楚

　　C. 是否四肢抽搐

　　D. 既往是否有高血压病史

　　E. 是否有项背强直，角弓反张

8. 治疗产后痉病阴血亏虚证首选方剂是（　　）

　　A. 三甲复脉汤　　B. 玉真散

　　C. 生化汤　　　　D. 清魂散

E. 肠宁汤

（二）A₂型题

9. 某女，31岁。顺产分娩3小时后，突发眩晕，面色苍白，继而昏不知人，目合口开，冷汗淋漓，脉浮大而虚，此时首选方剂是（　　）

    A. 参附汤　　　B. 扶阳救脱汤

    C. 夺命散　　　D. 黑神散

    E. 生脉散

10. 张某，29岁，职员。产后4小时出血量多，突发头项强直，四肢抽搐，牙关紧闭，面色苍白，脉虚，本病证的治法是（　　）

    A. 育阴养血，柔肝熄风

    B. 补气养血，祛邪解毒

    C. 解毒镇痉，理血祛风

    D. 补气养血，调和营卫

    E. 养血祛风，解毒镇痉

（三）B₁型题

    A. 产后血劳　　　B. 产后血晕

    C. 产后发热　　　D. 产后腹痛

    E. 产后痉病

11. 产妇分娩以后，突然头晕眼花，不能起坐，或心胸满闷，恶心呕吐，甚至神昏口噤，此病证属于（　　）

12. 新产之后，产妇突然发生项背强直，四肢抽搐，甚则口噤不开，角弓反张，此病证属于（　　）

（四）X型题

13. 产后血晕的病机是（　　）

    A. 血虚气脱　　　B. 瘀阻气闭

    C. 孤阳独亢　　　D. 感染邪毒

    E. 寒客胞中

14. 关于产后痉病防治，下列说法中正确的是（　　）

    A. 对产后痉病的预防应提高手术质量，减少分娩过程中的出血。

    B. 免疫接种破伤风类病毒是预防产后痉病的有效方法。

    C. 在接产过程中严格执行无菌操作。

    D. 产后痉病的治疗在临床中应首辨其寒热，而后立法施治。

    E. 产后痉病患者用药不可过用辛温之品，以防燥血伤津，致生他变。

三、名词解释

1. 产后血晕

2. 产后痉病

四、简答题

简述产后血晕与产后郁冒如何鉴别？

五、论述题

试述产后痉病的病因病机、辨证论治及如何进行急症处理？

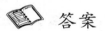 答案

一、填空题

1. 阴血暴亡，心神失守　瘀血上攻，扰乱心神

2. 亡血伤津，筋脉失养　感染邪毒，直窜经络

3. 养血熄风　解毒镇痉

二、选择题

（一）A₁型题

1. D。

答案分析：张景岳在《景岳全书·妇人规》中提出产后血晕分虚实两端，应辨证施治的论述。

2. C。

答案分析：产后血晕的病机主要是血虚

气脱和瘀阻气闭，故辨证应以虚实为纲。

3. A。

答案分析：夺命散功效行血祛瘀，原方主治血瘀气逆之闭证，且药少而效捷，故是产后血晕瘀阻气闭证的最佳方剂。

4. B。

答案分析：产后血晕是产科的急危重证，故属古人所指的"三冲"范畴。

5. D。

答案分析：语出汉代张仲景的《金匮要略》"妇人产后病脉证治"篇。

6. B。

答案分析：产后痉病感染邪毒，多因接生不慎，或产创出血，护理不洁，以致邪毒入侵，故近似于西医学的产后破伤风。

7. B。

答案分析：意识清楚与否是两者的鉴别要点，产后痉病意识清楚，产后子痫意识不清。ACDE症状二者均可共见。

8. A。

答案分析：三甲复脉汤功能育阴养血，柔肝熄风。因此是治疗阴血亏虚证产后痉病的首选方剂。

（二）A₂型题

9. A。

答案分析：辨证为产后血晕血虚气脱证，治以益气固脱，首选方剂参附汤。

10. A。

答案分析：辨证为产后痉病阴血亏虚证，治法育阴养血，柔肝熄风。

（三）B₁型题

11. B。

答案分析：依据临床表现辨证为产后血晕。

12. E。

答案分析：依据临床表现辨证为产后痉病。

（四）X型题

13. AB。

答案分析：产后血晕病机分虚实两端，具体是血虚气脱，瘀阻气闭。

14. ABCE。

答案分析：D项错误在于产后痉病在临证中应首辨虚实，而后立法。

三、名词解释

1. 产后血晕：产妇分娩后突然头晕眼花，不能起坐，或心胸满闷，恶心呕吐，痰涌气急，心烦不安，甚则神昏口噤，不省人事，称为"产后血晕"。

2. 产后痉病：产褥期内，突然发生四肢抽搐，项背强直，甚则口噤不开，角弓反张者，称为"产后痉病"。

四、简答题

答：产后血晕与产后郁冒均可见眩晕症状，但产后郁冒是因产后亡血复汗，感受寒邪所致，症见头晕目瞀，郁闷不舒，呕不能食，大便反坚，但头汗出；而产后血晕则多由产后阴血暴亡，心神失养，或瘀血停滞，气逆攻心所致，晕来势急，病情严重，临床诊断时以不省人事，口噤，甚则昏迷不醒为特点。

五、论述题

答：（1）产后痉病的病因病机主要是：①阴血亏虚：素体阴血亏虚，复加产后失血伤津，营阴耗损，津液虚竭，筋脉失养，阴虚风动而致痉。②感染邪毒：多因接生不慎，或产创出血，护理不洁，邪毒乘虚入侵，直窜经络，以致发痉。

（2）产后痉病辨证论治：①阴血亏虚证：主证是产后失血过多，骤然发痉，头项强直，牙关紧闭，四肢抽搐，面色苍白或萎黄，舌淡红，少苔或无苔，脉虚细。治法是育阴养血，柔肝熄风。方用三甲复脉汤（白芍、阿胶、龟甲、鳖甲、牡蛎、麦冬、干地黄、麻仁、炙甘草）加天麻、钩藤、石菖蒲。②感染邪毒证：主证是产后头项强痛，发热恶寒，牙关紧闭，口角抽动，面呈苦笑，继而项背强直，角弓反张，舌淡苔薄白，脉弦大而浮。治法是解毒镇痉，理血祛风。方用玉真散（天南星、防风、白芷、

天麻、羌活、白附子）加僵蚕、蜈蚣。

（3）产后痉病急症处理：一旦发生，首先控制病情，选用解痉、镇静药物，应把患者置于单人暗室，避免一切外来刺激；防止受伤，有假牙者取出假牙，将压舌板置于上下白齿之间，并保证病人呼吸道通畅。同时配用针刺疗法，取穴如长强、鸠尾、人中、合谷、百会等，采取强刺激手法。

第三节　产后发热

【学习目的要求】

1. 熟悉产后发热的病因病机及其转归。

2. 掌握其定义及辨证论治。熟悉感染邪毒型产后发热的急症处理。

3. 了解产后发热的预后。

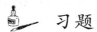 习题

一、填空题

1. 产后发热常见的证型有_____、_____、_____、_____，其中_____，类似西医学中的产褥感染，是产褥期最常见的并发症、危急重症。

2. 产后发热之病名，首见于_____。

3. 引起产后发热的原因很多，但致病机理与产后"_____，_____，_____"的特殊生理状态密切相关。

4. 产后发热的治疗，以_____、_____为主，时时应重视产后多虚多瘀的特点。

5. 五味消毒饮原方疗_____，用于毒势不尽，憎寒壮热仍作者。

6. 盆腔血栓性静脉炎是产褥感染的一种特殊形式，中医可按_____论治，治疗以_____，_____，_____为主。

二、选择题

（一）、A₁型题

1. 感染邪毒，产后发热的发热特点是（　　）

A. 高热寒战　　B. 恶寒发热

C. 寒热时作　　D. 低热不退

E. 午后潮热

2. 感染邪毒产后发热的主要证候，下列哪项是错误的（　　）

A. 高热寒战，热势不退

B. 小腹疼痛拒按

C. 恶露量少，色紫黯，气秽臭

D. 心烦口渴，尿黄，便结

E. 舌红，脉细数无力

3. 感染邪毒产后发热的首选方是（　　）

A. 大黄牡丹皮汤

B. 四妙勇安汤

C. 五味消毒饮合失笑散加味

D. 解毒活血汤

E. 保阴煎

4. 血瘀产后发热的主要证候，下列哪项是错误的（　　）

A. 寒热时作

B. 恶露不下

C. 恶露下亦甚少，色紫黯，有块

D. 小腹隐痛，喜按

E. 舌质紫黯，脉弦涩

5. 血瘀产后发热的首选方是（　　）

A. 桃红四物汤　B. 桂枝茯苓丸

C. 桃红消瘀汤　D. 血府逐瘀汤

E. 生化汤加味

6. 生化汤不适于下列哪项病证（　　）

A. 产后腹痛　　B. 恶露不绝

C. 产后身痛　　D. 产后小便淋痛

E. 产后发热

7. 下列哪项不符合产后发热的病因病机（　　）

A. 产后胞脉空虚，邪毒乘虚，直犯胞宫，正邪相争

B. 产后元气受损，正气较虚，易感外邪

C. 败血停滞，营卫不通

D. 阴血骤虚，阳无所附，阳气浮散

E. 经脉不通，营卫不和

8. 外感风寒产后发热的首选方是（　　）

A. 小柴胡汤　　B. 桑菊饮

C. 银翘散　　　D. 清暑益气汤

E. 荆穗四物汤加味

9. 血虚产后发热的首选方是（　　）

A. 八珍汤　　　B. 补中益气汤

C. 加减一阴煎　D. 举元煎

E. 人参养营汤

10. 下列哪项不是邪入营分而累及血分的症状（　　）

A. 高热不退　　B. 斑疹隐隐

C. 神昏谵语　　D. 舌红绛，苔黄

E. 脉弦细数

（二）A₂型题

11. 一妇人新产后，突然出现高热寒战，T39.5℃，伴小腹疼痛，拒按，恶露量多，色紫黯如败酱，气臭秽，心烦口渴，大便秘结，小便黄。舌红，苔黄，脉数有力。

最佳治法是（　　）

A. 清热解毒，化瘀止血

B. 清热解毒，凉血化瘀

C. 清热解毒，泻下逐攻

D. 清热解毒，凉血养阴

E. 清热解毒，清心开窍

12. 某产妇，新产后一周，出现发热，微恶风寒，头身痛，咳嗽，痰黄，口干咽痛，微汗。舌红，苔薄黄，脉浮数。最佳治法是（　　）

A. 养血祛风，疏解表邪

B. 和解少阳

C. 辛凉解表，疏风清热

D. 益气解表，散寒祛湿

E. 疏风清热，调和营卫

13. 某产妇，新产后持续高热，小腹疼痛剧烈，拒按，恶露排出不畅，秽臭如脓，烦渴引饮，大便燥结。舌紫黯，苔黄燥，脉弦数。最佳选方是（　　）

A. 五味消毒饮

B. 解毒活血汤加银花、益母草

C. 清营汤

D. 大黄牡丹皮汤加败酱、红藤、益母草

E. 清宫汤送服安宫牛黄丸

14. 周某，产后低热，尤以午后潮热为甚，颧红口渴，大便干燥。舌红，苔少，脉细数。最佳选方是（　　）

A. 补中益气汤加地骨皮

B. 保阴煎加柴胡、青蒿

C. 八珍汤加黄芪、人参

D. 人参养营汤加黄芪

E. 加减一阴煎加白薇、青蒿、鳖甲

（三）B₁型题

A. 王氏清暑益气汤

B. 清营汤送服安宫牛黄丸

C. 犀角地黄丸

D. 白虎加人参汤

E. 竹叶石膏汤

15. 产后外感暑热，首选方是（ ）

16. 产后热入心营，首选方是（ ）

A. 产后腹痛 　　B. 产后发热

C. 产后血晕 　　D. 产后痉病

E. 产后恶露不绝

17. 产后产创出血，护理不当，邪毒乘虚入侵，直窜筋脉可致（ ）

18. 产后产创出血，护理不当，邪毒乘虚入侵冲任、胞宫可致（ ）

A. 荆穗四物汤加防风、苏叶

B. 小柴胡汤

C. 桑菊饮

D. 银翘散

E. 参苏饮

19. 产后恶寒，发热，鼻流清涕，头痛，肢体酸痛，无汗。舌苔薄白，脉浮紧。最佳选方是（ ）

20. 寒热往来，口苦，咽干，目眩，默默不欲食，脉弦，最佳治法是（ ）

A. 感染邪毒产后发热

B. 血瘀产后发热

C. 血虚产后发热

D. 外感产后发热

E. 阴虚产后发热

21. 产后午后潮热，颧红口渴，大便干燥，舌红，少苔，脉细数。多属（ ）

22. 产后低热不退，腹痛绵绵，喜按，恶露量多，色淡，头晕心悸，舌淡，苔薄，脉细数。多属（ ）

（四）X 型题

23. 产后发热的常见病因病机有（ ）

A. 感染邪毒 　　B. 外感

C. 血瘀 　　D. 血虚

E. 气虚

24. 产后热入营血，治宜清热解毒、凉血养阴。可选下列哪些方法治疗（ ）

A. 清营汤加味

B. 清开灵注射液静脉滴注

C. 加强营养

D. 纠正水电解质紊乱

E. 小柴胡汤

25. 产后热入心包，治宜凉血托毒、清心开窍。宜用下列哪些方法治疗（ ）

A. 清营汤送服安宫牛黄丸

B. 清营汤送服紫雪丹

C. 醒脑静注射液静脉滴注

D. 独参汤

E. 参附汤

26. 产后热入心包的主要证候有（ ）

A. 高热不退

B. 神昏谵语，甚则昏迷

C. 斑疹隐隐

D. 面色苍白，四肢厥冷

E. 脉微而数

27. 产后发热的诊断要点是（ ）

A. 多有外感史

B. 发热见于产褥期内

C. 以新产后出现发热为主

D. 多伴有恶露异常和小腹疼痛

E. 发热特点为高热寒战

28. 产后发热高热不退，出现冷汗淋漓，四肢厥冷，脉微欲绝等亡阳证候，治宜回阳救逆，需中西医救治，可选用下列哪些方法（ ）

A. 独参汤

B. 参附注射液静脉滴注

C. 足量的抗生素和糖皮质激素

D. 纠正电解质紊乱

E. 若有盆腔脓肿切开引流

29. 感染邪毒是产后发热中危急重症，若失治、误治，邪毒内侵，可致（ ）

A. 热入营血 　　B. 逆传心包

C. 热深厥亦深 　　D. 产后血劳

E. 产后虚损

30. 产后发热调护，须重视（　　）
    A. 注意孕期保健
    B. 分娩时无菌操作
    C. 产后保持外阴清洁
    D. 产后给予抗生素预防感染
    E. 产后取半卧位，有利于恶露排出

三、名词解释

1. 产后发热
2. 生理性发热

四、简答题

1. 产后发热的辨证要点是什么？
2. 产后发热应与产褥期的哪些疾病相鉴别，如何鉴别？

五、病案分析

陈某，女，26 岁，干部。2002 年 5 月 10 日初诊。

主诉：产后 10 天，发热恶寒 2 天，患者面色苍白，形体瘦削，近 2 天以来发热恶寒，头痛眩晕，腰酸骨楚，鼻流清涕。舌苔薄白，脉浮紧。

请写出：（1）诊断（中医、西医）
　　　　（2）证型
　　　　（3）证候分析
　　　　（4）治法
　　　　（5）方药

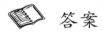 答案

一、填空题

1. 感染邪毒　外感　血瘀　血虚　感染邪毒
2. 宋代《妇人大全良方》
3. 正气易虚　易感病邪　易生瘀滞

4. 调气血　和营卫
5. 诸疗
6. 脉痹　清热解毒　活血化瘀　祛湿通络

二、选择题

（一）A₁ 型题

1. A。
答案分析：产后血室正开，胞脉空虚，邪毒乘虚直犯胞宫，正邪交争急剧，故高热寒战。

2. E。
答案分析：正邪交争急剧，邪毒内燔，脉应数而有力。

3. C。
答案分析：五味消毒饮清热解毒排脓，失笑散活血化瘀，加丹皮、赤芍凉血活血，可达清热解毒、凉血化瘀之效。

4. D。
答案分析：产后多瘀，瘀阻胞宫、胞脉，气血运行受阻，不通则痛，故血瘀证的产后发热以小腹疼痛剧烈、拒按为主。

5. E。
答案分析：生化汤补虚化瘀加丹参、丹皮、益母草增强其化瘀清热之功，使瘀去热清。生化汤为傅青主治疗产后病代表方，原治产后血瘀腹痛兼血寒者。

6. D。
答案分析：产后小便淋痛的主要病机是膀胱失司，水道不利，与产后多虚多瘀无关，故不适用生化汤补虚化瘀。

7. E。
答案分析：经脉不通，营卫不和，与产后"正气易虚，易感病邪，易生瘀滞"的特殊生理状态有关。

8. E。
答案分析：辨证为外感风寒发热，荆穗四物汤养血祛风，疏解表邪，故用荆穗四物

· 174 ·

汤加防风、苏叶扶正祛邪。

9. B。

答案分析：辨证为血虚发热，按《内经》"劳者温之，损者益之"，以补中益气汤甘温除热，加地骨皮甘寒清热以补血益气、和营退热。

10. C。

答案分析：神昏谵语乃热入心包之症，故与题干不符。

（二）A$_2$型题

11. B。

答案分析：辨证为感染邪毒。最佳治法是清热解毒、凉血化瘀。

12. C。

答案分析：辨证为外感风热。最佳治法是辛凉解表、疏风清热。

13. D。

答案分析：辨证为热毒互结胞中所致产后发热。故最佳处方是大黄牡丹皮汤加败酱、红藤、益母草。功效为清热逐瘀、排脓通腑。

14. E。

答案分析：辨证为阴虚火旺产后发热。最佳处方是加减一阴煎加白薇、青蒿、鳖甲。功效滋阴养血、和营清热。

（三）B$_1$型题

15. A。

答案分析：外感暑热产后发热首选方是王氏清暑益气汤。功效清暑益气、养阴生津。

16. B。

答案分析：热入心营产后发热首选方是清营汤送服安宫牛黄丸，功能清营泄热、清心开窍。

17. D。

答案分析：产后邪毒乘虚入侵，直窜经脉，以致筋脉拘急，项背强直，角弓反张而致产后痉病。

18. B。

答案分析：产后邪毒乘虚直犯冲任胞宫，正邪交争急剧，可致产后发热。

19. A。

答案分析：辨证为外感风寒产后发热。首选方荆穗四物汤加苏叶、防风。功能养血祛风、疏解表邪，以扶正祛邪。

20. B。

答案分析：辨证为邪入少阳产后发热。首选方是小柴胡汤和解少阳。

21. E。

答案分析：根据症状辨证符合阴虚产后发热。

22. C。

答案分析：根据症状辨证符合血虚产后发热。

（四）X型题

23. ABCD。

答案分析：产后发热的生理特点是多虚多瘀，故常见病因病机有感染邪毒、外感、血瘀、血虚。

24. ABCD。

答案分析：邪毒内传，热入营血乃邪毒感染病情进一步发展，为危急重症之一。为治病救人，需采用中西医结合治疗，防止病情发展，故可用清营汤加味清热解毒、醒脑开窍，并给予营养，纠正电解质紊乱。小柴胡汤适用于邪在少阳产后发热。

25. ABC。

答案分析：邪毒经营血进一步内传，可至心包，亦为产后危急重症之一。急宜凉血托毒、清心开窍，故用清营汤送服安宫牛黄丸或紫雪丹或醒脑静滴注。独参汤、参附汤只适用于回阳救逆。

26. ABDE。

答案分析：斑疹隐隐乃热入营血所致，不符合热入心包证。

27. BCD。

答案分析：产后发热的病史除了外感，尚有产后失血过多、情志不遂、产创护理不洁、产后不禁房事等因素。同时，产后发热病因不同，引起发热的特点亦不同，高热寒战仅为邪毒的发热特点，故与题干不符。

28. ABCDE。

答案分析：辨证为感染邪毒发热的热深厥脱亡阳证，故宜用独参汤回阳救逆、益气固脱；抗生素或皮质激素抗感染，纠正电解质紊乱、抗休克。中西医结合救治以免危及生命。若为盆腔脓肿，急宜切开排脓引流，消除病因。

29. ABCE。

答案分析：产后血劳，乃产后阴血暴脱，脑髓失养，脏器虚损成劳所致，故与题干不符。

30. ABCDE。

答案分析：产后发热的调护，必须从产前、产时、产后三个时期加以重视，防患于未然。

三、名词解释

1. 产后发热：产褥期内，出现发热持续不退，或突然高热寒战，并伴有其他症状者，称之"产后发热"。

2. 生理性发热：产后1~2日内由于阴血骤虚，阳气外越，以致轻微发热，而无其他症状，一般可自行消退者。

四、简答题

1. 答：产后发热的辨证主要根据发热的特点、恶露、小腹疼痛性质以及伴随的全身症状。邪毒感染：高热寒战，持续不退，恶露紫黯秽臭，小腹疼痛拒按，心烦口渴，舌红，苔黄，脉数有力；外感发热：恶寒发热，头痛身痛，苔薄，脉浮；血瘀发热：寒热时作，恶露量少，色紫黯有块，小腹疼痛拒按，舌紫黯，脉弦涩；血虚发热：低热不退，恶露量少，色淡，腹痛绵绵，头晕心悸，舌淡，苔薄白，脉细数。

2. 答：产后发热应与发生在产褥期的乳痈发热、产后小便淋痛相鉴别。

乳痈发热：主要为乳房胀硬、红肿、热痛，甚则溃腐化脓。主要是发热并伴有乳房局部症状为主。产后发热不伴有乳房局部症状，以资鉴别。

产后小便淋痛：发热恶寒的同时，伴有尿频、尿急、淋漓涩痛、尿黄或赤，尿常规检查可见红细胞、白细胞，尿培养可见致病菌。产后发热无小便异常。

五、病案分析

（1）诊断：中医：产后发热；西医：产后外感。

（2）证型：外感风寒。

（3）证候分析：患者素体虚弱，加之产后气血骤虚，元气受损，卫阳不固，腠理不实，抵御外邪之力不足，风寒袭表，正邪交争，则恶寒发热，肺气失宣则流清涕。素体虚弱，血虚不能上荣，加上外感风寒，故头痛眩晕，腰酸骨楚。舌脉均为风寒袭表之证。

（4）治法：养血祛风，疏解表邪

（5）方药：荆穗四物汤加防风、苏叶

当归、川芎、白芍、熟地、荆芥、防风、苏叶

第四节 产后腹痛

【学习目的要求】

1. 熟悉产后腹痛的病因病机。
2. 掌握产后腹痛的定义及其辨证论治。

习题

一、填空题

1. 产后腹痛之名,始载于汉代《_____》,其所创_____、_____、_____,一直为后世医家所沿用。

2. 孕妇分娩后,由于子宫的缩复作用,小腹呈阵阵作痛,于产后_____出现,持续_____自然消失。西医学称_____。

3. 产后腹痛的主要病机是_____,_____。

4. 产后腹痛的辨证,若小腹隐痛,喜揉按,按之痛减,多属_____;若小腹胀痛拒按,或冷痛喜温,得热痛减,多属_____。

二、选择题

(一) A₁ 型题

1. 首次提出"儿枕痛"的医著是( )

　　A. 《金匮要略》
　　B. 《妇人大全良方》
　　C. 《医学入门》
　　D. 《景岳全书》
　　E. 《傅青主女科》

2. 产后腹痛气血两虚型的首选方是( )

　　A. 肠宁汤
　　B. 八珍汤

　　C. 当归建中汤
　　D. 当归生姜羊肉汤
　　E. 人参养营汤

3. 产后腹痛瘀滞子宫最佳选方是( )

　　A. 少腹逐瘀汤　　B. 散结定痛汤
　　C. 生化汤加味　　D. 补血定痛汤
　　E. 血府逐瘀汤

4. 产后腹痛若瘀血不去,新血不生,血不归经可致( )

　　A. 产后身痛　　B. 恶露不下
　　C. 产后发热　　D. 产后恶露不绝
　　E. 产后大便难

(二) A₂ 型题

5. 患者江某,新产后一周小腹隐隐作痛,数日不止,喜按喜揉,恶露量少,色淡红,质稀无块,面色苍白,头晕,眼花,心悸怔忡。舌质淡,苔薄白,脉细弱。最佳治法是( )

　　A. 补血益气,缓急止痛
　　B. 补血养血,化瘀止痛
　　C. 补血益气,温经止痛
　　D. 补血益气,暖宫止痛
　　E. 温经散寒,化瘀止痛

6. 一产妇分娩后感觉小腹疼痛,拒按,得热痛减,恶露量少,涩滞不畅,色紫黯有块,块下痛减,面色青白,四肢不温。舌质紫黯,脉沉紧。最佳治法是( )

　　A. 温经散寒,化瘀止痛
　　B. 理气行滞,活血化瘀
　　C. 活血化瘀,温经止痛
　　D. 养血活血,缓急止痛
　　E. 温经散寒,理气行滞

(三) X 型题

7. 产后腹痛常见的病因有( )

A. 产后失血过多

B. 素体虚弱, 气血不足

C. 起居不慎, 感受风寒

D. 胎盘胎膜残留子宫

E. 情志不畅, 气滞血瘀

8. 导致产后腹痛和产后身痛的共同病因是(　　)

A. 外感　　　B. 血虚

C. 气虚　　　D. 血瘀

E. 热结

9. 产后腹痛应与下列哪些疾病相鉴别(　　)

A. 产后恶露不绝

B. 产后身痛

C. 产后伤食腹痛

D. 产褥感染腹痛

E. 产后痢疾

10. 生化汤的药物组成是(　　)

A. 当归　　　B. 川芎

C. 桃仁　　　D. 炮姜

E. 炙甘草

11. 下列哪些症状属产后腹痛的诊断要点(　　)

A. 腹痛发生在新产后

B. 腹痛的部位在小腹部

C. 腹痛呈阵发性

D. 不伴寒热

E. 常伴有恶露的异常

三、名词解释

1. 产后腹痛

2. 儿枕痛

四、简答题

1. 产后腹痛的治疗原则及用药特点是什么?

2. 为什么说产后腹痛的发生与新产后子宫缩复及产妇身体状态有关?

五、病案分析

李某, 女, 27 岁, 干部。产后 5 天, 恶露量少, 小腹触之有块, 疼痛拒按, 得热痛减, 面色青白, 四肢不温。舌黯淡, 苔白滑, 脉沉紧。

请写出: (1) 诊断 (中医、西医)

(2) 证型

(3) 证候分析

(4) 治法

(5) 方药

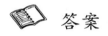 **答案**

一、填空题

1. 金匮要略·产后病脉证治　当归生姜羊肉汤　枳实芍药散　下瘀血汤

2. 1 ~ 2 日　2 ~ 3 日　宫缩痛 (或产后痛)

3. 气血运行不畅　迟滞而痛

4. 血虚　血瘀

二、选择题

(一) A₁ 型题

1. B。

答案分析: 《妇人大全良方·产后儿枕心腹刺痛方论》首次提出儿枕腹痛之名。

2. A。

答案分析: 肠宁汤为傅青主治疗产后血虚肠燥之产后少腹痛主方。本方养血益阴, 补气生津, 切中病机。

3. C。

答案分析: 辨证为瘀滞子宫, 生化汤加味活血化瘀, 温经止痛, 寓攻于补之中。化瘀血, 生新血, 血行流畅, 通则不痛。此为傅青主治疗产后瘀血之方。

4. D。

答案分析：产后瘀血不去，新血不生，血不归经可致恶露不绝。

（二）A₂型题：

5. A。

答案分析：辨证为气血两虚产后腹痛。最佳治法是补血益气，缓急止痛。

6. C。

答案分析：辨证为瘀滞子宫产后腹痛。最佳治法是活血化瘀，温经止痛。

（三）X型题。

7. ABCDE。

答案分析：产后腹痛常见病因有气血两虚，瘀滞子宫。产后失血过多，素体虚弱，气血不足，则失血太多，气亦虚衰，而致气血两虚，滞而为痛；产后多汗，起居不慎，感受风寒，血为寒凝，胎盘胎膜残留，或情志不畅，气滞血瘀，均可致瘀滞子宫，不通则痛。

8. BD。

答案分析：产后血虚不能濡养子宫故腹痛；不能濡养经脉关节故身痛；产后血瘀阻滞胞宫故腹痛。瘀阻经脉关节则为身痛。

9. CDE。

答案分析：均发生在产后，疼痛的部位均在小腹。但伤食腹痛、痢疾不属产后病范畴。产褥感染腹痛以突然高热寒战为主证，故可鉴别。

10. ABCDE。

答案分析：为傅青主治疗产后病的常用方，方剂组成与题干相符。

11. ABCDE。

答案分析：所有症状与诊断相符，切合题干。

三、名词解释

1. 产后腹痛：产妇在产褥期内，发生与分娩或产褥有关的小腹疼痛，称之产后腹痛。

2. 儿枕痛：由于瘀血阻滞故产后腹痛者，称儿枕痛。

四、简答题

1. 答：治疗原则：补虚化瘀，调畅气血为主。虚者补而调之，实者通而调之。

用药特点：勿过于滋腻，亦勿过于攻逐。若宫内有残留者，可用刮宫术。

2. 答：分娩后，胎儿、胎衣俱下，子宫由藏而泻，并由妊娠期的膨满恢复呈空虚状态，加之子宫缩复，排出浊液，子宫在此一藏一泻过程中，气血变化急剧。若产妇体健，多可适应；若素体虚弱或产时失血过多，产后调摄不当，而导致气血两虚，胞脉失于濡养，则不荣则痛；或产后感寒，情志不畅导致寒凝血瘀，气滞血瘀；或胎衣胎盘残留，瘀滞子宫而致不通则痛。所以新产后腹痛的发生与新产后子宫缩复及产妇身体状态有关。

五、病案分析

（1）诊断：中医：产后腹痛；西医：宫缩痛。

（2）证型：瘀滞子宫（寒凝血瘀）。

（3）证候分析：产后5天，血室正开，恶露为寒所凝而不畅行，故量少。瘀血停留，阻滞冲任、子宫，故小腹有块。此为寒邪入侵，故腹痛得热痛减。寒邪内闭，阳气不宣，故面色青白，四肢不温。舌脉均为寒凝血瘀之征。

（4）治法：活血化瘀，温经止痛。

（5）方药：生化汤加味。

当归、川芎、桃仁、炮姜、炙甘草、益母草。

第五节 产后小便不通

【学习目的要求】

1. 熟悉产后小便不通的病因病机。
2. 掌握其定义及辨证论治。

习题

一、填空题

1. 产后小便不通多发生于产后_____日，亦可发生于_____中。本病相当于西医_____。

2. 产后小便不通始见于隋代《_____》。

3. 产后小便不通的主要病机是_____。

4. 膀胱的气化功能又与_____、_____、_____三脏器密切相关。

二、选择题

（一）A₁ 型题

1. "膀胱者，州都之官，津液藏焉，气化则能出矣。"语出（　　）
    A.《诸病源候论》
    B.《沈氏女科辑要》
    C.《妇科玉尺》
    D.《万氏女科》
    E.《素问·灵兰秘典论》

2. 产后小便不通气虚证的首选方是（　　）
    A. 补中益气汤加味
    B. 春泽汤
    C. 补气通脬饮
    D. 举元煎
    E. 归脾汤

3. 肾虚证产后小便不通的最佳治法是（　　）
    A. 滋肾补肾，行气化水
    B. 温补肾阳，化气行水
    C. 温肾固涩
    D. 补肾固脬
    E. 滋肾利水

4. 春泽汤此方出自（　　）
    A.《金匮要略》
    B.《傅青主女科》
    C.《医宗金鉴》
    D.《妇人大全良方》
    E.《沈氏女科辑要》

（二）A₂ 型题

5. 一患者产后小便不通，小腹胀急疼痛，点滴而下，小便色白而清；面色晦暗，腰膝酸软；舌质淡，苔薄，脉沉细无力。最佳选方是（　　）
    A. 六味地黄丸　B. 金匮肾气丸
    C. 济生肾气丸　D. 滋肾通关丸
    E. 归肾丸

6. 患者产程不顺，产时膀胱损伤，产后小便不通或点滴而下，尿色略浑浊，带血丝，小腹胀急疼痛；舌正常或黯，脉弦。证属（　　）
    A. 气虚　　　　B. 肾虚
    C. 气滞　　　　D. 血瘀
    E. 湿热

7. 一产妇，产后小便不通，小腹胀急疼痛，小便清白，小便点滴而下；倦怠乏力，少气懒言，语言低微，面色少华；舌质淡，苔薄白，脉缓弱。最佳治法是（　　）
    A. 补肾温阳，化气行水
    B. 补气升清，化气行水
    C. 理气行滞，行水利尿

D. 益气生津，宣肺行水

E. 益气升提，固脬

（三）B₁ 型题

A. 补气通脬饮

B. 黄芪当归散

C. 补中益气汤

D. 济生肾气丸

E. 金匮肾气丸

8. 气虚产后小便不通的首选方是（　　）

9. 肾虚产后小便不通的首选方是（　　）

A. 补气升清，化气行水

B. 温补肾阳，化气行水

C. 活血化瘀，化气行水

D. 理气行滞，化气行水

E. 滋肾养阴，泄火利尿

10. 血瘀证产后小便不通的最佳治法是（　　）

11. 肾阴亏损产后小便不通的最佳治法是（　　）

（四）X 型题

12. 产后小便不通常见的病因有（　　）

A. 气虚　　　B. 肾虚

C. 血瘀　　　D. 气滞

E. 血虚

13. 产后小便不通诊断要点是（　　）

A. 多有产程过长，手术助产等病史

B. 新产后，尤以产后 6～8 小时发生排尿困难

C. 小便点滴而下，甚则不通

D. 小腹胀急疼痛

E. 脉缓弱或沉细无力，或涩

14. 治疗产后小便不通的同时应注意以下哪些事项（　　）

A. 鼓励产妇尽早自解小便

B. 消除产妇紧张怕痛心理

C. 用温开水冲洗外阴及尿道口周围诱导排尿

D. 下腹部按摩或敷热水袋

E. 立即导尿

三、名词解释

产后小便不通

四、简答题

1. 产后小便不通的辨证要点是什么？

2. 产后小便不通的治疗原则及其用药禁忌如何？

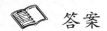 答案

一、填空题

1. 3　产褥期　产后尿潴留

2. 诸病源候论

3. 膀胱气化失司

4. 肺　脾　肾

二、选择题

（一）A₁ 型题

1. E。

答案分析：《素问·灵兰秘典论》主要说明脏器在人体内的作用及各个脏器间的相互关系。膀胱是水液聚会的地方，故称州都之官，津液藏焉，但水液必赖气的传化才能排出为溺。

2. A。

答案分析：辨证为气虚产后小便不通，补中益气汤使膀胱得以气化，加桔梗、通草、茯苓升清降浊，以助益气通溺之效。

3. B。

答案分析：辨证为肾虚产后小便不通，治宜温补肾阳、化气行水。

4. C。

答案分析：春泽汤出自《医宗金鉴·伤寒心法要诀》。功效：补气温阳、化气通溺。用于产后小便不通属肺脾气虚者。

（二）A₂型题

5. C。

答案分析：辨证肾虚产后小便不通。最佳选方是济生肾气丸。功效温补肾阳、利水通溺。

6. D。

答案分析：辨证为血瘀产后小便不通。最佳治法是活血化瘀、行气利水。

7. B。

答案分析：辨证为气虚产后小便不通。最佳治法是补气升清、化气行水。

（三）B₁型题

8. C。

答案分析：气虚证产后小便不通首选补中益气汤。功效补气升清、化气行水。

9. D。

答案分析：肾虚产后小便不通首选济生肾气丸。功效温补肾阳、利水通溺。

10. C。

答案分析：血瘀型产后小便不通最佳治法是活血化瘀、行气利水。首选加味四物汤。

11. E。

答案分析：肾阴亏损产后小便不通最佳治法滋肾养阴、泄火利尿。首选滋肾通关丸。

（四）X型题

12. ABC。

答案分析：膀胱气化与肺、脾、肾三脏有关。虚则气化不利，产伤可致瘀血阻滞亦致气化不利，故常见病因有气虚、肾虚、血瘀。

13. ABCDE。

答案分析：所有选项分别反映了产后小便不通的证候特点，故符合产后小便不通的诊断。

14. ABCD。

答案分析：产后小便不通与产褥期的调护有关，经调护无效可用药物治疗，不必立即导尿。

三、名词解释

产后小便不通：新产后，产妇发生排尿困难，小便点滴而下，甚则闭塞不通，小腹胀急疼痛者，称为"产后小便不通"。

四、简答题

1. 答：辨证主要重在症状及舌脉，同时观察小便的色质。

气虚：产后小便不通，小便清白，伴有精神疲惫，语言低弱，舌质淡，苔薄，脉缓弱。

肾虚：肾阳虚：产后小便不通，小便清白，伴面色晦暗，腰膝酸软，舌质淡，苔薄，脉沉细者。肾阴虚：产后小便不通，小便灼热，伴有头晕，五心烦热，舌红少苔，脉细数。

血瘀：产后小便不通，尿色黄，夹有血丝，舌正常，脉涩。

2. 治疗原则：通利小便为主。虚者，补气温阳或滋肾养阴；实者，活血化瘀、理气行气。

用药禁忌：因病在产后，不可滥用通利小便之药；酌情选用补气与养阴之品，以防邪去正伤。

第六节　产后小便淋痛

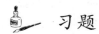

【学习目的要求】

1. 熟悉产后小便淋痛的病因病机。
2. 掌握其定义及辨证论治。

习题

一、填空题

1. 产后小便淋痛以_____、_____、_____为主要特点，病位在_____，病性为_____。

2. 产后小便淋痛常见的病因有____、_____、_____。

3. 《三因极一病证方论》指出："诸治产前后淋闭，其法不同，产前当安胎，产后当去血……瞿麦、蒲黄最为产后要药。"体现了_____的病机与论治特点。

4. 加味五淋散原方治孕妇_____，_____。

二、选择题

（一）A₁ 型题

1. 产后小便淋痛，最早见于（　　）
    A. 《三因极一病证方论》
    B. 《经效产宝》
    C. 《诸病源候论》
    D. 《金匮要略》
    E. 《妇人大全良方》

2. 产后小便淋痛的主要病机是（　　）
    A. 膀胱气化失司，水道不利
    B. 肾阴亏虚，阴虚火旺
    C. 湿热客脬，热扰膀胱
    D. 肝郁化热，移热膀胱
    E. 肺气不宣，小便不利

3. 肾阴亏虚产后小便淋痛最佳选方是（　　）
    A. 知柏地黄丸　　　B. 固阴煎
    C. 化阴煎　　　　　D. 益阴煎
    E. 一贯煎

4. 湿热蕴结产后小便淋痛最佳选方是（　　）
    A. 八正散　　　　　B. 分清饮
    C. 导赤散　　　　　D. 萆薢分清汤
    E. 加味五淋散

5. 肝经郁热产后小便淋痛首选方是（　　）
    A. 清肝止淋汤
    B. 龙胆泻肝汤
    C. 丹栀逍遥散
    D. 沉香散
    E. 加味五淋散

（二）A₂ 型题

6. 患者新产后小便频数，淋漓不爽，尿道灼热疼痛，尿少，色黄，伴腰酸膝软，头晕耳鸣，手足心热。舌红，苔少，脉细数。最佳治法是（　　）
    A. 清热利湿通淋
    B. 滋肾养阴通淋
    C. 滋肾养血通淋
    D. 滋肾泻火通淋
    E. 滋肾补肾、利湿通淋

7. 一产妇，产后小便艰涩而痛，余沥不尽，尿色红赤，情志抑郁或心烦易怒，小腹胀满，甚则两胁胀痛，口苦而干，大便干结。舌红，苔黄，脉弦数。应诊为（　　）
    A. 湿热产后小便淋痛
    B. 肾阴亏虚产后小便淋痛
    C. 肝经郁热产后小便淋痛
    D. 肝经气滞产后小便淋痛

E. 肝经湿热下注小便淋痛

（三）X 型题

8. 下列哪些诱因可致产后小便淋痛（　　）

 A. 产后尿潴留

 B. 多次导尿

 C. 外阴伤口愈合不良

 D. 产后失血

 E. 情志所伤

9. 产后小便淋痛的诊断要点是（　　）

 A. 本病多发生在产褥期

 B. 主要以尿频、尿急、淋沥涩痛为主

 C. 阴道口、尿道口充血

 D. 尿常规异常

 E. 伴有腰酸膝软

10. 湿热蕴结产后小便淋痛主要证候是（　　）

 A. 产后突感小便短涩，淋漓灼痛

 B. 尿黄赤或浑浊

 C. 口渴不欲饮，心烦

 D. 大便燥结

 E. 舌红、苔黄腻，脉滑数

11. 湿热蕴结产后小便淋痛热伤胞络，应随证加减，下列哪项是错误的（　　）

 A. 尿色红赤者加白薇、小蓟、地榆、益母草、旱莲草

 B. 小便浑浊者加萆薢、菖蒲

 C. 舌红、少津者加知母、天花粉、石斛

 D. 腰酸肢软加川断、杜仲

 E. 气短懒言加黄芪、党参

12. 产后小便淋痛除药物治疗外，还应注意（　　）

 A. 加强营养

 B. 鼓励产妇多喝水

 C. 饮食宜清淡

 D. 保持外阴清洁

E. 注意寒温适宜

三、名词解释

1. 产后小便淋痛

2. 脬

四、简答题

1. 产后小便淋痛的辨证要点是什么？

2. 产后小便淋痛的治疗原则及用药宜忌？

3. 产后小便淋痛应与哪些疾病鉴别？

 答案

一、填空题

1. 尿频　尿急　淋漓涩痛　膀胱　热

2. 湿热蕴结　肾阴亏虚　肝经郁热

3. 产后多瘀

4. 小便频数窘涩　点滴疼痛

二、选择题

（一）A₁ 型题

1. C。

答案分析：早在隋代《诸病源候论·产后淋候》中就有"产后淋"的记载，指出本病因体虚、热邪侵犯膀胱所致，并指出以肾虚为本，病位在膀胱。

2. A。

答案分析：《妇人大全良方》云："产后诸淋，因热客于脬，虚则频数，热则涩痛。"故本病主要病机为膀胱有热，气化不利所致。

3. C。

答案分析：辨证为肾阴亏虚产后小便淋痛。化阴煎滋阴降火，除湿通淋，切中病机。

4. E。

答案分析：辨证为湿热蕴结产后小便淋痛。加味五淋散清热利湿、利尿通淋。本方原治孕妇小便窘涩，点滴疼痛，引为治产后小便淋痛。突出产后多虚，取其祛邪不伤正也。

5. D。

答案分析：辨证为肝经郁热产后小便淋痛。沉香散行气化瘀、利水通淋。本方原治气淋脐下妨闷，小便大痛，适合病机。

（二）A₂ 型题

6. B。

答案分析：辨证为肾阴亏虚产后小便淋痛，最佳治法为滋肾养阴通淋。

7. C。

答案分析：题干符合肝经郁热产后小便淋痛的诊断。

（三）X 型题

8. ABCDE。

答案分析：以上诱因皆可导致产后小便淋痛。

9. ABCD。

答案分析：腰酸膝软不是产后小便淋痛必备之一。与题干不符合。

10. ABCDE。

答案分析：上述证候符合湿热蕴结产后小便淋痛。

11. DE。

答案分析：产后小便淋痛热伤胞络，以热证为多，应以清热滋阴通淋为主，故不宜加党参、黄芪、川断、杜仲。

12. BCD。

答案分析：营养、寒温与本病发生无关，故无须注意。

三、名词解释

1. 产后小便淋痛：产后出现尿频、尿急、淋漓涩痛等症状者，称之"产后小便淋痛"。

2. 脬：即膀胱。

四、简答题

1. 答：临床辨证主要根据全身症状和舌脉以分虚实。

湿热蕴结：产后小便短涩，淋漓灼痛，伴口渴心烦，舌红，苔黄腻，脉滑数。

肾阴亏虚：产后小便短涩，淋漓灼痛，伴有腰酸，手足心热，头晕耳鸣，舌红少苔，脉细数。

肝经郁热：产后小便短涩，淋漓灼痛，伴有小腹胀满，情志抑郁，或心烦易怒，舌红，苔黄，脉弦。

2. 答：治疗原则：清热通淋为主，实则清利，虚则补益。

用药：清热不可过于苦寒，祛湿不可过于通利，补虚不忘化瘀。以防犯虚虚实实之戒。

3. 答：产后小便淋痛应与产后小便不通、尿血、尿浊相鉴别。

产后小便淋痛与产后小便不通均为排尿困难，但产后小便淋痛以尿急涩痛，欲解未净为特殊症状，尿常规常见红、白细胞。产后小便不通是小便闭塞不通或点滴而下，但无尿痛，尿常规检查无异常。

尿血：以小便出血，尿色红赤为特点，多无尿痛。产后小便淋痛以尿意频急、淋漓涩痛为主。

尿浊：产后小便浑浊，色白如泔浆，排尿无疼痛滞涩感，以资鉴别。

第七节　产后身痛

【学习目的要求】

1. 熟悉产后身痛的病因病机。
2. 掌握产后身痛的定义及其辨证论治。

习题

一、填空题

1. 产后身痛之名，首见于宋代《＿＿＿＿》云："产后遍身疼痛。"指出本病的病因为气弱血滞，并立＿＿＿＿＿以疗之。

2. 清代《沈氏女科辑要笺正》根据产后多虚多瘀的特点进一步指出：本病的治疗当以"＿＿＿＿＿，＿＿＿＿＿，不可峻投风药。"实为经验之谈。

3. 产后身痛的发病机理，主要是产后＿＿＿＿＿，＿＿＿＿＿，或＿＿＿＿＿乘虚而入，稽留于关节、经络所致。

4. 产后身痛的辨证，若肢体关节酸楚疼痛，麻木，属＿＿＿＿＿＿＿；若肢体关节肿胀、麻木、重着，疼痛剧烈，痛无定处，伴恶风寒，多属＿＿＿＿＿；若疼痛较重，痛有定处，麻木、发硬、重着，多属＿＿＿＿＿；若产后腰酸，足跟疼痛，多属＿＿＿＿＿。

二、选择题

（一）A₁ 型题

1. 指出产后身痛的病因为"产伤动血气，风邪乘之"所致，出于（　　）

    A.《经效产宝》
    B.《产育宝庆集》
    C.《校注妇人良方》
    D.《医宗金鉴·妇科心法要诀》
    E.《沈氏女科辑要笺正》

2. 产后身痛血虚型的最佳选方是（　　）

    A. 人参养荣汤
    B. 黄芪桂枝五物汤
    C. 八珍汤
    D. 当归补血汤
    E. 十全大补汤

3. 产后身痛风寒证的最佳选方是（　　）

    A. 参苏饮　　　B. 防风汤
    C. 独活寄生汤　D. 趁痛散
    E. 人参败毒散

4. 产后身痛血瘀证的最佳选方是（　　）

    A. 膈下逐瘀汤
    B. 血府逐瘀汤
    C. 生化汤加味
    D. 少腹逐瘀汤
    E. 身痛逐瘀汤

5. 肾虚型产后身痛的最佳选方是（　　）

    A. 归肾丸　　　B. 金匮肾气丸
    C. 右归丸　　　D. 养荣壮肾汤
    E. 左归丸

6. 下列哪味药不在黄芪桂枝五物汤中（　　）

    A. 黄芪　　　　B. 桂枝
    C. 芍药　　　　D. 生姜、大枣
    E. 甘草

7. 黄芪桂枝五物汤是治疗产后血虚身痛的主要方剂。此方出自（　　）

    A.《傅青主女科》
    B.《景岳全书·妇人规》
    C.《医宗金鉴·妇人心法要诀》

D. 《金匮要略》

E. 《妇人大全良方》

（二）A₂型题

8. 一妇人产后遍身关节酸楚，疼痛，肢体麻木，面色萎黄，头晕，心悸，舌淡，苔薄，脉细弱。最佳治法是（　　）

    A. 养血活血、温阳通络

    B. 疏肝养血、通络止痛

    C. 养血益气、温通经络

    D. 养血温中、通络止痛

    E. 养血滋阴、通络止痛

9. 一产妇产后身痛，尤以下肢疼痛，麻木，发硬，重着，肿胀明显，屈伸不利，小腿压痛，恶露量少，色紫黯有血块，小腹疼痛，拒按，舌黯，苔白，脉弦涩，治宜（　　）

    A. 活血化瘀、通络止痛

    B. 温经散寒、化瘀止痛

    C. 养血行气、缓急止痛

    D. 益气行气、缓急止痛

    E. 养血活血、化瘀祛湿

10. 患者产后腰酸，足跟疼痛，艰于俯仰，头晕耳鸣，夜尿多，舌淡黯，脉沉细弦，证属（　　）

    A. 血虚证产后身痛

    B. 血寒证产后身痛

    C. 血瘀证产后身痛

    D. 气血两虚证产后身痛

    E. 肾虚证产后身痛

11. 一产妇分娩数日后，肢体关节疼痛，屈伸不利或痛无定处或冷痛剧烈，宛如针刺，得热则舒，伴恶寒怕风，脉濡细，最佳选方是（　　）

    A. 黄芪桂枝五物汤

    B. 独活寄生汤

    C. 防风汤

    D. 身痛逐瘀汤

    E. 趁痛散

（三）B₁型题

    A. 金匮肾气丸

    B. 黄芪桂枝五物汤

    C. 八珍汤

    D. 人参养荣汤

    E. 养荣壮肾汤

12. 血虚型产后身痛的首选方是（　　）

13. 肾虚型产后身痛的首选方是（　　）

    A. 趁痛散　　　B. 防风汤

    C. 独活寄生汤　D. 身痛逐瘀汤

    E. 生化汤

14. 血瘀型产后身痛的最佳选方是（　　）

15. 风寒型产后身痛的最佳选方是（　　）

（四）X型题

16. 产后身痛的常见病因是（　　）

    A. 血虚　　　　B. 风寒

    C. 血瘀　　　　D. 肾虚

    E. 气虚

17. 下列哪些原因可致产后身痛（　　）

    A. 产后失血过多

    B. 产后感受风寒湿邪

    C. 素体肾虚，复因产伤

    D. 产后护理不洁

    E. 产后饮食失常

18. 肾气虚产后身痛的主要证候是（　　）

    A. 产后腰酸

    B. 足跟疼痛，难于俯仰

    C. 头晕耳鸣，夜尿多

    D. 舌淡黯，脉沉细弦

    E. 精神疲乏，四肢无力

19. 产后身痛若失治误治，日久不愈可致（　　）

    A. 关节肿胀不消，屈伸不利

    B. 僵硬变形

    C. 肌肉萎缩

D. 痿痹残疾

E. 半身不遂

20. 可致产后腹痛和产后身痛的共同病机是（　）

A. 外感　　B. 血虚

C. 气虚　　D. 血瘀

E. 热结

三、名词解释

产后身痛

四、简答题

1. 简述产后身痛与痹证的鉴别诊断。
2. 简述产后身痛与痿证的鉴别。

五、论述题

如何理解《沈氏女科辑要笺正》对产后身痛提出的"此证多血虚，宜滋养，或有风寒湿三气杂至之痹，以养血为主，稍参宣络，不可峻投风药"的临证意义。

六、病案分析

周某，女，25岁，农民。产后肢体关节疼痛，麻木一月余。患者于一月前分娩，产后出血过多。产后一周左右即感下肢麻木，肢体关节疼痛，屈伸不利。恶露量少，色淡，质稀，目前已净。面色萎黄，头晕心悸，舌淡，苔薄，脉细弱。

请写出：（1）诊断

（2）辨证

（3）病机分析

（4）治法

（5）方药

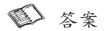 答案

一、填空题

1. 产育宝庆集　趁痛散
2. 养血为主　稍参宣络
3. 营血亏虚　经脉失养　风寒湿邪
4. 血虚　外感风寒　血瘀　肾虚

二、选择题

（一）A₁型题

1. A。

答案分析：对产后身痛的论述，最早见于《经效产宝·产后中风方论》。根据产后病的特点，指出其因"产伤动血气，风邪乘之"所致，并列方治。

2. B。

答案分析：辨证为血虚证产后身痛。黄芪桂枝五物汤养血益气、温经通络止痛，气血足，经络通，则身痛自愈。方见《金匮要略》。

3. C。

答案分析：辨证为风寒证产后身痛。产后百脉空虚，营卫失调，外邪乘虚而入，独活寄生汤祛风散寒除湿以祛邪，补气血益肝肾以扶正，可达扶正祛邪之功。

4. E。

答案分析：辨证为血瘀证产后身痛。产后多瘀、多虚，瘀阻经脉关节，故身痛。身痛逐瘀汤养血活血、化瘀祛湿，使瘀祛、湿除、痛止。

5. D。

答案分析：辨证为肾虚型产后身痛。肾主系胞，因产伤损肾气，故身痛。养荣壮肾汤补肾活血、强腰壮骨，故使身痛除。

6. E。

答案分析：本方组成为黄芪、桂枝、芍

药、生姜、大枣。方见《金匮要略》。

7. D。

答案分析：黄芪桂枝五物汤出自《金匮要略·血痹虚劳病脉证并治第六》。原治血痹。

（二）A₂ 型题

8. C。

答案分析：辨证是血虚产后身痛。最佳治法是养血益气、温经通络。

9. E。

答案分析：辨证是血瘀产后身痛。最佳治法是养血活血、化瘀祛湿。

10. E。

答案分析：辨证属肾虚产后身痛。最佳治法是补肾养血、强腰壮骨。

11. B。

答案分析：辨证为风寒产后身痛。最佳选方是独活寄生汤。祛风散寒除湿以祛湿，补气血、益肝肾以扶正。

（三）B₁ 型题

12. B。

答案分析：血虚产后身痛，首选方黄芪桂枝五物汤。功能：养血益气、温经通络止痛。

13. E。

答案分析：肾虚产后身痛首选方是养荣壮肾汤。功能：补肾益精养血，强腰壮骨止痛。

14. D。

答案分析：血瘀产后身痛最佳选方是身痛逐瘀汤。功能：养血活血，且可化瘀祛湿。余方无祛湿之功。

15. C。

答案分析：风寒产后身痛最佳选方是独活寄生汤。功能：扶正祛邪。符合产后多虚特点。

（四）X 型题

16. ABCD。

答案分析：产后多虚多瘀，百脉空虚，易感外邪，或因产伤损肾气，故产后病常见病因有血虚、风寒、血瘀、肾虚。

17. ABC。

答案分析：产后失血过多，经脉失于濡养；产后百脉空虚，营卫失调，外邪易乘虚而入，稽留关节肢体；素体肾虚，复因产伤伤肾，故均可致产后身痛。

18. ABCD。

答案分析：上述证候符合肾虚产后身痛。

19. ABCD。

答案分析：产后身痛日久不愈，经脉气血瘀阻愈甚，故成虚实夹杂之证。

20. BD。

答案分析：血虚不能濡养经脉关节可致身痛，不能濡养胞脉冲任故小腹痛。血瘀瘀阻肢体关节故身痛，血瘀阻滞胞脉故腹痛。

三、名词解释

产后身痛：产妇在产褥期内出现肢体关节酸楚、疼痛、麻木、重着者，称"产后身痛"，俗称"产后风"。

四、简答题

1. 答：产后身痛外感风寒型与痹证的发病机理相近。临床表现也相似，二者病位都在肢体关节，但产后身痛只发生在产褥期，与产褥生理有关；痹证则任何时候均可发病。若产后身痛日久不愈，迁延到产褥期后，当属痹证论治。

2. 答：产后身痛与痿证二者症状均在肢体关节。产后身痛以肢体关节疼痛、重着、屈伸不利为主，有时兼麻木不仁或肿胀，大多无瘫痪表现；痿证则以肢体萎弱不用，肌肉瘦削为特点，且无痛感。

五、论述题

答：产后身痛主要因产后营血亏虚，经脉失养，故产后多虚。由于体虚，故有产后四肢百骸空虚之谓。若起居不慎，则风寒湿邪乘虚而入。故本病以内伤气血为主，而兼风寒湿瘀。临床往往表现为本虚标实，故本病与一般痹证不同，根据治病求本的基本原则，则以养血益气补肾为主，兼以祛邪。但祛邪之时不可峻投风药，因风药多为辛温走窜之品，只可稍参祛风通络之品。过量则必耗伤气血，若重伤气血，则犯虚虚实实

之戒。

六、病案分析

（1）诊断：中医：产后身痛；西医：产后关节痛。

（2）辨证：血虚

（3）病机分析：产后失血过多，阴血亏虚，经脉关节失于濡养所致。

（4）治法：养血益气，温经通络

（5）方药：黄芪桂枝五物汤加当归、秦艽、丹参、鸡血藤。

第八～十三节　产后恶露不绝至产后血劳

（包括：产后恶露不绝、产后汗证、缺乳、产后乳汁自出、产后抑郁、产后血劳）

【学习目的要求】

1. 了解产后恶露不绝、产后汗证、缺乳、产后乳汁自出、产后抑郁、产后血劳等病的历史沿革。

2. 熟悉产后恶露不绝、产后汗证、缺乳、产后乳汁自出、产后抑郁的病因病机及转归。

3. 掌握产后恶露不绝、产后汗证、缺乳、产后乳汁自出、产后抑郁的定义、诊断及鉴别诊断。

4. 掌握产后恶露不绝、产后汗证、缺乳、产后乳汁自出、产后抑郁的辨证论治。

5. 了解产后血劳的定义、病因病机及辨证论治。

习题

一、填空题

1. 产后血性恶露持续_____天以上仍淋漓不断者，称为"产后恶露不绝"。

2. 缺乳的主要病因病机是_____、_____、_____。

3. 产后汗证包括_____和_____两种，通常以出汗的_____加以区分。

4. 产后抑郁的发病特点是_____。

5. "产则气血劳伤，劳伤气血，轻者，节养将摄，满月便得平复，重者，其日月虽满，气血犹未调和，故虚羸也"出自_____。

二、选择题

（一）A₁型题

1. "产后恶露不绝"一病首见于（　　）

A.《金匮要略·妇人产后病脉证治》

B.《备急千金要方》

C.《妇人大全良方》

D. 《诸病源候论》

E. 《傅青主女科》

2. 记载"产后风冷虚劳候"的专著是
（　　）

  A. 《妇人大全良方》

  B. 《诸病源候论》

  C. 《医宗金鉴》

  D. 《景岳全书·妇人规》

  E. 《备急千金要方》

3. 产后抑郁的主要分型是（　　）

  A. 心脾两虚、瘀血内阻

  B. 心脾两虚、瘀血内阻、肝气郁结

  C. 心肾两虚、瘀血内阻、肝气郁结

  D. 心脾两虚、肝气郁结

  E. 瘀血内阻、肝气郁结

4. 产后恶露不绝的主要病因是（　　）

  A. 气虚、血热、血瘀

  B. 气虚、血虚、血瘀

  C. 气虚、血虚、血热

  D. 气虚、血虚、寒湿

  E. 以上都不是

5. 产后自汗的代表方是（　　）

  A. 黄芪散　　B. 生脉散

  C. 玉屏风散　D. 补中益气汤

  E. 黄芪汤

6. 治疗"血瘀"所致的"产后恶露不绝"的代表方是（　　）

  A. 少腹逐瘀汤　B. 生化汤

  C. 膈下逐瘀汤　D. 失笑散

  E. 逍遥散

7. 通乳丹（《傅青主女科》）的组成是
（　　）

  A. 党参 黄芪 当归 麦冬 木通 桔梗

  B. 人参 黄芪 麦冬 木通 桔梗

  C. 人参 当归 麦冬 木通 桔梗

  D. 人参 黄芪 当归 麦冬 木通 桔梗

  E. 黄芪 当归 麦冬 木通 桔梗

8. "气虚失摄"乳汁自出的治法是
（　　）

  A. 补气益血　B. 固摄敛乳

  C. 健脾固冲　D. 补中益气

  E. 补气益血、固摄敛乳

9. "产后血劳"发生的主要原因是
（　　）

  A. 产后大量失血，气随血脱，脾肾俱虚

  B. 产后血瘀

  C. 脾肾两虚

  D. 产后大量失血

  E. 亡血伤津，脾肾俱虚

10. 最早记载用土瓜根、漏芦、甘草、通草等以治缺乳的著作是（　　）

  A. 《诸病源候论》

  B. 《经效产宝》

  C. 《妇人大全良方》

  D. 《傅青主女科》

  E. 《备急千金要方》

11. 首列"产后乳无汁候"的著作是
（　　）

  A. 《诸病源候论》

  B. 《景岳全书·妇人规》

  C. 《傅青主女科》

  D. 《妇人大全良方》

  E. 《经效产宝》

12. 产后汗证的诊断依据是（　　）

  A. 据产褥期中汗出过多，即可诊断本病

  B. 据产褥期中汗出持续时间过长，即可诊断本病

  C. 据产褥期中汗出过多，或持续时间过长，可诊断本病

  D. 据汗出过多，或持续时间过长，或寐中汗出，醒后即止，即可诊断本病

  E. 据产褥期中汗出过多，或持续时间过长，或寐中汗出，醒后

即止，即可诊断本病

13. "人参鳖甲散"用于治疗（　　）
    A. 产后乳汁自出　B. 产后血劳
    C. 缺乳　　　　　D. 产后汗证
    E. 产后抑郁

14. "产后乳汁自出，乃胃气虚"语出
（　　）
    A.《妇人大全良方》
    B.《校注妇人良方》
    C.《经效产宝》
    D.《傅青主女科》
    E.《景岳全书·妇人规》

15. 产后恶露不绝的辨证要点是（　　）
    A. 根据恶露的量、色、质、气味
    B. 根据恶露持续的时间
    C. 根据恶露的色、质和持续时间
    D. 根据恶露的量、质、气味
    E. 根据恶露的色、质、气味

16. "生脉散"加煅牡蛎、浮小麦以治
（　　）
    A. 产后盗汗
    B. 产后自汗
    C. 产后乳汁自出
    D. 产后抑郁
    E. 产后恶露不绝

（二）A₂ 型题

17. 患者产后血性恶露 13 天不尽，量
多、色淡、质稀、无气味，神疲懒言，小腹
空坠，食少便溏，舌淡苔薄白，脉细弱。本
病辨证是（　　）
    A. 肾虚　　　　B. 气虚
    C. 血虚　　　　D. 血瘀
    E. 气滞

18. 患者产后乳汁分泌由少而无，乳房
胀硬、疼痛，伴胸胁胀满，情志抑郁，食欲
不振，时有微热。舌质正常，苔薄黄，脉
弦。本病的治法是（　　）
    A. 补肾健脾　B. 舒肝补肾

C. 养血柔肝　D. 行气活血
    E. 疏肝解郁、通络下乳

19. 患者分娩一周后，乳汁时有自行流
出，量少质稀，乳房柔软无胀感，舌淡苔
薄，脉细弱。治疗本病的代表方是（　　）
    A. 八珍汤　　　B. 四物汤
    C. 六味地黄丸　D. 补中益气汤
    E. 大补元煎

20. 患者产后半月，时有睡中汗出，醒
后即止，面色潮红，伴头晕耳鸣，口燥咽
干，渴不思饮，五心烦热，腰膝酸软，舌质
红苔少，脉细数。本病诊断是（　　）
    A. 产后发热　B. 产后自汗
    C. 产后盗汗　D. 产后血劳
    E. 以上都不是

（三）B₁ 型题
    A. 生化汤　　　B. 保阴煎
    C. 右归饮　　　D. 补中益气汤
    E. 大补元煎

21. 血热型产后恶露不绝的首选方是
（　　）

22. 血瘀型产后恶露不绝的首选方是
（　　）
    A. 肝郁气滞
    B. 气血不足
    C. 气血不足、肝郁气滞
    D. 气滞血瘀
    E. 脾肾两虚

23. 缺乳的主要病机是（　　）

24. 产后抑郁的主要原因是（　　）

（四）X 型题

25. 产后乳汁自出的主要病因是（　　）
    A. 气虚失摄　B. 脾肾两虚
    C. 肝经郁热　D. 肝郁气滞
    E. 气滞血瘀

26. 产后汗证主要证型是（　　）
    A. 气虚产后自汗
    B. 阳虚产后自汗

- 192 -

C. 阴虚产后盗汗

D. 血虚产后盗汗

E. 阴虚产后自汗

27. 治疗产后恶露不绝的方剂有（　　）

A. 补中益气汤　　B. 生化汤

C. 大补元煎　　　D. 逍遥散

E. 保阴煎

28. 产后血劳的临床表现有（　　）

A. 表情淡漠、容颜憔悴

B. 毛发枯黄、形寒怕冷

C. 月经停闭

D. 性欲丧失

E. 性器官萎缩

三、名词解释

1. 漏乳

2. 恶露

3. 产后血劳

4. 产后抑郁

四、简答题

1. 简述产后恶露不绝的主要病因病机。

2. 简述产后自汗和产后盗汗的区别。

五、论述题

1. 试述产后恶露不绝的诊断依据。

2. 试述缺乳的临床主要表现及辨证治疗。

六、病案分析

某女，32 岁，公司职员，2001 年 6 月初诊。

主诉：产后乳汁分泌甚少。

现病史：患者 2 周前顺利分娩一女婴，产后乳汁甚少，渐至全无。乳房胀硬、疼痛，乳汁稠，伴胸胁胀满，情志抑郁，食欲不振。舌质正常，苔薄黄，脉弦滑。

请写出：（1）诊断

（2）辨证

（3）证候分析

（4）治法

（5）方药（主方名及处方）

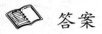 答案

一、填空题

1. 10

2. 气血虚弱　肝郁气滞　痰浊阻滞

3. 产后自汗　产后盗汗　时间

4. 产后出现情绪低落　精神抑郁

5. 《诸病源候论》

二、选择题

（一）A₁ 型题

1. A。

答案分析：《金匮要略·妇人产后病脉证治》篇（七）中称"恶露不绝"为"恶露不尽"。

2. B。

答案分析：《诸病源候论》记载有"产后风冷虚劳候"。

3. B。

答案分析：心脾两虚、瘀血内阻、肝气郁结，是导致产后抑郁的主要病因病机。

4. A。

答案分析：产后恶露不绝主要是由气虚失摄、血热迫血妄行或瘀血阻滞所致。

5. E。

答案分析：黄芪汤以黄芪为君，有益气固表敛汗之功。

6. B。

答案分析：生化汤是治疗产后"血瘀"所致恶露不绝的代表方。

7. D。

答案分析：通乳丹的组成是 D。

8. E。

答案分析：补气益血、固摄敛乳是"气虚失摄"乳汁自出的基本治法。

9. A。

答案分析：产后大量失血，气随血脱，脾肾俱虚，是"产后血劳"发生的主要原因。

10. B。

答案分析：《经效产宝》最早记载用土瓜根、漏芦、甘草、通草等以治缺乳者。

11. A。

答案分析：《诸病源候论》首列"产后乳无汁候"。

12. E。

答案分析：产后汗证的诊断依据是：产褥期中汗出过多，或持续时间过长，或寐中汗出，醒后即止。

13. B。

答案分析："人参鳖甲散"出自《妇人大全良方·产后褥劳》，全方共奏补肾填精、大补元气之功，以治产后血劳。

14. B。

答案分析：《校注妇人良方》云："产后乳汁自出，乃胃气虚"。

15. A。

答案分析：产后恶露不绝，应以恶露的量、色、质、气味为辨证要点。

16. A。

答案分析："生脉散"益气养阴，煅牡蛎、浮小麦固卫敛汗，共治产后盗汗。

（二）A₂ 型题

17. B。

答案分析：本病辨证属气虚。

18. E。

答案分析：本病辨证属肝郁气滞，其治法应疏肝解郁、通络下乳。

19. A。

答案分析：据主症、舌脉合参，本病辨

证属气血俱虚。

20. C。

答案分析：据主症、舌脉合参，本病诊断是产后盗汗。

（三）B₁ 型题

21. B。

答案分析：保阴煎清热养阴止血，是血热型产后恶露不绝的首选方。

22. A。

答案分析：生化汤是产后血瘀证的代表方。

23. C。

答案分析：缺乳的主要病机是气血不足或肝郁气滞。

24. A。

答案分析：肝郁气滞是导致产后抑郁的主要原因。

（四）X 型题

25. AC。

答案分析：气虚失摄、肝经郁热均可导致产后乳汁自出。

26. AC。

答案分析：产后汗证主要证型是气虚产后自汗和阴虚产后盗汗。

27. ABE。

答案分析：产后恶露不绝分气虚、血瘀和血热三型，其治疗方药分别是补中益气汤、生化汤、保阴煎。

28. ABCDE。

答案分析：产后血劳的临床表现包括表情淡漠、容颜憔悴、毛发枯黄、形寒怕冷、月经停闭、性欲丧失、性器官萎缩等。

三、名词解释

1. 漏乳：产妇在哺乳期中，乳汁不经婴儿吸吮而自然溢出者称"乳汁自出"，亦称"漏乳"。

2. 恶露：指产妇娩出胎儿后，阴道排

出的子宫内之余血浊液。正常情况下，血性恶露10天内会自然排尽。若血性恶露持续10天以上仍淋漓不尽，称产后恶露不绝。

3. 产后血劳：由于产时或产后阴血暴亡，导致日后月经停闭、性欲丧失、性器官萎缩；表情淡漠、容颜憔悴、毛发枯黄、形寒怕冷、虚乏劳倦等一系列虚赢证候者，称"产后血劳"。

4. 产后抑郁：产后出现情绪低落、精神抑郁为主要症状者，称产后抑郁。

四、简答题

1. 答：本病的主要病机为冲任失固，气血运行失常。常见的有气虚、血瘀和血热。（1）气虚：产前素体气虚，复因分娩伤气，或产后操劳过早，劳倦伤脾，冲任失固，不能摄血。

（2）血瘀：产后胞脉空虚，寒邪乘虚入胞，血为寒凝；或因七情所伤，血为气滞；或因产留瘀，瘀血内阻，新血难安，不得归经。

（3）血热：素体阴虚，复因产时伤血，阴虚内热，或肝郁化热，或过食辛热温燥之品，热扰冲任，迫血下行。

2. 答：产妇于产后白昼汗出过多或汗出持续时间过长者，为"产后自汗"；若寐中汗出较多，醒后即止者，则为"产后盗汗"。两者出汗时间有在昼在夜之不同。

五、论述题

1. 答：产后恶露不绝的诊断依据有三：

（1）病史：胎盘娩出后，阴道排出的血性恶露持续10天以上仍淋漓不断。

（2）临床表现：产后恶露，日久不尽，量或多或少，色淡红、暗红或紫红，或可有恶臭味，可伴神疲懒言、气短乏力、小腹空坠；或伴小腹疼痛拒按。出血多时可伴贫血，严重者可致昏厥。

（3）检查：①妇科检查子宫大而软，宫口松弛，有时可见残留胎盘组织。仔细检查软产道，及时发现软产道损伤。②辅助检查 常须将宫内刮出物送病理检查。

2. 答：产后缺乳以产后或哺乳期中乳汁甚少或全无为主要临床表现。

本病辨证要点，应根据乳汁清或稠、乳房有无胀痛，结合舌脉及其他症状以辨其虚实。一般情况下，乳汁甚少而清稀，乳房柔软，伴神疲气短，懒言，舌淡苔少，脉虚细者为气血虚弱；若乳汁稠，胸胁胀满，乳房胀硬疼痛，苔薄黄，脉弦者，为肝郁气滞。本病临床一般分气血虚弱和肝郁气滞两型。

（1）气血虚弱证

主要证候：分娩一周后或哺乳期中，乳汁甚少、清稀或乳汁全无，乳房柔软，伴头晕目眩、倦怠乏力，舌淡少苔，脉细弱。

治法：补气养血通脉下乳。

方药：通乳丹（《傅青主女科》）。

人参、黄芪、当归、麦冬、木通、桔梗。用猪蹄煮汤送服。

（2）肝郁气滞证

主要证候：产后乳汁分泌甚少，或全无。乳房胀硬、疼痛，乳汁稠，伴胸胁胀满，情志抑郁，食欲不振，或有微热。舌质正常，苔薄黄，脉弦或弦滑。

治法：疏肝解郁、通络下乳。

方药：下乳涌泉散（《清太医院配方》）

当归 白芍 川芎 生地黄 柴胡 青皮 花粉 漏芦 通草 桔梗 白芷 穿山甲 王不留行 甘草

六、病案分析

（1）诊断：产后缺乳。

（2）辨证：肝郁气滞证。

（3）证候分析：产后情志不畅，肝气不疏，乳脉闭塞，乳汁不行，壅滞于内，故乳汁分泌甚少，渐至全无；乳汁壅滞于乳房内，故乳房胀硬、疼痛，乳汁稠；胸胁为肝经所布，肝气郁结，疏泄不利，气机不达，故胸胁胀满；肝经气滞，脾胃受累，故食欲不振；舌质正常，苔薄黄，脉弦滑，均为肝郁气滞之征。

（4）治法：疏肝解郁、通络下乳。

（5）方药：下乳涌泉散（《清太医院配方》）。

当归、白芍、川芎、生地黄、柴胡、青皮、花粉、漏芦、通草、桔梗、白芷、穿山甲、王不留行、甘草。

第十二章 妇科杂病

第一节 癥 瘕

【学习目的要求】

1. 了解癥瘕的历史沿革。
2. 熟悉癥瘕的病因病机。
3. 掌握癥瘕的定义、鉴别诊断及辨证论治。

习题

一、填空题

1. 治疗癥瘕，新病多实，_____；久病不愈，或术后，以_____为主。

2. 癥者有形可征，_____，痛有定处；瘕者假聚成形，_____，推之可移，痛无定处。

3. 香棱丸原方治_____，_____，消癥块及冷热积聚。

4. 《医学入门·妇人门》曰："善治癥瘕者，_____，_____，衰其大半而止，不可猛攻峻施，以伤元气。"

二、选择题

（一）A₁型题

1. 癥瘕病名出自（   ）
   A. 《内经》
   B. 《神农本草经》
   C. 《诸病源候论》
   D. 《备急千金要方》
   E. 《外台秘要》

2. "昔有七癥八瘕之说，终属强分名目"出自（   ）
   A. 《妇人大全良方》
   B. 《女科经纶》
   C. 《妇人规》
   D. 《叶天士女科》
   E. 《临证指南医案》

3. 关于癥瘕的病因病机，一般少见于（   ）
   A. 气滞血瘀   B. 痰湿瘀结
   C. 寒湿凝结   D. 湿热瘀阻
   E. 肾虚血瘀

4. 湿热瘀阻癥瘕的首选方是（   ）
   A. 大黄牡丹汤
   B. 大黄䗪虫丸
   C. 银甲丸
   D. 清热调血汤
   E. 龙胆泻肝汤

5. 妇人癥瘕的主症是（   ）
   A. 下腹部胀满
   B. 下腹部疼痛
   C. 腰腹部疼痛
   D. 下腹部结块
   E. 月经过多

6. 香棱丸治疗癥瘕，适用于（   ）
   A. 气滞血瘀证
   B. 痰湿瘀结证
   C. 湿热瘀阻证
   D. 肝气郁结证
   E. 肾虚血瘀证

7. 三品一条枪可用于治疗（　　）

    A. 子宫肌瘤

    B. 盆腔炎包块

    C. 阴道炎

    D. 宫颈结核

    E. 早期宫颈癌

8. 关于癥瘕，下列哪项是错误的（　　）

    A. 七癥八瘕是古人的一种辨证分类方法。

    B. 病程日久者正气虚弱，气血痰湿互相影响。

    C. 盆腔内可触及子宫或卵巢肿瘤、炎症肿块、陈旧性宫外孕血肿。

    D. 临证新病多实，治宜攻补兼施，以攻为主。

    E. 盆腔结核性包块可参考癥瘕辨证治疗。

（二）A₂型题

9. 某女，下腹部触及如拳大肿块，小腹胀满不适，经血量多，有块，紫黯，胸闷不舒，脉沉涩，证属（　　）

    A. 肾虚血瘀　　B. 痰湿瘀结

    C. 气滞血瘀　　D. 湿热瘀阻

    E. 寒湿凝滞

10. 某女，下腹部肿块，疼痛2月余，伴低热，经行量多，赤白带下。妇检盆腔右侧触及鸭卵大包块，形不整，触压痛（＋）。舌红，苔黄厚，脉弦滑数。最佳治法是（　　）

    A. 清热利湿，化瘀消癥

    B. 清热利湿，消癥止痛

    C. 清热利湿，止血调经

    D. 清热利湿，缓急止痛

    E. 清热解毒，利湿止带

（三）B₁型题

    A. 大黄䗪虫丸

    B. 桂枝茯苓丸

    C. 香棱丸

    D. 大黄牡丹汤

    E. 桃核承气汤

11. 气滞血瘀癥瘕的首选方是（　　）

12. 湿热瘀阻癥瘕的首选方是（　　）

（四）X型题

13. 可参考癥瘕辨证治疗的西医妇科疾病包括（　　）

    A. 子宫肌瘤

    B. 卵巢肿瘤

    C. 盆腔炎性包块

    D. 陈旧性宫外孕血肿

    E. 盆腔结核性包块

14. 根据癥瘕临床特点的不同，古代医家曾分别称为（　　）

    A. 积聚　　　　B. 肠覃

    C. 石瘕　　　　D. 癥

    E. 瘕

15. 三品一条枪的药物组成包括（　　）

    A. 白矾　　　　B. 雄黄

    C. 乳香　　　　D. 没药

    E. 白砒

三、名词解释

癥瘕

四、简答题

1. 癥瘕是如何发生的？

2. 简述痰湿瘀结癥瘕的主要证候、治法及代表方。

五、论述题

试述中医药辨证治疗癥瘕的原则。

六、病案分析

某女，38岁，已婚，工人。2002年10月15日初诊。

主诉：小腹部胀满不适2个月。

现病史：2个月来，无明显诱因，时有小腹部胀满不适，月经经期延长，持续8~9天始净，色黯，伴情志抑郁，胸闷不舒。舌质紫黯，脉沉弦涩。

妇科检查：外阴阴道经产型，宫颈光滑，宫体常大，活动正常，宫体正常大小，后倾，右外方触及鸭卵大囊性肿块，表面光滑，可活动，触压痛（±）。

实验室检查：血、尿常规及生化检查未见异常。B超报告：宫体右外方见7×5cm大小无回声光团。

请写出：（1）诊断（中医、西医）
（2）辨证分型
（3）病机分析
（4）治法
（5）方药（主方名及处方）

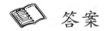

答案

一、填空题

1. 宜攻宜破　补益气血
2. 固定不移　聚散无常
3. 五积　破痰癖
4. 调其气而破其血　消其食而豁其痰

二、选择题

（一）A₁型题

1. B。

答案分析：《神农本草经》论述卷柏、龟甲、乌贼骨等的主治时，都包括癥瘕。

2. E。

答案分析：叶天士在《临证指南医案》中论述了癥和瘕的病因病机和临床特点，认为以七癥八瘕分类，不如按有形无形辨癥瘕简便明了。

3. C。

答案分析：癥瘕的病因病机多见气滞血瘀、痰湿瘀结、湿热瘀阻、肾虚血瘀，较少见寒湿凝结，故选C。

4. A。

答案分析：湿热瘀阻癥瘕的病机是湿、热、瘀血相互凝结于冲任胞宫的结块，治疗应选择具有清热利湿、化瘀消癥的方剂，故选大黄牡丹汤。

5. D。

答案分析：妇人癥瘕的主症是下腹部结块，胀满、疼痛及异常出血仅是或然症，不必悉俱。

6. A。

答案分析：香棱丸具有行气活血、化瘀消癥的作用，故适用于气滞血瘀癥瘕。

7. E。

答案分析：三品一条枪是具有祛腐生肌作用的外用药，常用于治疗疔疖等，妇科用于治疗早期宫颈癌及癌前病变等。

8. D。

答案分析：癥瘕的治疗原则，新病多实，宜攻宜破，不是攻补兼施。

（二）A₂型题

9. C。

答案分析：其证候表现属气滞血瘀。

10. A。

答案分析：根据其证候及妇科检查所见，病为癥瘕，证属湿热瘀结，治法应针对病机，清热利湿，化瘀消癥。

（三）B₁型题

11. C。

答案分析：香棱丸以行气散结，化瘀消癥而见长，其余4方虽都有不同程度活血化瘀作用，但行气远不及香棱丸。

12. D。

答案分析：大黄牡丹汤有清热利湿，活血化瘀作用，其余4方虽都有活血化瘀之功，但清热利湿作用远不及大黄牡丹汤。

（四）X 型题

13. ABCDE。

答案分析：全部备选答案符合妇人下腹部结块，伴有或胀、或痛、或满、或异常出血的妇科疾病，都可参照癥瘕辨证治疗。

14. BCDE。

答案分析：积聚病位非限指下腹部。《灵枢·水胀》论述的肠覃、石瘕皆属妇科肿瘤。古代医家曾对妇人下腹部结块，根据临床特点不同，分别称为癥和瘕，亦有七癥八瘕之分。

15. ABCE。

答案分析：原方药物组成包括白砒、白矾、雄黄、乳香。

三、名词解释

癥瘕：妇人下腹结块，伴有或胀、或痛、或满、或异常出血者。

四、简答题

1. 答：主要是由于机体正气不足，风寒湿热之邪内结，或七情、房事、饮食内伤，脏腑功能失调，气机阻滞，瘀血、痰饮、湿浊等有形之邪凝结不散，停聚小腹，日月相积，逐渐而成。

2. 答：主要证候：下腹结块，触之不坚，固定难移，经血量多，淋漓日久，或带下量多；伴胸脘满闷，腰腹疼痛；舌体胖大，紫黯，瘀斑，苔白厚腻，脉弦滑或沉涩。

治法：化痰除湿，活血消癥。

方药：苍附导痰丸合桂枝茯苓丸。

苍术、香附、南星、枳壳、半夏、陈皮、茯苓、甘草、生姜、神曲

桂枝、茯苓、桃仁、芍药、丹皮

五、论述题

答：中医药治疗癥瘕，重在辨证。气滞血瘀者，行气活血，化瘀消癥；痰湿瘀结者，化痰除湿，化瘀消癥；湿热瘀阻者，清热利湿，化瘀消癥。临证新病多实，宜攻宜破；久病不愈，或术后，以补益气血为主，恢复机体的正气。若正气已复，肿块未除，复以攻破为主。术后若有瘀滞，可于补益气血之时，辅以行气活血之品，并要调其饮食，增进食欲，改善脾胃功能和营养状况。

六、病案分析

（1）诊断：中医：癥瘕；西医：卵巢囊肿。

（2）辨证：气滞血瘀。

（3）病机分析：情志内伤，肝气郁结，经脉气机不畅，血行瘀阻，凝结于胞脉，则瘕聚成癥。胞脉气机阻滞，血失约制，则经期延长。肝气郁结不畅，则胸闷不舒，小腹胀满。舌脉所见亦为气滞血瘀之象。

（4）治法：行气活血，化瘀消癥。

（5）方药：香棱丸。

木香、丁香、京三棱、枳壳、青皮、川楝子、茴香、莪术

第二节　盆　腔　炎

【学习目的要求】

1. 了解有关盆腔炎的历史沿革。

2. 熟悉盆腔炎的病因病机。

3. 掌握急、慢性盆腔炎的定义和辨证论治。

4. 了解急性盆腔炎的应急处理。

习题

一、填空题

1. 急性盆腔炎继续发展可引起弥漫性腹膜炎、败血症、_____，严重者可危及生命。

2. 盆腔的炎症可局限于一个部位，也可同时累及几个部位，最常见的是_____及_____，单纯的子宫内膜炎或卵巢炎较少见。

3. 盆腔的炎症可局限于一个部位，也可同时累及几个部位，最常见的是输卵管炎及输卵管卵巢炎，单纯的_____较少见。

4. 急性盆腔炎初期临床表现与古籍记载的_____、_____相似。

5. 慢性盆腔炎临床以湿热瘀结、气滞血瘀、_____、_____证多见。

二、选择题

（一）A₁ 型题

1. "热入血室"出自（   ）
   A. 《内经》
   B. 《诸病源候论》
   C. 《金匮要略》
   D. 《妇人大全良方》
   E. 《脉经》

2. "妇人腹中诸疾痛，当归芍药散主之"出自（   ）
   A. 《金匮要略》
   B. 《经效产宝》
   C. 《女科百问》
   D. 《妇人大全良方》
   E. 《妇人规》

3. 急性盆腔炎热毒炽盛证，治疗首选（   ）
   A. 五味消毒饮
   B. 大黄牡丹汤
   C. 清营汤
   D. 大柴胡汤
   E. 五味消毒饮合大黄牡丹汤

4. 急性盆腔炎湿热瘀结证，治疗首选（   ）
   A. 仙方活命饮
   B. 五味消毒饮
   C. 大黄牡丹汤
   D. 大柴胡汤
   E. 银甲丸

5. 急性盆腔炎主要表现为高热不退，小腹部疼痛，一般不伴有（   ）
   A. 停经   B. 腹胀
   C. 腹泻   D. 尿频
   E. 尿急

6. 关于急性盆腔炎，下列哪项是错误的（   ）
   A. 临床表现为高热不退，小腹疼痛难忍。
   B. 多为突然腹痛，渐加重，甚至恶心呕吐。
   C. 发病多见于产后、流产后、宫腔内手术后等。
   D. 病因以热毒为主，兼有湿、瘀。
   E. 痛在下腹部，伴有压痛、反跳痛。

7. 急性盆腔炎，高热神昏，烦躁谵语，下腹痛不减，斑疹隐隐。舌红绛，苔黄燥，脉弦细数。首选（   ）
   A. 五味消毒饮
   B. 清营汤
   C. 大黄牡丹汤
   D. 仙方活命饮
   E. 犀角地黄汤

8. 急性盆腔炎，身热面红，恶热汗出，口渴，脉洪数，首选（   ）
   A. 五味消毒饮

B. 大黄牡丹汤

C. 清营汤

D. 银翘散

E. 白虎汤

9. 慢性盆腔炎湿热瘀结证，治疗首选（　　）

A. 仙方活命饮

B. 当归芍药散

C. 银甲丸

D. 大黄牡丹汤

E. 大柴胡汤

10. 慢性盆腔炎气滞血瘀证，治疗首选（　　）

A. 隔下逐瘀汤

B. 少腹逐瘀汤

C. 大黄牡丹汤

D. 桃红四物汤

E. 理冲汤

11. 慢性盆腔炎寒湿凝滞证，治疗首选（　　）

A. 右归丸

B. 桂附八味丸

C. 少腹逐瘀汤

D. 理冲汤

E. 金匮温经汤

12. 慢性盆腔炎气虚血瘀证，治疗首选（　　）

A. 宽带汤

B. 理冲汤

C. 少腹逐瘀汤

D. 血府逐瘀汤

E. 当归芍药散

13. 慢性盆腔炎肾气虚血瘀，治疗首选（　　）

A. 宽带汤

B. 理冲汤

C. 血府逐瘀汤

D. 少腹逐瘀汤

E. 当归芍药散

14. 慢性盆腔炎的病因病机可概括为（　　）

A. 湿、热、瘀、虚

B. 湿、热、痰、虚

C. 湿、热、痰、瘀

D. 痰、湿、瘀、虚

E. 痰、热、瘀、虚

15. 慢性盆腔炎气虚血瘀证，治疗宜（　　）

A. 补气化瘀，理血调经

B. 益气健脾，消癥散结

C. 活血化瘀，理气止痛

D. 益气健脾，化瘀散结

E. 活血化瘀，补气止痛

16. 关于慢性盆腔炎，下列哪些是错误的（　　）

A. 多由邻近器官炎症蔓延而来。

B. 可无急性发病史，起病缓慢，反复不愈。

C. 既往有急性盆腔炎等病史。

D. 表现为下腹部疼痛，伴有低热起伏，易疲劳等症。

E. 多为邪热余毒残留，耗伤气血，虚实错杂。

（二）A₂型题

17. 某患者药物流产后 5 天，高热腹痛，下腹部疼痛拒按，阴道流血气味臭秽，量较多，脓血混杂，大便燥结，小便黄。舌红，苔黄厚，脉滑数。最佳治法是（　　）

A. 清热解毒，缓急止痛

B. 清热解毒，利湿排脓

C. 清热解毒，化瘀止痛

D. 清热解毒，泻腹通便

E. 清热解毒，利湿止带

18. 某患者经行第 5 天，近 2 天下腹部胀满不适，疼痛拒按，身热起伏，经血量不减，阴中灼热，小便短赤，大便溏泄。舌红

有瘀点，苔黄厚，脉弦滑。最佳选方是
（　　）

    A. 五味消毒饮

    B. 大黄牡丹汤

    C. 止带方

    D. 仙方活命饮

    E. 大柴胡汤

19. 某女士，40岁，下腹部疼痛结块3
月余，痛连腰骶，经行加重，经血量多有
块，伴身疲乏力，食少纳呆。舌黯红，有瘀
斑，脉弦涩无力。最佳选方是（　　）

    A. 少腹逐瘀汤

    B. 当归芍药散

    C. 理冲汤

    D. 逐瘀止血汤

    E. 固冲汤

20. 某女士，35岁，半年来少腹部胀
痛，经行加重，经血量多有块，排出痛减，
伴经前情志抑郁，乳房胀痛。舌紫黯，脉弦
涩。最佳选方是（　　）

    A. 隔下逐瘀汤

    B. 血府逐瘀汤

    C. 少腹逐瘀汤

    D. 大黄牡丹汤

    E. 逍遥散

（三）B₁型题

    A. 身热腹痛，恶寒或寒战

    B. 高热腹痛，下腹部疼痛拒按

    C. 下腹部胀满，疼痛拒按，寒热
       往来

    D. 下腹部隐痛，痛连腰骶，低热
       起伏

    E. 下腹部胀痛或刺痛，经行加重

21. 急性盆腔炎热毒炽盛证的主要临床
表现是（　　）

22. 急性盆腔炎湿热瘀结证的主要临床
表现是（　　）

    A. 银甲丸

    B. 膈下逐瘀汤

    C. 少腹逐瘀汤

    D. 血府逐瘀汤

    E. 仙方活命饮

23. 慢性盆腔炎湿热瘀结证的首选方是
（　　）

24. 慢性盆腔炎气滞血瘀证的首选方是
（　　）

（四）X型题

25. 急性盆腔炎最常见的是（　　）

    A. 输卵管炎

    B. 卵巢炎

    C. 子宫内膜炎

    D. 输卵管卵巢炎

    E. 盆腔脓肿

26. 急性盆腔炎病因以热毒为主，兼有
（　　）

    A. 风　　B. 火　　C. 痰

    D. 湿　　E. 瘀

27. 慢性盆腔炎既往史常有（　　）

    A. 急性盆腔炎　B. 月经不调

    C. 阴道炎　　　D. 阑尾炎

    E. 不洁性生活史

28. 慢性盆腔炎临床常见的证型是
（　　）

    A. 气滞血瘀　B. 寒湿凝滞

    C. 气虚血瘀　D. 湿热瘀结

    E. 痰湿瘀结

三、名词解释

1. 急性盆腔炎

2. 慢性盆腔炎

四、简答题

1. 简述急性盆腔炎的临床表现。

2. 简述慢性盆腔炎的临床表现。

五、论述题

1. 试述急性盆腔炎的病证特点、治疗原则及预后。

2. 试述急性盆腔炎与异位妊娠的鉴别要点。

3. 急性盆腔炎和慢性盆腔炎都有湿热瘀结证，治疗有何不同？

六、病案分析

病案：某女，32 岁，已婚，工人。2002 年 6 月 5 日初诊。

主诉：下腹部疼痛半年。

现病史：半年前因早孕药物流产，流产后阴道流血持续 2 周余。伴低热腹痛不适，虽经治疗，腹痛腰痛等症反复不愈，且经行腹痛加重，经后带下量多。精神不振，疲乏无力，食少纳呆。

查体：舌黯红，有瘀点，苔白，脉弦涩无力。

妇检：经产型外阴，宫颈轻度糜烂，宫体水平位，常大，活动可，双侧附件条索状增厚，压痛（+），阴道分泌物量较多，色淡黄，质稀。

实验室检查：B 超及血、尿常规未见异常。

请写出：（1）诊断
（2）辨证
（3）病因病机
（4）治法
（5）方药

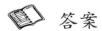 答案

一、填空题

1. 感染性休克
2. 输卵管炎及输卵管卵巢炎

3. 子宫内膜炎或卵巢炎
4. 热入血室，产后发热
5. 寒湿凝滞，气虚血瘀

二、选择题

（一）A₁ 型题

1. C。

答案分析："热入血室"首先见于《伤寒论·阳明病》及《金匮要略·妇人杂病》。

2. A。

答案分析：妇人腹中诸疾痛及妊娠肝脾不和而腹痛，张仲景皆以当归芍药散治之。

3. E。

答案分析：急性盆腔炎热毒炽盛证，虽以热毒为主，但兼有湿、瘀之邪，故选五味消毒饮合大黄牡丹汤以清解热毒，辅以凉血化瘀利湿。

4. A。

答案分析：仙方活命饮原治一切疮疡，未成者即散，已成者即溃。经加减，有较好的清热利湿、化瘀止痛作用。

5. A。

答案分析：急性盆腔炎主要表现为高热、下腹部疼痛。炎症波及腹膜，可有腹胀、腹泻、呕吐等症，波及到膀胱可有尿路刺激症状。月经期发病可有经血量多、经期延长，一般不会停经。

6. B。

答案分析：急性盆腔炎是感染性疾病。多有明显的致病因素，一般不会突然腹痛，并伴有恶心呕吐，如出现，多见于卵巢瘤蒂扭转、肠梗阻等。

7. B。

答案分析：辨证属热毒炽盛，邪入营血，故选清营汤。

8. E。

答案分析：辨证属热毒炽盛，邪在阳明经，故选白虎汤。

9. C。

答案分析：银甲丸原治湿热蕴结下焦的黄白带、赤白带等炎症性疾病。有较好的清热除湿、化瘀行滞之功效。

10. A。

答案分析：膈下逐瘀汤原治膈下腹中瘀血积块、疼痛。其有活血化瘀，疏通经脉气机而止痛之功。

11. C。

答案分析：少腹逐瘀汤有温经散寒，化瘀止痛，调经种子之功。多用其治疗寒湿凝滞，血行不畅之小腹疼痛。

12. B。

答案分析：理冲汤有健脾益气，化瘀散结止痛之功，适用于治疗气虚血瘀证。

13. A。

答案分析：宽带汤以补肾益气见长，故以其加减治疗肾气虚血瘀慢性盆腔炎。

14. A。

答案分析：慢性盆腔炎病程日久，湿、热、瘀邪错杂，且正气不足而气虚。

15. D。

答案分析：气虚是脾气虚弱，血瘀者血行瘀结，故针对其病机，应益气健脾、化瘀散结。

16. A。

答案分析：慢性盆腔炎常为急性盆腔炎未能彻底治疗，或患者体质较差，病程迁延所致。阑尾炎虽可直接蔓延致盆腔炎，但不是主要的多见的致病因素。

（二）A₂ 型题

17. B。

答案分析：辨证为热毒炽盛急性盆腔炎，最佳治法是清热解毒、利湿排脓。

18. D。

答案分析：辨证为湿热瘀结急性盆腔炎，故最佳选方是仙方活命饮，有清热利湿、化瘀止痛之功。

19. C。

答案分析：辨证为气虚血瘀慢性盆腔炎，故最佳选方是理冲汤，有健脾益气、化瘀散结、调经止痛之功。

20. A。

答案分析：辨证为气滞血瘀慢性盆腔炎，故最佳选方是膈下逐瘀汤。

（三）B₁ 型题

21. B。

答案分析：急性盆腔炎热毒炽盛主要表现为高热腹痛，恶寒或寒战，下腹部疼痛拒按。

22. C。

答案分析：急性盆腔炎湿热瘀结主要表现为下腹部疼痛拒按，胀满不适，热势起伏，寒热往来等。

23. A。

答案分析：慢性盆腔炎湿热瘀结的首选方是银甲丸，有清热利湿、化瘀止痛之功。

24. B。

答案分析：慢性盆腔炎气滞血瘀的首选方是膈下逐瘀汤，有活血化瘀、理气止痛之功。

（四）X 型题

25. AD。

答案分析：急性盆腔炎最常见的是输卵管炎和输卵管卵巢炎，单纯的子宫内膜炎和卵巢炎较少见。厌氧菌等感染虽易形成盆腔脓肿，但不是最常见的。

26. DE。

答案分析：急性盆腔炎的病因以热毒为主，兼有湿和瘀。

27. ACE。

答案分析：慢性盆腔炎既往常有急性盆腔炎、阴道炎、节育及妇科手术感染史，或不洁性生活史。

28. ABCD。

答案分析：慢性盆腔炎比较常见的证型

是湿热瘀结、气滞血瘀、寒湿凝滞、气虚血瘀。

三、名词解释

1. 急性盆腔炎：女性盆腔生殖器官及其周围结缔组织和腹膜的急性炎症。

2. 慢性盆腔炎：女性盆腔生殖器官及其周围结缔组织、盆腔腹膜发生慢性炎症性病变，称为慢性盆腔炎。

四、简答题

1. 答：患者呈急性病容，体温升高，下腹部疼痛难忍，因炎症病变部位不同，可分别伴有月经量多、赤白带下、恶露增多、腹胀腹泻、尿频、尿急、尿痛等症状。

2. 答：主要表现为下腹部疼痛，痛连腰骶，可伴有低热起伏，易疲劳，劳则复发，带下增多，月经不调，经血量多，或经期腹痛，经期延长，甚至输卵管阻塞性不孕等。

五、论述题

1. 答：急性盆腔炎发病急，病情重，病势凶险。病因以热毒为主，兼有湿、瘀，故治疗原则以清热解毒为主，祛湿化瘀为辅。立足于彻底治愈，不可迁延。经及时有效的治疗，多可在短期内治愈。失治误治，病势加重，可发展为全腹膜炎、败血症、休克，甚至死亡；迁延治疗，多转为慢性盆腔炎，长期腰腹部疼痛，带下量多，常常影响生育。

2. 答：异位妊娠主要为输卵管妊娠。输卵管妊娠流产、破裂者腹腔内出血，临床表现为腹痛、阴道流血，甚至晕厥。盆腔炎者高热，白细胞明显升高。异位妊娠者有停经史、检验尿 HCG （＋）。盆腔 B 超检查，宫外孕腹腔内出血可见大面积的液性暗区，盆腔炎者少见。后穹隆穿刺，输卵管妊娠流产、破裂者可吸出不凝固的积血，盆腔炎者可见脓液。

3. 答：急性盆腔炎和慢性盆腔炎虽都有湿热瘀结证，但临床特点不同。急性盆腔炎以热毒为主，兼有湿邪和瘀血阻滞，治以清热解毒为主，辅以化瘀利湿，方用仙方活命饮加味治疗。慢性盆腔炎者虽余热未清，或残有热毒，但热势不重，瘀滞与湿邪共存，治以清热利湿化瘀，瘀结日久，酌以软坚散结，方用银甲丸治疗。

六、病案分析

（1）诊断：慢性盆腔炎。

（2）辨证：气虚血瘀证。

（3）病机分析：药物流产后，子门不闭，外邪侵袭，瘀血停滞，胞脉气机郁结，故腹痛低热。病久不愈，耗伤气血，致疲乏无力，气虚带脉失约，带下量多。

（4）治法：补气健脾，化瘀止痛。

（5）方药：理冲汤。

生黄芪、党参、白术、山药、天花粉、知母、三棱、莪术、生鸡内金

第三节　不　孕　症

【学习目的要求】

1. 熟悉不孕症的病因病机。

2. 熟悉不孕症的西医病因及诊断检查步骤。

3. 掌握不孕症的定义及辨证论治。

4. 了解治疗不孕症辨病辨证相结合的思路和研究现状。

习题

一、填空题

1. 公元前 11 世纪,《周易》记载"_____",首先提出了不孕的病名及不孕年限界定。

2.《神农本草经·紫石英》条下记载:"_____,绝孕十年无子"。

3. 不孕症的常见病因病机是_____、_____、_____、_____。

4. "五不女"和"五不男"出自《_____》。

5. 汉代《金匮要略》记载的第一条调经种子方是_____,后世誉之调经祖方。

二、选择题

(一) A₁ 型题

1. 肾气虚不孕的最佳方是( )
   A、毓麟珠　　　B、右归丸
   C、归肾丸　　　D、温胞饮
   E、大补元煎

2. 肾阳虚不孕的首选方是( )
   A、温胞饮　　　B、金匮肾气丸
   C、右归丸　　　D、温冲汤
   E、二仙汤

3. 肾阴虚不孕症的首选方是( )
   A、左归丸
   B、六味地黄丸
   C、养精种玉汤
   D、育阴汤
   E、加减苁蓉菟丝子丸

4. 肝气郁结不孕症的首选方是( )
   A、逍遥散　　B、柴胡疏肝散
   C、定经汤　　D、百灵调肝汤
   E、开郁种玉汤

5. 瘀滞胞宫不孕症的最佳治法是

( )
   A、活血化瘀
   B、逐瘀荡胞,调经助孕
   C、养血活血
   D、疏肝理气化瘀,调经助孕
   E、补肾活血,调经助孕

6. 治疗痰湿内阻不孕的首选方是

( )
   A、苍附导痰丸　　B、启宫丸
   C、丹溪治痰湿方　D、开郁二陈汤
   E、陈夏六君子汤

7. 输卵管阻塞性不孕,中医治疗多以

( )
   A、活血化瘀为主
   B、理气活血为主
   C、疏肝理气,化瘀通络为主
   D、补肾活血为主
   E、祛瘀化痰为主

8. 肾气虚不孕症的最佳治法是( )
   A、补益肾气
   B、补肾助孕
   C、补肾益气,温养冲任
   D、补肾益精
   E、调补肾阴阳,调经助孕

9. 毓麟珠是下列哪位医家所创( )
   A、张仲景　　　B、傅青主
   C、张景岳　　　D、张锡纯
   E、万全

10. "男不可为父,得阳道之亏者也;女不可为母,得阴道之塞者也。"出自

( )
   A、《女科准绳》　B、《格致余论》
   C、《广嗣纪要》　D、《济阴纲目》
   E、《傅青主女科》

11. 率先提出瘀血导致不孕机理的是

( )
   A、《针灸甲乙经·妇人杂病》
   B、《内经》

C、《金匮要略·妇人杂病脉证并治》

D、《千金要方》

E、《医林改错》

12. "女子绝子，蛴血在内不下"，语出（   ）

A、《内经》

B、《金匮要略》

C、《针灸甲乙经·妇人杂病》

D、《千金要方》

E、《医林改错》

13. "种子之方，本无定轨，因人而药，各有所宜"，语出（   ）

A、《妇人规》

B、《妇人大全良方》

C、《格致余论》

D、《傅青主女科》

E、《妇科玉尺》

14. 肾阴虚不孕选方中，哪项是错的（   ）

A、养精种玉汤　　B、左归丸

C、育阴汤　　　　D、六味地黄丸

E、金匮肾气丸

15. 肝气郁结证不孕，下列选方中哪项是错的（   ）

A、开郁种玉汤

B、柴胡疏肝散

C、逍遥散

D、百灵调肝汤

E、苍附导痰丸

16. 肾阳虚不孕，下列哪项选方是错误的（   ）

A、右归丸　　　　B、温胞饮

C、温冲汤　　　　D、左归丸

E、金匮肾气丸

（二）A₂型题

17. 李女士，女，28岁，久婚未能怀孕，月经或前或后，经量多少不一。经前烦躁易怒，胸胁乳房胀痛，精神抑郁，喜太息，舌尖边有瘀点，质暗红，脉弦细，应诊断为（   ）

A、肾虚不孕

B、肝气郁结不孕

C、肾虚肝郁不孕

D、瘀滞胞宫不孕

E、痰湿内阻不孕

18. 陈某，女，婚后5年未怀孕，月经多推后几天，经来小腹胀痛，经色紫暗，有血块，块下痛减，有时经行不畅，伴见肛门坠痛，性交痛；舌质紫暗，脉弦细，最佳治法是（   ）

A、逐瘀荡胞，调经助孕

B、活血化瘀

C、疏肝理气

D、理气活血化瘀

E、补肾活血，调经助孕

19. 某女，婚久不能怀孕，月经多推后、稀发。形体肥胖，胸闷痰多。舌淡胖，苔白，脉沉细略滑。最佳选方是（   ）

A、启宫丸　　　　B、开郁二陈汤

C、苍附导痰丸　　D、二陈汤

E、丹溪治痰湿方

20. 陈女士，婚久未能怀孕，月经常提前，经量偏少，2天净，色鲜红无血块，形体消瘦，头晕耳鸣，腰酸膝软，五心烦热，失眠多梦，阴中干涩。舌红少苔，脉细数。最佳治法是（   ）

A、滋肾养血，调补冲任

B、滋肾补肾，调经助孕

C、滋养肝肾，调经助孕

D、滋阴清热，调经助孕

E、滋肾宁心，调经助孕

（三）B₁型题

A、养精种玉汤

B、开郁种玉汤

C、左归丸

D、育阴汤

E、六味地黄丸

21. 肾阴虚不孕首选方（　　）

22. 肝气郁结不孕首选方（　　）

　　A、毓麟珠　　　B、温胞饮

　　C、右归丸　　　D、左归丸

　　E、养精种玉汤

23. 肾气虚不孕的首选方是（　　）

24. 肾阳虚不孕的首选方是（　　）

（四）X型题

25. 不孕症常见的证型有（　　）

　　A、肾虚　　　　B、肝气郁结

　　C、瘀滞胞宫　　D、痰湿内阻

　　E、气血虚弱

26. 肾阳虚不孕的主要证候有（　　）

　　A、婚久不孕

　　B、月经迟发，或后推，或停闭不行

　　C、小腹冷，性欲淡漠

　　D、头晕耳鸣，腰酸膝软，夜尿多

　　E、面斑多，眼眶黯，舌淡黯，脉沉细

27. 《诸病源候论》提出夹疾无子，分列（　　）

　　A、月水不利无子

　　B、月水不通无子

　　C、子脏冷无子

　　D、带下无子

　　E、结积无子

28. 肾虚证不孕分为（　　）

　　A、肾气虚　　　B、肾阳虚

　　C、肾阴虚　　　D、肝肾亏损

　　E、脾肾阳虚

三、名词解释

1. 不孕症

2. 绝对性不孕

四、简答题

1. 叙述肝气郁结不孕的主要证候、治法、代表方。

2. 论述肾虚导致不孕的机理。

五、论述题

1. 试述不孕症的诊断检查步骤。

2. 《万氏妇人科》说："女子无子，多因经候不调……此调经为女子种子紧要也"，请谈谈你的理解。

六、病案分析

张某，女，35岁，已婚。初诊日期：2002年11月17日。

主诉：月经提前、经量减少、不孕2年。

现病史：患者自两年前堕胎后至今不能再怀孕，月经每15—20天左右来潮一次，行经1~2天，量少，每次用卫生巾约半包。末次月经11月15日，现已净。经色淡红，无血块。头晕，耳鸣，神疲，纳差，小腹冷，腰酸，眼眶黯黑，舌淡苔白，脉沉细。

月经史：14岁初潮，以往月经周期、经期正常。近2年月经情况如上述。末次月经11月15日。上次月经10月26日。

婚育史：结婚5年，孕3，产0，自然流产3（均在孕6~8周流产清宫），末次流产1999年2月，其后曾避孕半年，此后一直无避孕至今未能受孕。

过去史、个人史、家族史无特殊。

妇查：未发现异常。

请写出：（1）诊断（中医　西医）

　　　　（2）诊断依据

　　　　（3）辨证分型

　　　　（4）证候分析

　　　　（5）治法

　　　　（6）方药（含药物和药量）

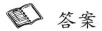 **答案**

一、填空题

1. 妇三岁不孕
2. 女子风寒在子宫
3. 肾虚　肝气郁结　瘀滞胞宫　痰湿内阻
4. 广嗣纪要·择配篇
5. 温经汤

二、选择题

（一）A₁型题

1. A
答案分析：毓麟珠功能补肾益气，温养冲任，符合题干要求。

2. A
答案分析：温胞饮功能温肾暖宫，调补冲任，符合题干要求。

3. C
答案分析：肾阴虚，精血不足，冲任血海匮乏，不能摄精成孕。养精种玉汤功能滋肾养血，调补冲任以助孕，故选之。

4. E
答案分析：开郁种玉汤疏肝解郁，理血调经，切中肝郁不孕病机。

5. B
答案分析：瘀血内阻，阻滞冲任胞宫，不能摄精成孕，故治宜逐瘀荡胞，调经助孕。

6. A
答案分析：苍附导痰丸燥湿化痰，正中病机。

7. C
答案分析：输卵管所在为肝经所过，对于输卵管阻塞性不孕，中医治疗多以疏肝理气、化瘀通络为主。

8. C
答案分析：补肾益气，温养冲任正是切中肾气虚不孕症的病机。

9. C
答案分析：在《景岳全书·新方八阵·因阵》中可查找到毓麟珠。

10. B
答案分析：此段语出自《格致余论·受胎论》。

11. A
答案分析：西晋《针灸甲乙经·妇人杂病》云："女子绝子衃血，在内不下，关元主之"，率先提出瘀血导致不孕的机理。

12. C
答案分析：参见上题。

13. A
答案分析：张景岳《妇人规·子嗣类》："种子之方，本无定轨，因人而药，各有所宜"，强调治疗不孕应辨证论治。

14. E
答案分析：金匮肾气丸是温补肾阳方。

15. E
答案分析：所选方与题干病机不符，苍附导痰丸治疗痰湿内阻不孕。

16. D
答案分析：所选方与题干病机不符，左归丸为滋补肾阴方。

（二）A₂型题

17. B
答案分析：题干为肝气郁结不孕。

18. A
答案分析：题干所述为瘀滞胞宫不孕，最佳治法是逐瘀荡胞、调经助孕。

19. C
答案分析：题干为痰湿内阻不孕，最佳选方为苍附导痰丸。

20. A
答案分析：题干应为肾阴虚不孕，滋肾

养血、调补冲任为最佳治法。

（三）B₁型题

21. A

答案分析：肾阴虚不孕首选方为养精种玉汤。

22. B

答案分析：肝气郁结首选方为开郁种玉汤。

23. A

答案分析：肾气虚不孕首选方为毓麟珠。

24. B

答案分析：肾阳虚不孕首选方为温胞饮。

（四）X型题

25. ABCD。

答案分析：不孕症常见证型有肾虚、肝气郁结、瘀滞胞宫、痰湿内阻。

26. ABCDE。

答案分析：所选全部符合肾阳虚不孕的主要证候。

27. ABCDE。

答案分析：从该书中可以查到五个备选答案全正确。

28. ABC。

答案分析：肾有阴阳二气，应分肾气虚、肾阳虚、肾阴虚较适合。

三、名词解释

1. 不孕症：凡女子婚后未避孕，有正常性生活，同居2年，而未受孕者，或曾有过妊娠，而后未避孕，又连续2年未再受孕者称之。前者为原发性不孕，古称"全不产"；后者为继发性不孕，古称"断绪"。

2. 绝对性不孕：夫妇一方有先天或后天生殖器官解剖生理方面的缺陷，无法纠正而不能妊娠者称之。

四、简答题

1. 肝气郁结不孕症的主要证候：婚久不孕，月经或先或后，经量多少不一，或经来腹痛；或经前烦躁易怒，胸胁乳房胀痛，精神抑郁，善太息；舌黯红或舌边有瘀斑，脉弦细。

治法：疏肝解郁，理血调经。

代表方：开郁种玉汤（《傅青主女科》）

2. 答：肾主生殖，肾虚足以导致不孕。若先天肾气不足或后天损伤肾气，或高龄，肾气渐衰，肾气虚则冲任虚衰不能摄精成孕而不孕；若素体阳虚，或寒湿伤肾，肾阳亏虚，命门火衰，阳虚气弱，则生化失期，有碍子宫发育或不能触发氤氲乐育之气，致令不能摄精成孕；或素体肾阴亏虚，或房劳多产，久病失血，耗损真阴，天癸乏源，冲任血海空虚；或阴虚生内热，扰动冲任血海，均不能摄精成孕，发为不孕症。

五、论述题

1. 答：不孕症的诊断检查步骤是针对女性不孕的原因而进行的。

（1）询问病史：针对可以影响不孕的病史如月经史，结婚年龄，丈夫健康状况，有无盆腔炎、流产史或下腹部手术史等。

（2）体格检查和妇科检查：注意全身健康状况，尤须注意妇科检查子宫及附件的状况，第二性征的发育。

（3）不孕症的特殊检查：①卵巢功能测定：了解卵巢有无排卵及黄体功能状态。如BBT、性激素、诊刮宫内膜、B超监测排卵等。②输卵管通畅试验，常用通水术、碘油（或碘水）子宫输卵管造影术，了解子宫及输卵管病变。③免疫因素检查，如抗精子抗体（ASAb）、抗子宫内膜抗体（EM-Ab）、抗心磷脂抗体（ACA）等。④宫腔镜检查，怀疑宫腔有病变时，或已造影明确宫腔有黏连时。⑤腹腔镜检查，经造影明确输卵管黏连、内膜异位等或对久不怀孕，原因不明者。⑥当怀疑垂体病变（如催乳素高、溢乳、闭经等），可申请垂体 MRI 检查。

经检查找出不孕的病因病位，是诊治不孕的关键所在，可为中医辨证辨病治疗不孕提供更多的资料。

2. 答："女子无子，多因经候不调……此调经为女子种子紧要也"是有理论渊源、生理、病理基础的，也是临床经验的总结。

（1）理论源于《内经》，在《素问·上古天真论》论述女子生长发育、生殖规律时明确指出"月事以时下，故有子"，是说妊娠以月事以时下为前提。

（2）氤氲之时的出现以经调为基础。月经的产生和氤氲种子的候的出现以肾气盛为主导，天癸起着决定性的作用。

（3）病理上月经病足以影响妊娠。临床上不孕症很复杂，月经正常者固然有之，但月经不调、崩漏、闭经等在排卵障碍性不孕症中的确很多，足以导致不孕。

（4）临床治疗不孕重视调经，尤重视肾肝脾、气血冲任的调治后，月经的期、量、色、质恢复正常，经调则易于怀孕，故

中医强调"种子必先调经"，"调经为女子种子紧要也"。

六、病案分析

（1）诊断：中医①月经先期。②月经过少。③滑胎。④断绪

西医①月经不调。②习惯性流产。③继发性不孕

（2）诊断依据：①近 2 年月经每 15 ~ 20 天一潮。②近 2 年月经量少，每次用卫生巾半包，经期缩短。③连续堕胎 3 次。④堕胎后已无避孕 2 年以上未复孕。

（3）辨证分型：脾肾两虚。

（4）证候分析：屡孕屡堕，损伤肾气及精血，血海不充故经量过少；肾虚不能温煦脾阳，统摄失职，则月经先期；脾肾两虚，冲任失养，子宫虚冷，故不能摄精成孕。

（5）治法：补肾健脾，养血调经。

（6）方药：归肾丸合四君子汤或毓麟珠加减。

菟丝子 20g、杜仲 15g、熟地 15g、当归 12g、山药 15g、山萸肉 12g、枸杞 15g、茯苓 15g、党参 15g、炙甘草 6g。

第四～七节　阴痒至妇人脏躁

（包括：阴痒、阴疮、子宫脱垂、妇人脏躁）

【学习目的要求】

1. 了解阴痒的历史沿革。
2. 熟悉阴痒的病因病机。
3. 掌握阴痒的定义和辨证论治。
4. 了解阴疮的历史沿革。
5. 熟悉阴疮的病因病机。
6. 掌握阴疮的定义和辨证论治。
7. 熟悉子宫脱垂、妇人脏躁的主要病

机。

8. 掌握子宫脱垂、妇人脏躁的定义及辨证论治。

9. 熟悉子宫脱垂分度和预防措施。

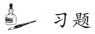 习题

一、填空题

1. 阴痒有虚实之分，生育期多实证，多见_____；绝经前后多虚证，多见____

_____，血燥生风。

2. 阴疮主要由_____，或_____，侵蚀外阴部肌肤所致。

3.《金匮要略》论述妇人阴疮脉象特点曰："_____，阴中即生疮"。

二、选择题

（一）A₁型题

1. 最早论述妇人阴痒是虫蚀所为的著作是（　　）

    A.《金匮要略》

    B.《肘后备急方》

    C.《诸病源候论》

    D.《备急千金要方》

    E.《妇人大全良方》

2. 生育期妇女阴痒，多见（　　）

    A. 阴虚血燥　　B. 肝经火盛

    C. 肺气不宣　　D. 肝经湿热

    E. 湿热侵蚀

3. 绝经前后妇女阴痒多见（　　）

    A. 肝经湿热　　B. 肝肾阴虚

    C. 肝经火盛　　D. 肺气不宣

    E. 肝气郁结

4. 脾虚生湿，湿热下注，阴部痒痛的首选方是（　　）

    A. 龙胆泻肝汤　　B. 止带方

    C. 萆薢渗湿汤　　D. 托里消毒散

    E. 蛇床子汤

5. 最早论及妇人阴蚀的著作是（　　）

    A.《神农本草经》

    B.《金匮要略》

    C.《经效产宝》

    D.《妇人大全良方》

    E.《景岳全书》

6. 热毒证阴疮的最佳治法是（　　）

    A. 清热利湿，解毒杀虫

    B. 清热利湿，解毒消疮

    C. 清热解毒，散结消疮

    D. 清热解毒，祛腐生肌

    E. 清热解毒，缓急止痛

7. 治疗寒湿证阴疮的首选方是（　　）

    A. 少腹逐瘀汤　　B. 阳和汤

    C. 阴蚀生疮方　　D. 右归饮

    E. 温经汤

8. 关于妇人阴疮下列哪项是错误的（　　）

    A. 多见于西医的外阴溃疡、前庭大腺脓肿

    B. 又称为"阴蚀"、"阴蚀疮"

    C. 临床主要见于热毒证和寒湿证

    D. 外阴脓肿未溃，疼痛难忍可切开引流

    E. 阴疮溃破者，可用金黄散外敷

（二）A₂型题

9. 某妇人阴部干涩，瘙痒灼热，夜间加重，伴五心烦热，烘热汗出，腰酸腿软，舌红少苔，脉细数无力。首选何方加减（　　）

    A. 六味地黄汤

    B. 龙胆泻肝汤

    C. 易黄汤

    D. 知柏地黄汤

    E. 左归丸

10. 某妇人外阴肌肤肿溃，色晦黯不泽，脓水淋漓，久治未愈，伴畏寒肢冷，疲乏无力，舌淡苔白腻，脉沉缓。首选方是（　　）

    A. 阳和汤　　　　B. 金黄散

    C. 仙方活命饮　　D. 萆薢渗湿汤

    E. 右归饮

（三）B₁型题

    A. 龙胆泻肝汤　　B. 消风散

    C. 知柏地黄汤　　D. 丹栀逍遥散

    E. 托里消毒散

11. 肝经湿热证阴痒的首选方是（　　）

12. 肝肾阴虚证阴痒的首选方是（　　）

A. 仙方活命饮　　B. 龙胆泻肝汤
C. 蛇床子散　　　D. 萆薢渗湿汤
E. 阳和汤

13. 热毒证阴疮的首选方是（　　）
14. 寒湿证阴疮的首选方是（　　）

（四）X 型题

15. 与发生阴痒有关的致病因素有
（　　）

A. 阴虱病　　　B. 蛲虫病
C. 糖尿病　　　D. 尿液刺激
E. 外阴皮肤病

16. 阴疮者，检查外阴部皮肤粘膜可见
（　　）

A. 溃疡　　　　B. 糜烂
C. 破溃流脓　　D. 覆有脓苔
E. 带下量多

17. 与妇人杂病有关的脏腑病机主要包括（　　）

A. 心血不足　　B. 肺气虚
C. 肝郁　　　　D. 肾虚
E. 脾虚

18. 妇人杂病的常用治法有（　　）

A. 补肾疏肝　　B. 健脾益气
C. 清热解毒　　D. 甘润滋养
E. 杀虫止痒

19. 子宫脱垂临床常见的证型是（　　）

A. 肝郁　　　　B. 气滞
C. 湿热下注　　D. 气虚
E. 肾虚

20. 甘麦大枣汤药物组成包括（　　）

A. 甘草　　　　B. 小麦
C. 大枣　　　　D. 生姜
E. 百合

三、名词解释

1. 阴痒
2. 阴疮
3. 阴挺

4. 脏躁
5. 孕悲

四、简答题

如何辨证治疗阴疮？

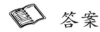 答案

一、填空题

1. 肝经湿热下注　肝肾阴虚
2. 热毒炽盛　寒湿凝滞
3. 少阴脉滑而数者

二、选择题

（一）A₁ 型题

1. C。

答案分析：《诸病源候论》最早论述妇人阴痒是虫蚀所为，三虫九虫食于阴，微则痒，重者乃痛。

2. D。

答案分析：生育期妇女阴痒，多由肝经湿热所致。

3. B。

答案分析：妇女在绝经前后阴痒，多由肝肾阴虚所致。

4. C。

答案分析：脾虚生湿，湿气盛，水湿下注，兼有热邪，致会阴部瘙痒，宜选萆薢渗湿汤。

5. A。

答案分析：《神农本草经》蚤休的功效主治包括阴疮、阴蚀、下浊等。

6. B。

答案分析：治疗热毒阴疮，宜针对其病机，清热利湿，解毒消疮。

7. B。

答案分析：治疗寒湿阴疮，宜温经散

寒，除湿消疮，故首选阳和汤。

8. E。

答案分析：金黄散用于外敷，适于治疗疮疖初起未溃者。阴疮已破溃者，不是金黄散外敷的适应证。

（二）A$_2$型题

9. D。

答案分析：辨证为肝肾阴虚阴痒，故选知柏地黄汤。

10. A。

答案分析：辨证为寒湿阴疮，故选阳和汤。

（三）B$_1$型题

11. A。

答案分析：肝经湿热阴痒的首选方是龙胆泻肝汤，功能清热利湿，杀虫止痒。

12. C。

答案分析：肝肾阴虚阴痒的首选方知柏地黄汤，功能滋阴补肾，清肝止痒。

13. B。

答案分析：热毒阴疮的首选方龙胆泻肝汤，功能清热利湿，解毒消疮。

14. E。

答案分析：寒湿阴疮的首选方阳和汤，功能温经散寒，除湿消疮。

（四）X型题

15. ABCDE。

答案分析：有关的研究表明，阴虱病、蛲虫病、阴道炎、外阴皮肤病、尿液及化纤内裤刺激，以及糖尿病、黄疸、神经性皮炎等全身性疾病都可致阴痒。

16. ABCD。

答案分析：阴疮者外阴部皮肤粘膜病损，可见溃疡、糜烂、覆有脓苔，甚至破溃流脓、抓痕等。

17. CDE。

答案分析：妇人杂病有关脏腑的病机多见于肝郁、脾虚、肾虚。心肺证少见。

18. ABCDE。

答案分析：备选答案五种治法皆属妇人杂病的常用治法。

19. DE。

答案分析：子宫脱垂临床常见气虚、肾虚证。气虚多为脾气虚，肾虚多为肾气虚。若有合并症，可见湿热下注，但不是常见证型。

20. ABC。

答案分析：甘麦大枣汤由甘草、小麦、大枣3味药组成。

三、名词解释

1. 阴痒：妇女外阴及阴道瘙痒，甚则痒痛难忍，坐卧不宁，或伴带下增多等，称为阴痒。

2. 阴疮：妇人外阴部结块红肿，或溃烂成疮，黄水淋沥，局部肿痛，甚则溃疡如虫蚀者，称为阴疮。

3. 阴挺：即子宫脱垂，指子宫从正常位置沿阴道下降，宫颈外口达坐骨棘水平以下，甚至子宫全部脱出于阴道口以外。

4. 脏躁：妇人无故悲伤欲哭，不能自控，精神恍惚，忧郁不宁，呵欠频作，甚则哭笑无常。

5. 孕悲：妇人脏躁，发病于孕期者，又称孕悲。

四、简答题

答：阴疮有寒证、热证。发病急，外阴部红肿热痛，甚至脓水淋沥，伴身热，为热毒。治宜清热利湿，解毒消疮，方用龙胆泻肝汤。外阴部破溃处质硬，脓水淋漓，不痛不痒，日久不消，形体虚弱，多属寒湿证，治宜温经散寒，除湿消疮，方用阳和汤。治疗要内外兼顾，在全身用药的同时，重视局部治疗。

第十三章 计划生育

第一节 避　孕

【学习目的要求】

1. 了解常用避孕方法的原理。

2. 熟悉宫内节育器放置术、取出术、安全期避孕法。

3. 了解各类避孕药物的用法及副反应的处理原则。

习题

一、填空题

1. 按法定年龄推迟_____以上生育为晚育。

2. 通过计划生育工作，避免先天性缺陷代代相传，防止后天因素影响后天发育，称_____。

3. 米非司酮配伍前列腺素类药物流产适应正常宫内妊娠，孕龄_____以内。

4. 不锈钢金属节育器可放置时限是_____年。

5. 塑料或硅胶节育器可放置时限是_____年。

6. 带铜节育器可放置的时限是_____年，有铜套时可放置_____年。

7. 带孕酮节育器一般可放置_____年。

8. 育龄妇女放置节育器后，节育器位置正常，而出现以经期延长或月经过多、非经期阴道流血等异常子宫出血为主症的疾病

是_____。西医学称为_____。

二、选择题

（一）A₁型题

1. 放置宫内节育器的适应症是（　　）

    A. 已婚育龄妇女，愿意选用而无禁忌症者

    B. 生殖器官炎症

    C. 宫颈口松弛

    D. 近3个月月经过多

    E. 月经频发或不规则阴道流血

（二）X型题

2. 计划生育的内容包括（　　）

    A. 晚婚　　　B. 晚育

    C. 节育　　　D. 优生优育

    E. 避孕

3. 关于宫内节育器的取器时间，正确的是（　　）

    A. 月经干净3～7天，或绝经后半年至1年为宜

    B. 自然流产转经后

    C. 带器妊娠者，妊娠终止时同时取出

    D. 有感染者，取器术前、术后给抗生素

    E. 盆腔肿瘤需取出，则随时可取

4. 关于宫内节育器的放置时间，下列正确的是（　　）

    A. 月经干净后3～7天无房事

B. 自然流产转经后干净 3 – 7 天

C. 足月产及孕中期引产后 3 个月

D. 剖宫产术后半年

E. 人工流产术后，其经过顺利且宫腔在 10cm 以内，无感染或出血倾向者

5. 宫内节育器取器指征正确的是（ ）

A. 宫内节育器并发症较重，治疗无效者

B. 计划再生育

C. 要求改用其他避孕措施或节育者

D. 宫内节育器变形或异位者；或有感染化脓、嵌顿等并发症

E. 已绝经半年以上，或丧偶、离婚者；或放置年限已到需要换者

6. 宫内节育器嵌顿诊断要点正确的是（ ）

A. 下腹坠痛，经治疗后无好转

B. 不规则阴道流血

C. 取环时发生困难

D. B 超检查呈环嵌顿反应

E. 子宫碘油造影显像嵌顿

7. 取、放宫内节育器子宫穿孔诊断要点正确的是（ ）

A. 术中发生急性腹痛

B. 探针在宫腔内未探及节育器

C. 宫腔深度大于术前测量的大小

D. 腹部透视时可见节育器距宫腔甚远

E. B 超检查示节育器位于子宫腔以外

8. 药物避孕的禁忌症正确的是（ ）

A. 严重高血压、糖尿病、肝肾疾病及甲状腺功能亢进者不宜应用

B. 血栓性疾病、充血性心力衰竭、血液病及哺乳期不宜应用

C. 子宫肌瘤、恶性肿瘤或乳房内有

肿块者不宜应用

D. 生殖器官炎症

E. 月经紊乱，近期月经过多或频发或不规则出血等

9. 除工具或药物避孕之外，其他避孕法包括（ ）

A. 安全期避孕

B. 体外排精避孕

C. 免疫避孕法

D. 人工流产

E. 输卵管结扎术

10. 避孕药药物副反应是（ ）

A. 类早孕反应　　　B. 闭经

C. 过敏反应　　　D. 月经不调

E. 突破性出血

三、名词解释

1. 工具避孕法

2. 宫环出血

四、简答题

1. 简述宫内节育器的放置时间。

2. 简述宫内节育器取器指征。

3. 简述宫内节育器嵌顿的诊断要点及处理。

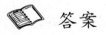 答案

一、填空题

1. 3 年

2. 优生优育

3. 7 周

4. 20

5. 3 ~ 5

6. 3 ~ 5　10 ~ 15

7. 10

8. 宫环出血　宫内节育器出血副反应。

· 217 ·

二、选择题

（一）A₁型题

1. A。

答案分析：已婚育龄妇女，愿意选用而无禁忌症者均可放置。

（二）X型题

2. ABCD。

答案分析：计划生育的基本内容包括：晚婚、晚育、节育、优生优育。避孕仅是节育的方法之一。

3. ACDE。

答案分析：节育器取器时间：月经干净后3～7天，或绝经后半年至1年为宜；如因为盆腔肿瘤需取出，则随时可取；带器妊娠者，妊娠终止时同时取出；疑有感染者术前、术后应给抗生素。

4. ABCDE。

答案分析：宫内节育器放置时间：月经干净后3～7天；人工流产术后，其经过顺利且宫腔在10cm以内，无感染或出血倾向者；自然流产转经后；足月产及孕中期引产后3个月或剖宫产术后半年。

5. ABCDE。

答案分析：节育器取器指征：放置年限已到需要换者；计划再生育；宫内节育器并发症较重，治疗无效者；宫内节育器变形或异位者；要求改用其他避孕措施或节育者；已绝经半年以上，或丧偶，离婚者；有感染化脓、嵌顿等并发症。

6. ABCDE。

答案分析：全部备选答案符合宫内节育器嵌顿诊断要点。

7. ABCDE。

答案分析：备选答案全部是宫内节育器子宫穿孔诊断要点。

8. ABC。

答案分析：药物避孕法禁忌症：严重高血压、糖尿病、肝肾疾病及甲状腺功能亢进者不宜应用；血栓性疾病、充血性心力衰竭、血液病及哺乳期不宜应用；子宫肌瘤、恶性肿瘤或乳房内有肿块者不宜应用。

9. ABC。

答案分析：其他避孕法有安全期避孕法、体外排精避孕、免疫避孕法。

10. ABCDE。

答案分析：药物避孕法药物副反应包括类早孕反应、闭经、过敏反应、月经不调、突破性出血。

三、名词解释

1. 工具避孕法：是利用器具防止精液泄入阴道，或阻止泄入阴道内的精子进入子宫腔，或改变子宫腔内的环境，以实现避孕目的的方法。

2. 宫环出血：系指育龄妇女放置节育器后，节育器位置正常，而出现以经期延长或月经过多、非经期阴道流血等异常子宫出血为主症的疾病。

四、简答题

1. 答：月经干净后3～7天禁房事；人工流产术后，其经过顺利且宫腔在10cm以内，无感染或出血倾向者；自然流产转经后；足月产及孕中期引产后3个月或剖宫产术后半年。

2. 答：放置年限已到需要换者；计划再生育；宫内节育器并发症较重，治疗无效者；宫内节育器变形或异位者；要求改用其他避孕措施或节育者；已绝经半年以上，或丧偶、离婚者；有感染化脓、嵌顿等并发症。

3. 答：节育器部分或全部嵌入子宫内膜、子宫肌层，甚或其尖端突出于子宫浆膜下层。

诊断要点：下腹坠痛，经治疗后无好

转；不规则阴道流血；取环时发生困难；B超检查呈环嵌顿反应；子宫碘油造影显像嵌顿可作节育器嵌顿诊断要点。

处理：嵌于子宫内膜者，先用刮匙刮除内膜再取器；累及浅肌层者，可自宫颈口钳住节育器轻轻外拉，如为金属单环或麻花环可用取环钩钩住环下缘，牵出环丝，自一侧近端剪断，牵拉另一端，轻轻将环丝抽出；嵌入子宫肌壁深层或浆膜下者，定位后开腹取出。

第二节　人工流产

【学习目的要求】

1. 了解人工流产的操作方法。
2. 熟悉人工流产的适应症、禁忌症及并发症的处理原则。
3. 熟悉药物流产的用药方法。

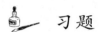 习题

一、选择题

（一）A₂ 型题

1. 李某，26 岁，人工流产吸引术后，头晕、恶心、呕吐、面色苍白及出冷汗，甚至晕厥；心跳过缓，每分钟 60 次，心律不齐，血压下降。此病例的诊断是（　　）

　　A. 人流综合征
　　B. 子宫穿孔
　　C. 人流不全
　　D. 宫腔或颈管内口粘连
　　E. 人流术后感染

2. 陈女士，25 岁，人工流产负压吸引术过程中突感阻力消失，同时吸管进入而无到底的感觉；腹痛剧烈，出汗，面色苍白，血压下降。双合诊子宫体局部有明显压痛。正确的诊断是（　　）

　　A. 人流综合征
　　B. 子宫穿孔
　　C. 人流不全
　　D. 宫腔或颈管内口粘连
　　E. 人流术后感染

3. 邓小姐，23 岁，人流术后阴道持续出血超过 10 天，夹有黑色血块，人流术后腰酸腹痛，有下坠感，常在阵发性腹痛后阴道出血增加；妇科检查子宫体软，较正常稍大，宫颈口松弛；B 超检查宫腔内有组织物残留。正确的诊断是（　　）

　　A. 人流综合征
　　B. 子宫穿孔
　　C. 人流不全
　　D. 宫腔或颈管内口粘连
　　E. 人流术后感染

4. 李女，27 岁，人流术后月经过少，伴周期性腹胀痛、肛门坠胀感；妇科检查子宫稍大，压痛明显，宫颈举痛，附件压痛，探针探查宫腔时不能顺利进入，子宫碘油造影宫腔有狭窄。正确诊断是（　　）

　　A. 人流综合征
　　B. 子宫穿孔
　　C. 人流不全
　　D. 宫腔或颈管内口粘连
　　E. 人流术后感染

5. 杜某，22 岁，人流术后 1 周，出现下腹疼痛、发热、腰痛、阴道分泌物混浊等症状；白细胞增高，中性粒细胞增加；妇科检查子宫体压痛，稍大而软，双侧附件有包块，压痛明显。正确的诊断是（　　）

　　A. 人流综合征
　　B. 子宫穿孔
　　C. 人流不全

D. 宫腔或颈管内口粘连

E. 人流术后感染

（二）X 型题

6. 人工流产负压吸引术禁忌症正确的是（ ）

A. 生殖器官急性炎症，如阴道炎、宫颈炎、盆腔炎等（治疗后方可手术）

B. 各种疾病的急性期，或严重的全身性疾病不能耐受手术者

C. 肾上腺疾病或与内分泌有关的肿瘤，糖尿病，肝、肾功能异常，血液病和血栓性疾患者

D. 过敏体质者

E. 术前相隔 4 小时两次体温在 37.5℃以上者

7. 人工流产并发症是（ ）

A. 人流综合征

B. 子宫穿孔

C. 人流不全

D. 宫腔或颈管内口粘连

E. 人流术后感染

8. 人流综合征预防正确的是（ ）

A. 手术动作轻柔

B. 负压不宜过高

C. 勿过度、多次吸刮

D. 精神过度紧张者术前止痛处理

E. 心脏病及原心率偏慢者术前给予阿托品 0.5mg

9. 宫腔或颈管内口粘连诊断要点是（ ）

A. 人流术后闭经或月经过少，伴周期性下腹胀痛、肛门坠胀感

B. 妇科检查子宫稍大，压痛明显，宫颈举痛，附件压痛，探针探查宫腔时不能顺利进入，或进入后引流出暗紫色血液

C. 继发不育或反复流产或早产

D. 子宫碘油造影宫腔有狭窄，或充盈缺损，或根本无法显影

E. 宫腔镜检查可直接观察到粘连部位、形态及萎缩内膜的面积

10. 宫腔或颈管内口粘连预防措施是（ ）

A. 扩张宫颈缓慢

B. 精神过度紧张者术前止痛处理

C. 疑感染时，及早使用抗生素预防感染

D. 正确选用吸管，避免负压过高

E. 吸管进入宫颈口不带负压

11. 人流术后感染诊断要点是（ ）

A. 人流术后 2 周内出现下腹疼痛、发热、腰痛、阴道分泌物混浊等症状

B. 白细胞增高，中性粒细胞增加

C. 妇科检查子宫体压痛，稍大而软，双侧附件增厚，或有包块，压痛明显

D. 人流术后闭经或月经过少，伴周期性腹胀痛、肛门坠胀感

E. 子宫碘油造影宫腔有狭窄，或充盈缺损，或根本无法显影

12. 人流术后感染预防措施是（ ）

A. 严格把握适应症，有炎症者需抗炎治疗后方可人流

B. 注意手术中无菌操作

C. 术后注意外阴部卫生，禁性交

D. 正确选用吸管，避免负压过高

E. 吸管进入宫颈口不带负压

二、名词解释

人工流产

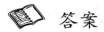 **答案**

一、选择题

（一）A₂ 型题

1. A。

答案分析：此病例表现符合人流综合征的诊断要点。

2. B。

答案分析：此病例表现符合人流术中子宫穿孔的诊断要点。

3. C。

答案分析：此病例表现符合人流不全的诊断要点。

4. D。

答案分析：此病例符合人流术后宫腔或颈管内口粘连诊断要点。

5. E。

答案分析：此病例符合人流术后感染的诊断要点。

（二）X 型题

6. ABE。

答案分析：人工负压吸引术禁忌症：生殖器官急性炎症，如阴道炎、宫颈炎、盆腔炎等（治疗后方可手术）；各种疾病的急性期，或严重的全身性疾病不能耐受手术者；妊娠剧吐酸中毒尚未纠正者；术前相隔 4 小时两次体温在 37.5℃以上者。

7. ABCDE。

答案分析：人工流产并发症包括人流综合征、子宫穿孔、人流不全、宫腔或颈管内口粘连、人流术后感染。

8. ABCDE。

答案分析：人工流产并发症人流综合征预防：手术动作轻柔；扩张宫颈缓慢；负压不宜过高，特别是宫腔已收缩后；勿过度、多次吸引或吸刮；精神过度紧张者术前给予止痛处理；心脏病及原心率偏慢者术前给予阿托品 0.5mg。

9. ABCDE。

答案分析：备选答案全部符合人工流产并发症宫腔或颈管内口粘连诊断要点。

10. CDE。

答案分析：人工流产并发症宫腔或颈管内口粘连预防：正确选用吸管，避免负压过高；吸管进入宫颈口不带负压；疑感染时，及早使用抗生素预防感染。

11. ABC。

答案分析：人流术后感染诊断要点：人流术后 2 周内出现下腹疼痛、发热、腰痛、阴道分泌物混浊等症状；白细胞增高，中性粒细胞增加；妇科检查子宫体压痛，稍大而软，双侧附件增厚，或有包块，压痛明显。

12. ABC。

答案分析：人流术后感染预防：严格把握适应症，有炎症者需抗炎治疗后方可人流；注意手术中无菌操作；术后注意外阴部卫生，禁性交。

二、名词解释

人工流产：是指用人工方法终止早期妊娠，可通过人工流产负压吸引术、药物流产和人流钳刮术达到目的，是避孕失败的补救措施。

第三～四节　经腹输卵管结扎术、节育措施常见副反应的中医药治疗

【学习目的要求】

1. 了解经腹输卵管结扎术的手术操作步骤及方法。

2. 熟悉适应症、禁忌症及并发症处理原则。

3. 熟悉宫环出血、流产术后出血不良反应的病因病机、临床表现及诊断。

4. 掌握宫环出血、流产术后出血不良反应的中医治疗。

习题

一、填空题

1. 宫环出血肝郁血瘀证首选方是＿＿＿。

2. 宫环出血阴虚血瘀证首选方是＿＿＿。

3. 宫环出血气虚血瘀证首选方是＿＿＿。

4. 宫环出血瘀热互结证首选方是＿＿＿。

5. 流产术后出血瘀阻子宫证首选方是＿＿＿＿＿＿。

6. 流产术后出血气血两虚证首选方是＿＿＿＿＿＿。

7. 流产术后出血湿热壅滞证首选方是＿＿＿＿＿＿。

二、选择题

（一）A₂型题

1. 王某，女，26岁，宫内置环后出现经量多于以往月经量，经色黯红，经行不畅；潮热颧红，咽干口燥，手足心热；舌红，苔少，脉细数。中医证候属（　　　）

　　A. 肝郁血瘀证

　　B. 阴虚血瘀证

　　C. 气虚血瘀证

　　D. 瘀热互结证

　　E. 痰湿阻滞证

2. 李某，女，29岁，宫内置环后出现经行时间延长，经色黯红，经行不畅；神疲体倦，面色淡白，气短懒言，小腹空坠；舌淡，苔薄，脉弦数。中医证候属（　　　）

　　A. 肝郁血瘀证

　　B. 阴虚血瘀证

　　C. 气虚血瘀证

　　D. 瘀热互结证

　　E. 阳虚内寒证

3. 陈某，23岁，宫内置环后出现经量多于以往月经量，经色黯红，有血块；心烦口渴，伴发热，小便黄，大便燥结；舌红，苔薄，脉弦数。中医证候属（　　　）

　　A. 肝郁血瘀证

　　B. 阴虚血瘀证

　　C. 气虚血瘀证

　　D. 瘀热互结证

　　E. 肝肾不足证

4. 刘某，28岁，宫内置环后出现经量多于以往月经量，经色黯红，经行不畅；精神郁闷，时欲太息，胸胁、乳房胀痛，嗳气口苦；舌质暗红，苔薄，脉弦涩。首选方是（　　　）

　　A. 清经散　　　B. 举元煎

　　C. 二至丸　　　D. 四草止血汤

　　E. 当归芍药散

5. 张女士，29岁，宫内置环后出现经行时间延长，经色黯红，有血块；潮热颧红，咽干口燥，手足心热；舌红，苔少，脉细数。首选方是（　　　）

　　A. 清经散　　　　B. 举元煎

C. 二至丸加味　D. 四草止血汤

E. 温经汤

三、简答题

简述经腹输卵管结扎术适应症。

四、病案分析

1. 病案一

某女，24 岁，环卫工人，2001 年 6 月 12 日初诊

主诉：阴道不规则出血 2 周。

现病史：2 周前药物流产，后阴道持续出血 14 天，量多，色紫黑，有血块；小腹阵发性疼痛，腰骶酸胀，头昏乏力，恶心欲呕，纳食欠佳，口渴不欲饮，大便秘结；舌质紫黯，脉细涩。

妇科检查：子宫体软，较正常稍大，宫颈口松弛。B 超检查示宫内有组织物残留。

请写出：（1）诊断（中医）

（2）辨证

（3）病机分析

（4）治法

（5）方药（主方名及处方）

2. 病案二

某女，33 岁，百货公司营业员，2000 年 5 月 18 日初诊。

主诉：经期延长 5 个月。

现病史：半年前放置宫内节育器，术后出现经行时间延长 10 余日始净，经色黯红，有血块或经行不畅；心烦口渴，或伴发热，小便黄，大便燥结；舌红，苔薄，脉弦数。

请写出：（1）诊断（中医、西医）

（2）辨证

（3）病机分析

（4）治法

（5）方药（主方名及处方）

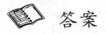

答案

一、填空题

1. 四草止血汤
2. 二至丸
3. 举元煎合失笑散
4. 清经散加味
5. 生化汤
6. 归脾汤
7. 五味消毒饮

二、选择题

（一）A₂ 型题

1. B。

答案分析：此例表现符合阴虚血瘀证辨证要点。

2. C。

答案分析：此例表现符合气虚血瘀证辨证要点。

3. D。

答案分析：此例表现符合瘀热互结证辨证要点。

4. D。

答案分析：此例辨证为肝郁血瘀证，首选方应为四草止血汤。

5. C。

答案分析：此例辨证为阴虚血瘀证，首选方应为二至丸加味。

三、简答题

答：经腹输卵管结扎术适应症：已婚妇女，夫妇双方自愿绝育者；由于疾病因素不宜生育者。

禁忌症：全身性急性感染性疾病、急慢性盆腔炎、腹壁感染等；身体虚弱不能胜任手术者；严重的神经官能症或对绝育手术有

顾虑者；24 小时内体温两次高于 37.5℃者。

四、病案分析

1. 答：病案一

（1）诊断：中医：流产术后出血。

（2）辨证分型：瘀阻子宫证。

（3）病机分析：人流术后，损伤冲任子宫，瘀阻子宫，使血不归经而妄行。

（4）治法：化瘀固冲止血。

（5）方药：生化汤加益母草、赤芍、续断、党参。

2. 答：病案二

（1）诊断：中医：宫环出血；西医：宫内节育器出血副反应。

（2）辨证分型：瘀热互结证。

（3）病机分析：环卧子宫，损伤冲任、胞脉，瘀阻子宫，恶血不去，加之瘀久化热，热扰冲任，使血不归经而妄行。

（4）治法：凉血化瘀止血。

（5）方药：清经散加茜草、三七，熟地改用生地。

附　论

第一章　女性生殖系统的解剖与生理

【学习目的要求】

1. 了解骨盆及骨盆底的结构。
2. 熟悉骨盆的类型。
3. 掌握正常骨盆的径线与分娩的关系。
4. 熟悉外生殖器的解剖名称和生理。
5. 熟悉阴道的生理功能。
6. 了解子宫的毗邻及子宫韧带。
7. 熟悉输卵管、卵巢的解剖与生理功能。
8. 掌握子宫的形态、结构与功能。
9. 了解生殖器官血管、神经和淋巴支配。

习题

一、填空题

1. 骨盆的骨骼包括_____。

2. _____位于真骨盆中部，可经阴道或肛门触及，并作为判定子宫位置有无下垂及胎儿先露下降程度的标志。

3. _____位于两侧小阴唇之间的顶端，为与男性阴茎海绵体相似的组织。

4. _____位于阴道口的两侧，大阴唇后部，如黄豆大，左右各一，腺管细长，开口于前庭后方小阴唇与处女膜之间的沟内，性兴奋时分泌黄白色液，起润滑作用。

5. 内生殖器包括_____。

后二者合称为子宫_____。

6. 子宫体与宫颈的比例，婴儿期为_____，成人为_____。

7. 子宫峡部的上端，在解剖上较狭窄而称_____。峡部的下端，因粘膜组织在此处由宫腔内膜转变为宫颈粘膜，又称_____。

8. 子宫内膜受卵巢激素的影响，其表面2/3能发生周期性变化，称为_____。余下1/3即靠近肌层的内膜无此种变化称为_____。

9. 卵巢实质可分为_____两部分。

二、选择题

（一）A₁型题

1. 关于生殖器解剖下列哪项是错误的（　　）

 A. 肛提肌由耻尾肌、髂尾肌与坐尾肌组成

 B. 前庭大腺又称巴氏腺，开口于阴道前庭

 C. 子宫肌层外层纵行，内层环行，中层交织

 D. 子宫颈前方无腹膜覆盖

 E. 阔韧带外1/3为骨盆漏斗韧带

2. 下列哪组器官的粘膜为高柱状上皮（　　）

 A. 阴道、子宫颈管

 B. 子宫体、子宫峡部

C. 输卵管、子宫体

D. 阴道、输卵管

E. 子宫颈管、输卵管

3. 构成骨盆的骨骼不包括（　　）

A. 骶骨　　　　B. 尾骨

C. 左髋骨　　　D. 右髋骨

E. 髌骨

4. 构成髋骨的骨骼不包括（　　）

A. 左髂骨　　　B. 右髂骨

C. 骶骨　　　　D. 耻骨

E. 坐骨

5. 构成大小骨盆分界线的结构不包括（　　）

A. 耻骨联合上缘

B. 左髂耻线

C. 右髂耻线

D. 坐骨棘

E. 骶岬上缘

6. 女性外生殖器不包括（　　）

A. 阴阜　　　　B. 大小阴唇

C. 前庭大腺　　D. 会阴

E. 阴道

7. 关于前庭大腺的描述错误的是（　　）

A. 位于阴道口两侧，大阴唇的后部内方

B. 开口在尿道后壁近尿道外口处

C. 性兴奋时分泌滑润黏液

D. 正常情况下不易触到

E. 感染后腺管堵塞，可形成囊肿

8. 女性内生殖器不包括（　　）

A. 前庭大腺　　B. 附件

C. 子宫　　　　D. 输卵管

E. 卵巢

9. 关于子宫不正确的是（　　）

A. 成年的子宫长约 7~8cm，宽约 4~5cm，厚约 2~3cm，容量为 5ml

B. 子宫体与子宫颈的比例成人为 2∶1

C. 子宫体与子宫颈之间最狭窄的部分为子宫峡部

D. 子宫峡部下端是组织学内口

E. 经产妇的子宫颈外口为圆形

10. 子宫峡部的上端是（　　）

A. 组织学外口

B. 组织学内口

C. 解剖学内口

D. 解剖学外口

E. 鳞柱状上皮交界处

11. 卵巢与子宫连接的韧带是（　　）

A. 圆韧带

B. 阔韧带

C. 卵巢固有韧带

D. 主韧带

E. 骨盆漏斗韧带

12. 保持子宫前倾位置的主要韧带是（　　）

A. 圆韧带

B. 阔韧带

C. 卵巢固有韧带

D. 主韧带

E. 骨盆漏斗韧带

13. 子宫动脉来自（　　）

A. 髂外动脉　　B. 髂内动脉

C. 腹主动脉　　D. 肾动脉

E. 髂总动脉

14. 卵巢动脉来自（　　）

A. 髂外动脉　　B. 髂内动脉

C. 腹主动脉　　D. 肾动脉

E. 髂总动脉

（二）B₁ 型题

A. 坐骨棘　　　　B. 髂嵴

C. 坐骨结节　　　D. 骶岬

E. 髂前上棘

15. 骶骨的上缘向前突出，形成的骨骼

标志，称为（　　　）

16. 两侧坐骨结节的后上方，各有一尖形突起，称为（　　　）

    A. 阴阜   B. 阴蒂

    C. 前庭球   D. 阴道前庭

    E. 大阴唇

17. 外伤时易形成血肿（　　　）

18. 耻骨联合前面隆起的脂肪垫（　　　）

    A. 髂总动脉

    B. 肾动脉

    C. 卵巢动脉

    D. 髂内动脉前干分支

    E. 髂内动脉前干终支

19. 阴道动脉来自（　　　）

20. 阴部内动脉来自（　　　）

（三）X 型题

21. 女性内外生殖器官血液供应主要来自（　　　）

    A. 卵巢动脉   B. 子宫动脉

    C. 阴道动脉   D. 阴部内动脉

    E. 右肾动脉

三、简答题

简述子宫的生理功能。

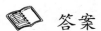 答 案

一、填空题

1. 骶骨、尾骨及左右两块髋骨

2. 坐骨棘

3. 阴蒂

4. 前庭大腺（又称巴氏腺）

5. 阴道　子宫　输卵管及卵巢　附件

6. 1：2　2：1

7. 解剖学内口　组织学内口

8. 功能层　基底层

9. 皮质和髓质

二、选择题

（一）A₁ 型题

1. B。

答案分析：前庭大腺又称巴氏腺，开口于前庭后方小阴唇与处女膜之间的沟内。

2. E。

答案分析：子宫颈管、输卵管粘膜为高柱状上皮。

3. E。

答案分析：构成骨盆的骨骼包括骶骨、尾骨、左右髋骨。

4. C。

答案分析：髋骨包括髂骨、坐骨及耻骨。

5. D。

答案分析：大小骨盆的交界面，前起耻骨联合上缘，两侧经髂骨嵴，至后面的骶骨岬上缘。

6. E。

答案分析：女性外生殖器包括阴阜、大小阴唇、前庭、前庭大腺、会阴等，不包括阴道。阴道是内外生殖器的通道而不外露。

7. B。

答案分析：前庭大腺开口于前庭后方小阴唇与处女膜之间的沟内。

8. A。

答案分析：女性内生殖器包括阴道、子宫、输卵管和卵巢，后二者称子宫附件，不包括前庭大腺。

9. E。

答案分析：经产妇受分娩影响，宫颈外口形成大小不等的横裂而不是圆形。

10. C。

答案分析：子宫峡部的上端，在解剖上较狭窄而称解剖学内口。

11. C。

答案分析：卵巢内侧与子宫角之间的阔

韧带稍增厚，称卵巢韧带或卵巢固有韧带。

12. A。

答案分析：圆韧带起于子宫两侧角的前面，终止于大阴唇前端，使子宫底保持前倾位置。

13. B。

答案分析：子宫动脉为髂内动脉的前干分支。

14. C。

答案分析：卵巢动脉为腹主动脉的一条直接分支（左侧可来自左肾动脉）。

（二）B₁ 型题

15. D。

答案分析：第一骶椎骨的上缘向前突出，形成的骨盆重要骨骼标志，称为骶岬。

16. A。

答案分析：两侧坐骨结节的后上方，各有一尖形突起，为胎先露下降的重要标志，称为坐骨棘。

17. E。

答案分析：大阴唇下有丰富的静脉丛，外伤时易形成血肿。

18. A。

答案分析：耻骨联合前面隆起的脂肪垫称阴阜。

19. D。

答案分析：阴道动脉为髂内动脉前干的分支。

20. E。

答案分析：阴部内动脉为髂内动脉前干的终支。

（三）X 型题

21. ABCD。

答案分析：女性内外生殖器官的血液供应主要来自卵巢动脉、子宫动脉、阴道动脉及阴部内动脉。

三、简答题

答：子宫的生理功能是：子宫为一空腔器官，腔内覆有粘膜，称子宫内膜。青春期后在卵巢激素的影响下子宫内膜呈周期性变化并脱落形成月经；性交时精子通过子宫腔到达输卵管；受孕后，子宫为胎儿生长发育的场所；分娩时，子宫收缩使胎儿及其附属物娩出。

第二章　女性生殖功能的周期性变化与调节

【学习目的要求】

1. 了解卵巢分泌的激素及其生理作用。
2. 熟悉卵巢功能及周期变化。
3. 熟悉子宫内膜及生殖器其他部位的周期性变化。
4. 掌握下丘脑－垂体－卵巢轴及其功能的调节。

习题

一、填空题

1. 卵子排出后经输卵管伞端的_____进入输卵管。

2. 排卵后卵泡壁塌陷，卵泡膜内血管破裂，血液流入胞腔且形成血块，此称_____。卵泡内留下的细胞主要在促黄体生成素的作用下积聚黄色的类脂颗粒形成黄体细胞，此时，血体变成_____。

3. 黄体寿命一般为_____。

4. 卵巢主要产生激素包括_____、_____、_____。

5. 宫颈粘液有较强的延展性，能拉成细丝而不断，拉丝度可达 10cm 以上。若将粘液作涂片检查，干燥后可见羊齿状结晶，这种结晶在月经周期第_____日出现，到_____期最为清晰而典型。

6. 女性的性周期调节是一个非常复杂的过程。其主要环节在于_____三者之间协调作用。

7. 下丘脑的神经分泌细胞分泌_____与_____。

8. 垂体在下丘脑所产生的激素控制下，分泌_____与_____，二者直接控制_____的周期性变化。

9. 卵巢分泌的性激素反过来影响下丘脑的分泌功能，这种作用称为_____作用。使下丘脑兴奋，分泌性激素增多者，称为_____。

二、选择题

（一）A₁ 型题

1. 卵子自卵巢排出后未受精，黄体开始萎缩是在排卵后的（　　）
   A. 4～5 天　　B. 9～10 天
   C. 11～12 天　D. 13～14 天
   E. 15～16 天

2. 排卵期的宫颈粘液，正确的是（　　）
   A. 量少　　　　B. 粘稠
   C. 水分少　　　D. 拉丝度大
   E. 镜下可见椭圆体

3. 排卵大多在下次月经来潮前（　　）
   A. 5 天左右
   B. 7 天左右
   C. 14 天左右
   D. 21 天左右
   E. 24 天左右

4. 卵巢排卵后形成黄体，此时孕激素分泌旺盛，其高峰在月经周期的（　　）
   A. 第 7～8 天
   B. 第 12～13 天
   C. 第 17～18 天
   D. 第 20～23 天
   E. 第 25～26 天

5. 在以下各项中，哪项是雌激素和孕激素协同作用的(　　)
    A. 子宫收缩
    B. 乳房发育
    C. 输卵管蠕动
    D. 子宫颈粘液的变化
    E. 基础体温上升

6. 月经后子宫内膜由哪层再生(　　)
    A. 致密层　　B. 功能层
    C. 基底层　　D. 子宫肌层
    E. 海绵层

7. 正常月经周期时，取子宫内膜活检测卵巢有否排卵，最好是在月经周期的(　　)
    A. 7 ~ 9 天
    B. 11 ~ 12 天
    C. 13 ~ 15 天
    D. 17 ~ 19 天
    E. 27 ~ 28 天

8. 下述哪种激素能使阴道上皮细胞所含糖原在阴道杆菌的作用下形成乳酸，起阴道自净作用(　　)
    A. 促性腺激素释放激素
    B. 垂体促性腺激素
    C. 促甲状腺激素
    D. 雌激素
    E. 孕激素

9. 雌、孕激素的周期变化，哪项是正确的(　　)
    A. 雌激素在周期中有一个高峰
    B. 孕激素在周期中有两个高峰
    C. 雌激素于排卵后 7 ~ 8 天出现高峰
    D. 月经来潮时孕激素水平开始下降
    E. 雌、孕激素出现高峰的时间完全吻合

10. 子宫内膜由增殖期变为分泌期，主要是受哪种激素的作用(　　)

A. 雌激素
B. 孕激素
C. 促卵泡激素（FSH）
D. 黄体生成素（LH）
E. 促性腺激素释放激素（Gn-RH）

11. 下述各项中哪项是错误的(　　)
    A. 雌孕激素属甾体激素
    B. 卵巢主要合成雌二醇、雌三醇及雌酮
    C. 卵巢能分泌少量雄激素
    D. 丘脑下部具有神经内分泌功能
    E. 垂体前叶受丘脑下部的控制

（二）B₁ 型题
    A. 促卵泡激素
    B. 黄体生成素
    C. 雌激素
    D. 孕激素
    E. 泌乳素

12. 卵泡早期分泌量少，其后逐渐增高，排卵前达高峰，以后降低，黄体期再度增高(　　)

13. 卵泡前半期分泌少，以后逐渐上升，排卵前 24 小时，迅速升高出现分泌陡峰，24 小时后骤降，黄体期维持低水平(　　)

（三）X 型题
14. 垂体分泌的激素包括(　　)
    A. 卵泡刺激素（FSH）
    B. 黄体生成素（LH）
    C. 催乳激素（PRL）
    D. 催乳素抑制激素（PIH）
    E. 促甲状腺素释放激素（TRH）

三、简答题

1. 简述雌激素在性周期中的变化规律。
2. 简述孕激素在性周期中的变化规律。
3. 简述女性雄激素来源及生理作用。

四、论述题

1. 试述卵巢的周期性变化。
2. 试述雌激素的生理作用。
3. 试述孕激素的生理作用。
4. 试述子宫内膜的周期性变化。

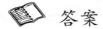 **答案**

一、填空题

1. "捡拾"

2. 血体　黄体

3. 12～16 日，平均 14 天

4. 雌激素　孕激素　少量的雄激素

5. 6～7　排卵

6. 丘脑下部 – 垂体 – 卵巢

7. 卵泡刺激激素释放激素（FSH – RH）黄体生成激素释放激素（LH – RH）

8. 促卵泡激素（FSH）　黄体生成素（LH）　卵巢

9. 反馈　正反馈

二、选择题

（一）A₁ 型题

1. B。

答案分析：卵子未受精，则黄体约于排卵后 9～10 天开始萎缩。

2. D。

答案分析：排卵期粘液可拉到 7～10cm 以上而不断。

3. C。

答案分析：排卵一般发生在下次月经来潮前 14 日左右。

4. D。

答案分析：月经周期的第 20～23 天左右黄体发育成熟，分泌量达最高峰。

5. B。

答案分析：雌激素与孕激素、生乳素和肾上腺皮质激素协同，促进乳腺的发育和增加乳头乳晕的着色。

6. C。

答案分析：行经时功能层子宫内膜剥脱，随月经血排出，仅留下基底层。

7. E。

答案分析：月经前或月经来潮 12 小时内诊刮，以便判断有无排卵。

8. D。

答案分析：雌激素促使阴道上皮细胞增生、角化，粘膜变厚，并能增加细胞内糖元储存量，在乳酸杆菌作用下使阴道呈酸性，不利细菌在阴道内繁殖。

9. C。

答案分析：雌激素在月经周期 21 天左右，形成第二个高峰。

10. B。

答案分析：孕激素使子宫内膜由增殖期变为分泌期。

11. B。

答案分析：卵巢合成雌激素主要包括雌二醇、雌三醇、雌酮。

（二）B₁ 型题

12. C。

答案分析：雌激素在性周期中的变化是卵泡早期分泌量少，其后逐渐增高，排卵前达高峰，以后降低，黄体期再度增高。

13. B。

答案分析：黄体生成素（LH）在性周期中的变化是卵泡前半期分泌少，以后逐渐上升，排卵前 24 小时，迅速升高出现分泌陡峰，24 小时后骤降，黄体期维持低水平。

（三）X 型题

14. ABC。

答案分析：垂体分泌的激素包括卵泡刺激激素（FSH）、黄体生成素（LH）、催乳激素（PRL）。

三、简答题

1. 答：生育年龄妇女，血中雌激素水平呈周期性变化：一般月经周期第 1 周甚少，排卵前一天达第一个高峰，排卵后有所下降，月经周期 21 天左右，形成第二个高峰，待黄体萎缩时其水平急速下降，至月经前期达最低水平。

2. 答：一般排卵后 1 周，即月经周期的第 20 天左右黄体发育成熟，分泌量达最高峰，以后随黄体萎缩分泌量逐渐下降，至月经来潮时，回复到排卵前的水平。

3. 答：雄激素主要由肾上腺皮质产生，极少量由卵巢间质部分泌。能促进阴毛、腋毛生长，促进青春期少年肌细胞生长和骨骼的发育，使青春后期骨骺愈合。促进蛋白合成及骨髓造血。可能与性欲有关。

四、论述题

1. 答：卵泡的发育及成熟：未发育的卵泡称始基卵泡。每一始基卵泡中含有一个卵母细胞，周围有一层梭形细胞围绕。从青春期开始，在垂体前叶促卵泡激素（FSH）作用下，始基卵泡开始发育，但每一月经周期一般只有一个卵泡达到成熟并排卵。

排卵：随着卵泡的发育成熟，卵泡逐渐向卵巢表面移行并向外突出，当卵泡接近卵巢表面时，该处表层细胞变薄，最后破裂，出现排卵。即随着卵泡液的流出，卵母细胞透明带、放射冠和卵丘内小部分颗粒细胞同时排出。排卵一般发生在下次月经来潮前 14 日左右，卵子可由两侧卵巢轮流排出，也可由一侧卵巢连续排出。卵子排出后经输卵管伞端的"捡拾"进入输卵管。

黄体的形成与退化：排卵后卵泡壁塌陷，卵泡膜内血管破裂，血液流入胞腔且形成血块，此称血体。卵泡壁的破口被纤维蛋白封闭而修复。卵泡内留下的细胞主要在促黄体生成素的作用下积聚黄色的类脂颗粒形成黄体细胞，此时，血体变成黄体。

2. 答：（1）能促进卵泡发育，且能协同促卵泡激素（FSH）促进卵泡内膜细胞和颗粒细胞合成黄体生成素（LH）受体，以支持 LH 调节卵泡的分泌功能，也有助于卵巢积储胆固醇。

（2）雌激素可增加子宫的血液循环，能促进子宫发育及肌层增厚，提高子宫平滑肌对缩宫素的敏感性，使子宫内膜呈增生变化，使宫颈口松弛，宫颈黏液分泌量增加，质变稀薄，易拉成丝状，以利精子的通过。

（3）使输卵管发育，使输卵管蠕动增强和纤毛生长，有利于卵子的输送。

（4）促使阴道上皮细胞增生、角化、黏膜变厚，并能增加细胞内糖元储存量，在乳酸杆菌作用下使阴道呈酸性，不利细菌在阴道内繁殖。

（5）促使大小阴唇增大丰满，并有脂肪和色素沉着。

（6）使乳腺管增生，并与孕激素、生乳素和肾上腺皮质激素协同，促进乳腺的发育和增加乳头乳晕的着色。

（7）促进第二性征发育。

（8）对丘脑下部和垂体产生反馈调节，包括抑制性的负反馈和促进性的正反馈作用，从而间接对卵巢功能产生调节作用。

（9）能促进钠、水的潴留。在脂肪代谢方面，可增加血中与蛋白结合的甲状腺素，从而降低血液胆固醇与磷脂的比例，也能使 β–脂蛋白减少，对防止高血压及冠状动脉硬化症发展有一定作用。

（10）促进骨中钙的沉积，青春期后加速骨骼闭合。

3. 答：（1）能抑制子宫肌的自发性收缩，降低妊娠子宫对缩宫素的敏感性，利于孕卵的种植与生长发育。使受雌激素影响的增殖期子宫内膜转变为分泌期子宫内膜，为孕卵着床作准备。使宫颈口闭合，分泌粘液减少并变粘稠，拉丝度减少，不利精子穿透。

（2）抑制输卵管的收缩及纤毛生长，调节孕卵的运行。

（3）使阴道上皮细胞脱落加快。

（4）与雌激素和生乳素协同作用，促使乳腺腺泡发育，大剂量孕激素抑制乳汁分泌。

（5）通过中枢神经系统有升温作用，正常妇女排卵后体温一般升高 0.3℃ ～ 0.5℃，临床常用基础体温测定作为诊断有无排卵的指标之一。

（6）通过对丘脑下部促性腺激素释放激素（Gn－RH）的负反馈作用，抑制垂体 LH 及 FSH 的分泌。

（7）肾上腺皮质功能正常者，孕激素可促进水、钠排泄。

（8）有促进蛋白分解的作用，而增加尿素氮的排出量。也能促进肝脏某些酶的合成。

4. 答：子宫内膜的周期性变化有增生期、分泌期和月经期。

（1）增生期：行经时功能层子宫内膜剥脱，随月经血排出，仅留下基底层。在雌激素影响下，内膜很快修复，逐渐生长变厚，细胞增生。增生期又可分为早、中、晚三期。

增生早期：内膜的增生与修复在月经期即已开始，约在月经周期的 5～7 日，此期内膜较薄，约 1mm。

增生中期：约在月经周期的第 8～10 日，此期特征是间质水肿明显，腺体数增多、增长，呈弯曲形，腺上皮细胞表现增生活跃，细胞呈柱状，且有分裂相。

增生晚期：约在月经周期的第 11～14 日，此期内膜增厚至 2～3mm，表面高低不平，略呈波浪形。

（2）分泌期：为月经周期的后半期。排卵后，卵巢内形成黄体，分泌雌激素与孕激素，能使子宫内膜继续增厚，腺体增大。分泌期也分早、中、晚三期。

分泌早期：约在月经周期的第 15～19 日。此期内膜腺体更长，弯曲更明显。腺上皮细胞的核下开始出现含糖元的小泡，间质水肿，螺旋小动脉继续增生。

分泌中期：约在月经周期的第 20～23 日。内膜较前更厚并呈锯齿状。腺体内的分泌上皮细胞顶端胞膜破碎，细胞内的糖元溢入腺体，称为顶浆分泌。

分泌晚期：约在月经周期的第 24～28 日。此期为月经来潮前期。子宫内膜厚达 10mm，并呈海绵状。

（3）月经期：约在月经周期的第 1～4 日。体内雌激素水平更低，已无孕激素存在。内膜中血循环障碍加剧，组织变性、坏死加重，出血较多，可直接来自毛细血管和小动脉的破裂，或间接来自破裂后所形成的血肿，也有部分来自血管壁的渗出及组织剥脱时静脉出血。变性、坏死的内膜与血液相混而排出，形成月经血。

分期描述实际上并不能截然分开，其变化是连续的，在各期之间存在相互交叉的关系。

第三章　妊娠生理

【学习目的要求】

1. 了解受精卵的发育、输送与着床的生理过程。
2. 熟悉胎儿附属物的形成和功能。
3. 熟悉妊娠期母体生殖系统、乳房、循环及血液系统的改变。

习题

一、填空题

1. 成熟精子和卵子相结合的过程称_____。

2. 妊娠是变化复杂而又协调的生理过程，自末次月经第一天起时间计_____。

3. 胎儿附属物是指胎儿以外的组织，包括_____。

4. 胎盘是由_____组成的。

5. 从妊娠初期血容量开始增加，孕中期增加最快，至孕_____周达高峰，约增加_____，平均增加约_____ml。

6. 心脏容量从妊娠早期开始至妊娠末期约增加_____，心率每分钟约增加_____。

7. 自孕早期肾小球滤过率（GFR）及肾血浆流量（RPF）即开始增加，至孕中期GFR约增加_____，并持续至足月，而RPF至孕中期约增加_____，但在孕晚期略有下降。

8. 垂体前叶在妊娠期间增大_____倍。

9. 骨盆倾斜度一般为_____。

10. 临产后，子宫下段肌壁被牵拉扩张，变得越来越薄，可长达_____。

二、选择题

（一）A₁ 型题

1. 卵子受精是在输卵管的哪个部位（　　）
   - A. 伞部
   - B. 壶腹部与峡部联接处
   - C. 峡部与间质部联接处
   - D. 间质部内
   - E. 内侧 1/3 处

2. 孕卵开始着床是在受精后（　　）
   - A. 第 1 天
   - B. 第 2~3 天
   - C. 第 4~5 天
   - D. 第 6~7 天
   - E. 第 9~10 天

3. 受精卵着床必需具备的条件，哪项是错误的（　　）
   - A. 透明带必须消失
   - B. 滋养层分化出合体滋养层
   - C. 受精卵发育至囊胚期
   - D. 囊胚与子宫内膜同步发育
   - E. 必须有足够的雌激素

4. 关于受精卵发育与植入，正确的是（　　）
   - A. 精子到达输卵管与卵子相遇，顶体外膜破裂释放出顶体酶，称为精子获能
   - B. 获能的精子穿透初级卵母细胞的透明带，为受精的开始
   - C. 孕卵植入后蜕膜产生"早孕因

子",抑制母体淋巴细胞活性

  D. 妊娠期的子宫内膜称为蜕膜

  E. 囊胚与子宫肌层间的蜕膜为真蜕膜

5. 正常妊娠40周的羊水量约为(　　)

  A. 500ml 以下

  B. 500～800ml

  C. 1000ml

  D. 1500ml

  E. 2000ml

6. 关于胎盘功能错误的是(　　)

  A. 免疫功能　　B. 气体交换

  C. 排泄作用　　D. 防御功能

  E. 促进胎儿成熟

7. 胎儿附属物不包括(　　)

  A. 胎盘　　　　B. 胎膜

  C. 胎脂　　　　D. 脐带

  E. 羊水

8. 关于羊水功能错误的是(　　)

  A. 保证胎儿在宫腔内有一定限度的活动

  B. 供给胎儿一定营养

  C. 保持胎儿在宫腔内的恒温

  D. 气体交换功能

  E. 保护胎儿免受外来的撞击

9. 正常妊娠时,绒毛膜促性腺激素出现高峰是在末次月经后的(　　)

  A. 5～7 周

  B. 8～10 周

  C. 10～12 周

  D. 12～14 周

  E. 14～16 周

10. 绒毛膜促性腺激素的产生来自(　　)

  A. 底蜕膜

  B. 羊膜

  C. 细胞滋养层细胞

  D. 胎盘合体滋养层细胞

  E. 真蜕膜

11. 关于妊娠期母体血液的变化,正确的是(　　)

  A. 红细胞增加多于血浆增加

  B. 血液处于高凝状态

  C. 血浆脂质减少

  D. 白细胞稍减少

  E. 血浆白蛋白增多

12. 正常妊娠的生理改变正确的是(　　)

  A. 肾上腺皮质激素降低

  B. 醛固酮降低

  C. 血浆白蛋白降低

  D. 皮质醇降低

  E. 甲状腺素降低

13. 孕妇血容量增加在哪段时间达高峰(　　)

  A. 孕12～20 周

  B. 孕20～28 周

  C. 孕28～30 周

  D. 孕32～34 周

  E. 孕36～38 周

14. 妊娠期子宫的变化,正确的是(　　)

  A. 足月妊娠时子宫血液流量约为300～500ml/分

  B. 足月妊娠子宫血流量70～75%供应胎盘,20～25%供应子宫蜕膜层

  C. 随着妊娠进展子宫长大,子宫渐上升超出盆腔进入腹腔,并轻度向左旋转

  D. 子宫肌细胞肥大,胞浆内充满具有收缩活性的肌动蛋白与肌浆球蛋白

  E. 子宫肌壁厚度由非孕时的约1cm至足月时增加一倍

15. 正常妊娠满28周末的胎儿体重大

致为（　　　）

 A. 500 克

 B. 1000 克

 C. 1500 克

 D. 2000 克

 E. 2500 克

16. 孕妇过度通气的主要原因是（　　　）

 A. 子宫增大腹压增加，横膈升高，膈肌上下活动度减少

 B. 由腹式呼吸转变为胸式呼吸

 C. 孕激素对呼吸中枢的刺激

 D. 母体血内二氧化碳分压增高

 E. 孕中期耗氧量增加 30 ~ 40%

17. 关于妊娠期母体生殖系统的变化，哪项是错误的（　　　）

 A. 子宫于妊娠 12 ~ 14 周出现不规则无痛性收缩，称 Braxton Hicks 收缩

 B. 阴道黏膜增厚，变软，皱褶增多，伸展性增加

 C. 妊娠早期可见妊娠黄体，约在孕 10 周后开始萎缩

 D. 妊娠早期乳房增大，乳头变黑，易勃起

 E. 近预产期时，宫颈变短，鳞柱状上皮交界处内移，出现糜烂面

18. 妊娠期间子宫的变化正确的是（　　　）

 A. 足月的宫腔容量增加 20 倍，为 1000ml

 B. 足月的子宫重量增加 10 倍，为 500 克

 C. 肌细胞于早期增生，数目增加

 D. 子宫下段于怀孕后期增长速度最快

 E. 子宫下段于临产时可伸展至 7 ~ 10cm

19. 妊娠期母体心脏的变化，哪项是错误的（　　　）

 A. 心脏容量至孕末期约增加 10%

 B. 心率每分钟增加 10 ~ 15 次

 C. 心尖部闻及柔软吹风样收缩期杂音

 D. 心电图可出现轴右偏

 E. 心脏向左、向下、向前移位

20. 妊娠期母体心血管系统的变化，正确的是（　　　）

 A. 心脏向左下方移位

 B. 孕期心脏听诊闻及收缩期杂音可诊断为心脏异常

 C. 孕妇心搏量对活动的反应与非孕期相同

 D. 收缩压无明显变化，舒张压偏低

 E. 下肢静脉压无明显变化

21. 妊娠期母体凝血功能，正确的是（　　　）

 A. 血浆纤维蛋白原增加 40% ~ 50%

 B. 血小板数量增加 2 倍

 C. 纤溶活性增加

 D. 凝血因子 XI、XII 增加

 E. 血液处于低凝状态

22. 妊娠期母体的变化正确的是（　　　）

 A. 每分钟肺通气量减少

 B. 血浆白蛋白增加

 C. 肾小球滤过率减少

 D. 心搏出量减少

 E. 凝血因子增加，纤溶活性降低

23. 孕妇血容量变化，哪项是正确的（　　　）

 A. 自妊娠 12 周血容量开始增加

 B. 妊娠 32 ~ 34 周达高峰

 C. 34 周后缓慢增加至足月

 D. 红细胞增加多于血浆增加

 E. 孕中期血液处于浓缩状态

24. 关于妊娠母体变化，哪项是正确的
（　　）

    A. 妊娠初期动脉血压增加，脉压减小

    B. 妊娠后肺功能降低，故合并呼吸系统疾病时，病情易加重

    C. 孕妇心搏量随妊娠的进展而不断增加，到孕末期达峰值

    D. 垂体前叶增大，故促性腺激素分泌增多

    E. 因受孕激素影响，输尿管增粗，蠕动减弱，尿流缓慢，加上子宫压迫，易发生肾盂肾炎

25. 妊娠期代谢变化，哪项是错误的
（　　）

    A. 蛋白质代谢呈负氮平衡，机体水分平均增加 8～10 升

    B. 胰岛素需要量增加

    C. 糖元储备减少，易发生酮血症

    D. 妊娠晚期基础代谢增高 15～20%

    E. 足月妊娠时体重约增加 12.5Kg

26. 下列哪项最符合妊娠期母体的生理变化（　　）

    A. 阴道分泌物 pH 值降低

    B. 肘静脉压升高

    C. 网织红细胞明显增生

    D. 肺活量增加

    E. 空腹血糖值与非孕妇相似或稍高

27. 妊娠期母体血液变化，哪项是不正确的（　　）

    A. 血容量平均增加 1500ml

    B. 红细胞压积降低

    C. 血浆纤维蛋白原减少

    D. 血沉加快

    E. 白细胞主要是中性多核细胞增加

28. 下述妊娠母体生理变化错误的是
（　　）

    A. 黄体功能于孕 10 周后由胎盘取代

    B. 不哺乳者垂体生乳素产后 3 周内降至非孕时水平

    C. 由于胰岛素分泌减少，孕妇易患糖尿病

    D. 肾盂肾炎和胆石症发作与高水平孕激素有关

    E. 妊娠 32～34 周时心搏出量及血容量达高峰

三、名词解释

1. 受精
2. 精子获能
3. 妊娠
4. 植入
5. 分娩
6. 骨盆倾斜度

四、简答题

1. 简述着床过程必须具备的条件。
2. 简述绒毛膜促性腺激素的生理功能。

五、论述题

1. 论述受精卵的发育、输送与着床。
2. 试述蜕膜的分部。
3. 试述胎盘的功能。

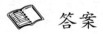 答案

一、填空题

1. 受精
2. 280 天（40 周）
3. 胎盘　胎膜　脐带和羊水
4. 羊膜　叶状绒毛膜　底蜕膜

5. 32 ~ 34　30%　~45%　1500

6. 10%　10 ~ 15 次

7. 50%　35%

8. 1 ~ 2

9. 60 度

10. 7 ~ 10cm

二、选择题

（一）A₁ 型题

1. B。

答案分析：精卵在输卵管的壶腹部与峡部联接处相遇并完成受精。

2. D。

答案分析：约在受精后第 6 ~ 7 日，晚期囊胚之透明带消失开始着床。

3. E。

答案分析：着床必须具备的条件是：透明带必须消失；囊胚细胞滋养细胞必须分化出合体滋养细胞；囊胚和子宫内膜必须同步发育并相互配合；孕妇体内必须有足够数量的孕酮，子宫有一个极短的敏感期允许受精卵着床。

4. D。

答案分析：受精卵着床后，在孕酮作用下，子宫内膜腺体增大弯曲，腺腔中含大量粘液及糖元。内膜血管充血，结缔组织细胞肥大。月经周期变化暂时停止，此时的子宫内膜称蜕膜。

5. B。

答案分析：足月妊娠时羊水量约 800ml。

6. E。

答案分析：胎盘功能主要有免疫功能、交换功能、排泄作用、防御功能等。

7. C。

答案分析：胎儿附属物包括胎盘、胎膜、脐带、羊水。

8. D。

答案分析：羊水功能具有：保证胎儿在宫腔内有一定限度的活动，供给胎儿一定营养，保持胎儿在宫腔内的恒温，保护胎儿免受外来的撞击等。

9. B。

答案分析：正常妊娠时，绒毛膜促性腺激素出现高峰是在末次月经后的 8 ~ 10 周。

10. D。

答案分析：绒毛膜促性腺激素由胎盘合体滋养细胞产生。

11. B。

答案分析：妊娠期间凝血因子 Ⅱ、Ⅴ、Ⅶ、Ⅷ、Ⅸ、Ⅹ 均有增加，使孕妇血液处于高凝状态，血小板略有下降。

12. C。

答案分析：血浆蛋白从孕早期开始降低，主要是白蛋白减少。

13. D。

答案分析：从妊娠初期血容量开始增加，孕中期增加最快，至孕 32 ~ 34 周达高峰。

14. D。

答案分析：子宫增大主要是由于子宫肌细胞肥大，以及少量肌细胞、结缔组织的增生以及血管的增多、增粗。

15. B。

答案分析：妊娠满 28 周末的胎儿体重为 1000 克左右。

16. A。

答案分析：妊娠晚期由于子宫增大，腹压增加，使膈肌升高约 4cm，膈肌活动幅度减少，但因胸廓活动相应增加，以胸式呼吸为主，气体交换仍保持不变，呼吸次数变化不大，呼吸较深。孕妇于妊娠中期耗氧量增加 10% ~20%，肺通气量约增加 40%，因而有过度通气现象。

17. E。

答案分析：妊娠期由于宫颈管腺体肥

238

大、增生，并向外、向深部伸展，使鳞柱状上皮的交界向宫颈表面推移，近中心的宫颈表面由原来的鳞状上皮改由单层柱状上皮覆盖，由于柱状上皮不能掩盖其下组织，外观色红如糜烂状，称假性糜烂。

18. E。

答案分析：妊娠12周以后，子宫峡部逐渐伸展、拉长、变薄、扩展，成为子宫腔的一部分，形成子宫下段，分娩时可进一步伸展成7~10cm长。

19. D。

答案分析：妊娠后期由于心脏左移出现轴左偏

20. D。

答案分析：妊娠对动脉压影响较少，收缩压几乎不受影响；舒张压于孕中期时约下降1.3kPa（10mmHg），孕晚期时恢复原有水平。

21. A。

答案分析：随妊娠进展，凝血酶原时间及部分凝血活酶时间轻度缩短，凝血时间无明显改变。血浆纤维蛋白原含量比非孕妇女增加40%~50%。

22. E。

答案分析：妊娠期间凝血因子Ⅱ、Ⅴ、Ⅶ、Ⅷ、Ⅸ、Ⅹ均有增加，优球蛋白溶解时间延长，表明妊期纤溶活性降低。

23. B。

答案分析：从妊娠初期血容量开始增加，孕中期增加最快，至孕32~34周达高峰，约增加30%~45%。

24. E。

答案分析：自孕中期肾盂及输尿管轻度扩张，输尿管增粗及蠕动减弱，尿流缓慢，加之输尿管有尿液逆流现象，孕妇易患急性肾盂肾炎，且以右侧多见。

25. A。

答案分析：妊期孕妇处于正氮平衡状态，对蛋白质的需要量增加。水潴留增加，是正常生理性改变，妊娠末期组织间可增加1~2L。

26. A。

答案分析：妊娠期间阴道脱落细胞增多，分泌物也增多常呈白色糊状。阴道上皮细胞糖元积聚，乳酸含量增多，阴道 pH 值降低，有利于防止感染。

27. C。

答案分析：随妊娠进展，凝血酶原时间及部分凝血活酶时间轻度缩短，凝血时间无明显改变。血浆纤维蛋白原含量比非孕妇女增加40%~50%，孕末期可达4~5g/L。

28. C。

答案分析：由于雌、孕激素及胎盘生乳素的作用，血循环中的胰岛素增加，致使孕妇空腹血糖稍低于非孕妇，做糖耐量试验时血糖增高幅度大且恢复延迟。妊娠期间注射胰岛素后降血糖的效果不如非孕妇女，故妊娠期间糖尿病患者胰岛素需要量增多。

三、名词解释

1. 受精：成熟精子和卵子相结合的过程称为受精。

2. 精子获能：精液进入阴道内，精子离开精液经宫颈管进入子宫腔，与子宫内膜接触后，子宫内膜白细胞产生 α 与 β 淀粉酶，解除精子顶体酶上的“去获能因子”，使精子有受精能力，称为精子获能。（精子进入女性生殖道内，经过一段时间，以完成受精准备并具备受精能力的过程，称精子获能。）

3. 妊娠：是胚胎或胎儿在母体内发育成长的过程，卵子受精是妊娠的开始，胎儿及其附属物自母体排出是妊娠的终止。妊娠是变化复杂而又协调的生理过程，共280天（40周）。

4. 植入：晚期囊胚侵入到子宫内膜的

过程，称为受精卵着床或植入。

5. 分娩：妊娠满 28 周及以后的胎儿及其附属物，从临产发动至从母体全部娩出的过程，称为分娩。

6. 骨盆倾斜度：妇女在直立位时骨盆入口平面与地平面形成的角度，一般为 60°。

四、简答题

1. 答：着床过程相当复杂，但必须具备的条件是：透明带必须消失；囊胚细胞滋养细胞必须分化出合体滋养细胞；囊胚和子宫内膜必须同步发育并相互配合；孕妇体内必须有足够数量的孕酮，子宫有一个极短的敏感期允许受精卵着床。

2. 答：绒毛膜促性腺激素的主要功能有：作用于月经黄体，与黄体细胞膜上的受体结合，激活腺苷酸环化酶，产生生化反应延长黄体寿命，并使黄体增大成为妊娠黄体，增加甾体激素的分泌，从而维持妊娠；直接作用于下丘脑正中隆突而抑制排卵；有促卵泡成熟活性、甲状腺活性和促睾丸间质细胞活性；临床上用于诱导排卵、治疗某些不孕症等。

五、论述题

1. 答：精液进入阴道内，精子离开精液经宫颈管进入子宫腔，与子宫内膜接触后，子宫内膜白细胞产生 α 与 β 淀粉酶，解除精子顶体酶上的"去获能因子"，使子有受精能力。卵子从卵巢排出后进入腹腔，经输卵管伞端的"拾卵"作用，进入输卵管壶腹部与峡部联接处等待受精。

当精子卵子相遇，精子顶体外膜破裂，释放出顶体酶，称为顶体反应。通过酶的作用，使精子穿过放射冠和透明带。只有发生顶体反应的精子才能与卵子融合。当精子头部与卵子表面接触时便开始了受精过程。获

能的精子穿过次级卵母细胞透明带为受精的开始，而卵原核与精原核融合为受精的完成，形成二倍体的受精卵。

受精卵的分裂称卵裂。约在受精后第 3 日，分裂成由 16 个细胞组成的实心细胞团，称为桑椹胚或早期囊胚。受精卵开始进行有丝分裂的同时，借助输卵管的蠕动和纤毛摆动，逐渐向子宫腔方向移动。约在受精后第 4 日，早期囊胚进入子宫腔，在子宫腔内继续分裂发育成晚期囊胚。约在受精后第 5～6 日，晚期囊胚之透明带消失以后开始着床，第 11～12 日完成。晚期囊胚侵入到子宫内膜的过程，称为受精卵着床或植入。经过着床，原来漂流的胚泡紧密附着于子宫壁，进而埋入子宫壁中，从而取得母体营养和保护，建立起母子间结构上的联系。

2. 答：按蜕膜与受精卵的部位关系，将蜕膜分为三部分：①底蜕膜：指囊胚植入深处的子宫蜕膜，将来发育成为胎盘的母体部分；②包蜕膜：覆盖在囊胚上面的蜕膜，约在妊娠 11 周因羊膜腔明显增大，使包蜕膜和真蜕膜相贴近，子宫腔消失，包蜕膜与真蜕膜逐渐融合，于分娩时这两层已无法分开；③真蜕膜：又称壁蜕膜，指底蜕膜与包蜕膜以外覆盖子宫腔的蜕膜。

3. 答：胎盘的功能有如下几个方面：

（1）气体交换：氧和二氧化碳在胎盘中以简单扩散方式交换；由于胎盘屏障对二氧化碳的扩散度是氧的 20 倍，故胎儿向母血排出二氧化碳较摄取氧容易得多。二氧化碳进入母血后引起的 pH 值降低又可增加母血氧的释放。

（2）营养物质的供应：葡萄糖是胎儿进行代谢的主要能源，以易化扩散方式通过胎盘从母体进入胎儿。氨基酸多以主动转运的方式通过胎盘屏障，游离的脂肪酸以简单扩散方式通过胎盘屏障，并参与胎儿的脂肪合成。维生素 A、D、E、K 等脂溶性维生

素主要以简单扩散方式通过胎盘屏障。胎儿血中的水溶性维生素 B 和 C 浓度高于母血，多以主动运输方式通过胎盘屏障。胎盘中含有多种酶，可将复杂化合物分解为简单物质，使其易于通过胎盘屏障，也能将简单物质合成后供给胎儿，如可将葡萄糖合成糖元，氨基酸合成蛋白质等。

水的交换主要是通过简单扩散方式进行。钾、钠和镁大部分以简单扩散方式通过胎盘屏障，但当母体缺钾时，钾的交换方式即变为主动运输，以保证胎儿体内的正常钾浓度。钙、磷、碘、铁大都是以主动运输方式单向地从母体向胎儿血转运，以保证胎儿正常生长发育。

（3）排除胎儿代谢产物：胎儿的代谢产物如尿素、尿酸、肌酐、肌酸等，经胎盘送入母血，由母体排出体外。

（4）防御功能：胎盘的屏障作用有一定防御功能。

（5）合成功能：胎盘是一个有内分泌功能的器官。合成激素主要有：绒毛膜促性腺激素（HCG）、胎盘生乳素（HPL）、妊娠特异性 β_1 糖蛋白（PSβ1G）、绒毛膜促甲状腺素（HCT）、雌激素、孕激素、缩宫素酶、耐热性碱性磷酸酶（HSAP）。

第四章　正常分娩

1. 了解决定分娩的四因素。
2. 熟悉枕先露的分娩机转。
3. 了解各期产程的临床经过。
4. 熟悉产程不同时期的临床表现和处理原则。
5. 熟悉先兆临产的诊断及产程的分期方法。

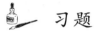 习题

一、选择题

（一）A₁型题

1. 关于骨盆哪项是错误的（　　）
    A. 中骨盆平面是指从耻骨联合中点，经过坐骨棘止于骶尾关节
    B. 骨盆入口平面呈椭圆形，以利胎头斜径入盆
    C. 真骨盆呈前浅后深的形态，它的形状、径线直接影响胎儿的分娩
    D. 肛诊或阴道检查时可触到坐骨棘，是胎先露位置的重要标志点
    E. 骨盆出口前后径大于横径

2. 关于正常产道，下述哪项是正确的（　　）
    A. 骨盆入口前后径比横径大
    B. 中骨盆平面横径比前后径大
    C. 骨盆入口平面是骨盆的最宽平面
    D. 中骨盆平面是骨盆最窄平面
    E. 站立时骨盆入口平面与地平面平行

3. 骨盆出口横径是指（　　）
    A. 坐骨结节前端内侧缘之间的距离
    B. 坐骨结节中段外侧缘之间的距离
    C. 坐骨结节后端外侧缘之间的距离
    D. 坐骨结节后端内侧缘之间的距离
    E. 坐骨结节前端外侧缘之间的距离

4. 关于骨产道，下述哪项是正确的（　　）
    A. 骨盆是由骶骨、耻骨、尾骨组成
    B. 真骨盆两侧为髂骨翼，后面为第5腰椎
    C. 骨盆入口平面为骶岬上缘、髂耻线与耻骨联合上缘
    D. 骨盆出口平面是由骶尾关节、两侧坐骨棘、耻骨联合下缘、围绕的骨盆腔最低平面
    E. 中骨盆平面横径为坐骨结节间径

5. 关于骨盆下列哪项是正确的（　　）
    A. 入口前后径又叫真结合径
    B. 类人猿型骨盆的入口横径长而前后径短
    C. 出口后矢状径是骶尾关节至双坐骨棘联线中点之间的距离
    D. 骨盆上段向下向前、中段向下、下段向前向下
    E. 骨盆倾斜度为60度，它的大小和胎头衔接无关

6. 产力不包括（　　）
    A. 子宫收缩力
    B. 膈肌收缩力
    C. 腹肌收缩力
    D. 胎儿旋转力
    E. 肛提肌收缩力

7. 子宫收缩力的特点不包括（　　）
    A. 节律性
    B. 对称性和极性
    C. 缩复作用
    D. 圆韧带的收缩作用
    E. 舒张性

8. 决定分娩的因素正确的是（　　）
    A. 年龄、胎次、体质、气候
    B. 营养、环境、气候、精神
    C. 产力、产道、胎儿、精神
    D. 宫缩的节律、强度及是否破膜
    E. 助产方法、胎儿大小、孕妇配合

9. 临产后起主要作用的产力是指（　　）
    A. 子宫收缩力
    B. 腹肌收缩力
    C. 肛提肌收缩力
    D. 圆韧带收缩力
    E. 腹肌及膈肌收缩力

10. 关于临产后宫缩的特点，正确的是（　　）
    A. 有节律的阵发性收缩，由弱到强并维持一定时间
    B. 自子宫两角开始，以每分钟约2cm速度向子宫下段扩展
    C. 宫缩的极性是指底部最弱，下段最强
    D. 体部肌纤维收缩时变短变宽，松弛时恢复原状
    E. 第二产程宫缩高峰时子宫内压力可达25～30mmHg

11. 临产后子宫收缩特点下列哪项不正确（　　）
    A. 节律性　　B. 对称性
    C. 极性　　　D. 低张性
    E. 缩复作用

12. 关于软产道的组成，正确的是（　　）
    A. 由子宫体、子宫颈及阴道会阴构成的通道
    B. 由子宫底、子宫体、子宫颈及阴道构成的通道
    C. 由子宫下段、子宫颈、阴道及骨盆底软组织构成的通道
    D. 由子宫体、子宫下段、子宫颈及阴道构成的通道
    E. 由子宫颈、阴道及骨盆底软组织构成的通道

13. 骨盆入口前后径的正常平均值应是（　　）
    A. 9cm　　　B. 10cm
    C. 11cm　　 D. 12cm
    E. 13cm

14. 妇女站立时骨盆入口平面与地平面的角度称骨盆倾斜度，正常值应为（　　）
    A. 65°　　　B. 60°
    C. 55°　　　D. 50°
    E. 70°

15. 胎儿能否顺利通过产道取决于（　　）
    A. 产力、产道
    B. 产道及胎儿的大小
    C. 产力、产道与胎儿，包括胎位、胎儿大小及有无发育异常以及精神因素
    D. 产力、产道及会阴盆底的情况
    E. 产力、产道及胎儿大小

16. 关于生理性缩复环，正确的是（　　）
    A. 宫缩使子宫上、下段肌壁厚度不同，在子宫外面有一环状隆起
    B. 是先兆子宫破裂的征象之一
    C. 系因宫体缩复作用及子宫下段牵拉扩张所致
    D. 常伴有胎儿窘迫

E. 常提示有胎儿先露部受阻

17. 关于枕左前位分娩机转，正确的是
（　　）

    A. 胎头矢状缝衔接于骨盆入口左斜
径上

    B. 俯屈发生在胎头到达中骨盆时

    C. 内旋转动作完成于第一产程初

    D. 胎头下降至阴道外口时，出现仰
伸动作

    E. 胎头娩出后，枕部顺时钟方向旋
转45°，是为复位

18. 胎头衔接是指（　　）

    A. 胎头进入骨盆入口，双顶径达到
坐骨棘水平

    B. 腹部检查四步触诊查明胎头已半
固定

    C. 胎头双顶径进入骨盆入口平面

    D. 先露部已达到坐骨棘水平

    E. 胎头枕额径已达坐骨棘水平

19. 枕前位胎头进入骨盆入口的衔接径
线是（　　）

    A. 双顶径　　　B. 双颞径

    C. 枕下前囟径　D. 枕额径

    E. 枕颏径

20. 枕先露的胎头到达骨盆底俯屈之
后，以下列哪条最小径线继续下降（　　）

    A. 枕额径　　　B. 双顶径

    C. 枕下前囟径　D. 双颞径

    E. 枕颏径

21. 头先露时，胎头是以哪条径线通过
产道最小径线（　　）

    A. 枕下前囟径

    B. 双顶径

    C. 双颞径

    D. 枕额径

    E. 枕颏径

22. 枕左前位时，胎头内旋转是使其矢
状缝与下列哪个径相一致的动作（　　）

    A. 骨盆入口前后径

    B. 骨盆入口斜径

    C. 骨盆最大平面前后径

    D. 中骨盆及骨盆出口前后径

    E. 中骨盆横径

23. 正常枕先露分娩时，仰伸发生在
（　　）

    A. 胎头拨露时

    B. 胎头着冠时

    C. 胎头枕骨在耻骨弓后时

    D. 胎头枕骨下部到达耻骨联合下缘
时

    E. 胎头后囟在耻骨弓下露出时

24. 当胎头仰伸时，胎儿双肩径进入
（　　）

    A. 骨盆入口前后径

    B. 骨盆骶耻内径

    C. 骨盆入口斜径

    D. 中骨盆前后径

    E. 中骨盆横径

25. 指出下列正常分娩机转哪项是正确
的（　　）

    A. 衔接：无论初产妇、经产妇，儿
头均于临产后衔接

    B. 俯屈：大囟门下降位置最低

    C. 内旋转：大囟门转向母体前方

    D. 仰伸：颏部紧贴胸部

    E. 外旋转：胎头随肩的内旋转而外
旋转

26. 分娩即将开始的较可靠征象是
（　　）

    A. 阴道流出血性粘液

    B. 子宫底降低

    C. 胎动活跃

    D. 尿中绒毛膜促性腺激素量增多

    E. 先露已入盆

27. 关于产程分期，正确的是（　　）

    A. 第一产程，初产妇约需 11～12

小时

B. 第一产程，经产妇约需 8～10 小时

C. 第二产程，初产妇约需 2～3 小时

D. 第二产程，经产妇约需 1～2 小时

E. 第三产程，初产妇与经产妇均需 40 分钟左右

28. 关于正常分娩第一产程的临床经过，正确的是（　　）

A. 自然破膜多发生于胎头衔接于骨盆入口处时

B. 生理缩复环有时可达脐上一横指

C. 初产妇多是子宫颈管先展平，子宫颈外口后扩张

D. 嘱产妇于宫缩时加用腹压

E. 宫口扩张 4cm 时开始记录产程图

29. 枕先露临产过程，胎头下降程度的标志是（　　）

A. 骨盆入口平面

B. 坐骨棘连线

C. 骨盆出口平面

D. 阴道外口

E. 坐骨结节连线

30. 下列哪项最能代表产程进展情况（　　）

A. 子宫收缩强度及频率

B. 宫口扩张与胎头下降

C. 胎位

D. 胎心率

E. 是否破膜

31. 关于临产后的子宫收缩，错误的是（　　）

A. 对称性与极性

B. 宫缩后肌纤维松弛

C. 宫缩后肌纤维不能完全恢复到收

缩前的长度

D. 宫缩有规律性

E. 宫缩间歇期胎盘绒毛间隙血流量减少

32. 临产开始的重要标志，哪项是错误的（　　）

A. 规律性宫缩，持续 30 秒以上，间歇 5～6 分钟左右

B. 进行性子宫颈管展平消失

C. 宫颈扩张

D. 阴道排出血性粘液

E. 胎先露部下降

33. 于第三产程时，胎盘剥离征象哪项是正确的（　　）

A. 子宫底升至脐上，子宫体变硬成球形

B. 阴道有大量出血

C. 子宫轮廓不清，质软

D. 阴道口外露的脐带长度缩短

E. 轻压子宫下段时，外露脐带有回缩

34. 胎儿娩出 10 分钟，阴道出血 200ml 作何处理（　　）

A. 牵拉脐带

B. 按摩子宫

C. 快速娩出胎盘

D. 检查会阴伤口

E. 肌肉注射宫缩剂

35. 下述哪项是错误的产程时间（　　）

A. 初产妇第一产程约需 11～12 小时

B. 初产妇第二产程约需 1～2 小时

C. 第三产程约需 5～15 分钟

D. 第二产程超过 2 小时为延长

E. 总产程超过 28 小时为滞产

36. 临产后内诊，检查先露部下降程度，应以哪项作标记（　　）

A. 耻骨联合下缘

B. 骶岬

C. 坐骨结节

D. 坐骨棘

E. 骶尾关节

（二）A₂型题

37. 王某，女，26岁，初产妇，经查为正常枕前位，分娩时，先露部到达中骨盆，儿头相应动作是（　　）

    A. 儿头变形　　B. 出现产瘤

    C. 内旋转　　　D. 仰伸

    E. 俯屈

38. 陈女士，25岁，初产妇孕足月，一年前有流产史，胎儿顺利娩出4分钟后出现阴道暗红色间歇流血，约150ml，首先应考虑的原因是（　　）

    A. 颈管裂伤

    B. 阴道静脉破裂

    C. 血凝障碍

    D. 胎盘嵌顿

    E. 正常位置胎盘剥离

（三）X型题

39. 临产后正常的子宫收缩特点包括（　　）

    A. 节律性　　　B. 对称性

    C. 极性　　　　D. 缩复作用

    E. 强直性

二、名词解释

1. 早产

2. 足月产

3. 过期产

4. 骨盆轴

5. 分娩机制

6. 衔接

7. 见红

三、简答题

1. 简述骨盆的四个平面。

2. 简述子宫收缩力的特点。

3. 简述枕先露的分娩机制。

4. 简述先兆临产的表现。

5. 简述产程的分期。

6. 简述第一产程的临床表现。

7. 简述胎盘剥离征象。

四、论述题

试述决定分娩的四因素。

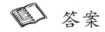 答案

一、选择题

（一）A₁型题

1. A。

答案分析：中骨盆平面是由耻骨联合下缘起经两侧坐骨棘至后方骶骨下端。

2. D。

答案分析：中骨盆是骨盆的最小、最窄平面，其特点为前后径长而横径短，在产科临床上极为重要。

3. A。

答案分析：骨盆出口横径又称坐骨结节间径。两侧坐骨结节间的距离，即坐骨结节前端内侧之间距离，平均值约为9cm，是胎儿先露部通过骨盆出口的重要径线。

4. C。

答案分析：骨盆入口平面前起耻骨联合上缘，两侧经髂骨嵴，至后面的骶骨岬上缘。

5. A。

答案分析：骨盆入口前后径又称真结合径，是胎儿先露部进入骨盆入口的重要径线。

6. D。

答案分析：产力包括子宫收缩力、腹肌和膈肌收缩力、肛提肌收缩力。

7. E。

答案分析：子宫收缩力的特点包括节律性、对称性和极性、缩复作用、圆韧带的收缩作用。

8. C。

答案分析：决定分娩的因素包括产力、产道、胎儿、精神四因素。

9. A。

答案分析：子宫收缩力是产力中最主要的，在整个产程中始终起主导作用。

10. A。

答案分析：临产开始的标志是规律而逐渐增强的子宫收缩，同时伴有进行性的宫口扩张和先露下降。

11. D。

答案分析：子宫收缩力具有节律性、对称性和极性、缩复作用特点。

12. C。

答案分析：软产道是由子宫下段、宫颈、阴道及骨盆底软组织构成的通道。

13. C。

答案分析：骨盆入口前后径又称真结合径。由耻骨联合上缘中点至骶岬前缘正中间的距离，平均值为 11cm，是胎儿先露部进入骨盆入口的重要径线。

14. B。

答案分析：妇女在直立位时骨盆入口平面与地平面形成的角度，一般为 60°。

15. C。

答案分析：胎儿能否顺利通过产道取决于产力、产道与胎儿（包括胎位、胎儿大小及有无发育异常），以及精神等四因素。

16. C。

答案分析：临产后，子宫体部因缩复作用肌肉越来越厚，而子宫下段肌壁被牵拉扩张，变得越来越薄，可长达 7～10cm，同时将宫颈向上、向外牵拉，最后宫颈被展平，与子宫下段融合成一圆筒状结构。由于子宫上下段肌壁厚薄不同，在子宫内面两者的交界处形成环状隆起，称生理缩复环。

17. D。

答案分析：胎头完成内旋转后已到达阴道外口。枕骨下部达耻骨联合下缘时，即以耻骨弓为支点，使胎头逐渐仰伸，结果胎儿的额、鼻、口、颏相继娩出。

18. C。

答案分析：正常胎儿在子宫内胎头呈半俯屈状态，一般以双顶径进入骨盆入口。当胎头颅骨最低点接近或达到坐骨棘水平时，称为衔接。

19. D。

答案分析：由于骨盆入口的斜径和横径大于前后径，衔接时胎头矢状缝多落在骨盆入口的斜径或横径上，胎头以枕额径进入骨盆入口。

20. C。

答案分析：胎头入盆后通过俯屈，使胎儿可以最小的枕下前囟径通过骨盆的各个平面。

21. A。

答案分析：胎头入盆后通过俯屈，使胎儿可以最小的枕下前囟径通过骨盆的各个平面并顺利下降。

22. D。

答案分析：当胎头到达中骨盆时，为适应中骨盆的形态而发生旋转，使其矢状缝与中骨盆前后径及骨盆出口前后径一致，称为内旋转。

23. D。

答案分析：当枕骨下部达耻骨联合下缘时，即以耻骨弓为支点，使胎头逐渐仰伸。

24. C。

答案分析：在胎头仰伸时，胎儿的双肩已进入盆腔，并落在骨盆入口斜径上。

25. E。

答案分析：胎头娩出时，胎儿双肩径沿

着骨盆入口左斜径下降，而在胎头内旋转时胎肩仍保持原来的位置。因此，在胎头娩出后，为使胎头与胎肩恢复正常关系，胎头枕部向左旋转45°，以保持胎头矢状缝与胎儿双肩径的垂直关系，称为外旋转。胎头完成外旋转即标志着胎肩已完成内旋转的动作。

26. A。

答案分析：在接近分娩时，部分产妇可见阴道有少量的血性分泌物排出，称见红。见红是分娩即将开始的可靠征象，大多数产妇在24~48小时内临产。

27. A。

答案分析：第一产程初产妇一般需11~12个小时，经产妇约需6~8个小时。第二产程初产妇约需1~2个小时，经产妇不超过1小时，通常在30分钟以内。第三产程初产妇与经产妇相同，约需5~15分钟，一般不超过30分钟。

28. C。

答案分析：第一产程随宫缩的渐频且不断增强，宫颈管逐渐消失进而逐渐扩张。

29. B。

答案分析：胎头下降的程度以胎儿颅骨最低点与骨盆坐骨棘平面的关系为标志。

30. B。

答案分析：临床主要通过检查宫颈扩张和胎头下降程度了解产程进展情况。

31. E。

答案分析：宫缩间歇期胎盘绒毛间隙血流量增加，有利于胎盘胎儿血液交换。

32. D。

答案分析：在接近分娩时，部分产妇可见阴道有少量的血性分泌物排出，称见红。见红是分娩即将开始的可靠征象，大多数产妇在24~48小时内临产。临产开始的标志是规律而逐渐增强的子宫收缩，同时伴有进行性的宫口扩张和先露下降。

33. A。

答案分析：胎盘剥离的征象有：子宫体变硬，呈球形，胎盘剥离后降至子宫下段，下段被扩张，子宫体呈狭长形被推向上，子宫底升高达脐上；剥离的胎盘降至子宫下段，阴道口外露的一段脐带自行延长；用手掌尺侧在产妇耻骨联合上方轻压子宫下段时，子宫体上升而外露的脐带不再回缩；阴道少量流血。

34. C。

答案分析：胎儿娩出后，胎盘未全剥离或未娩出而出血多时，应立即娩出胎盘或行手取胎盘术。

35. E。

答案分析：总产程超过24小时为滞产。

36. D。

答案分析：坐骨棘平面是判断胎头高低标志。

（二）A₂型题

37. C。

答案分析：枕前位当胎头到达中骨盆时，为适应中骨盆的形态而发生旋转，使其矢状缝与中骨盆前后径一致，称为内旋转。

38. E。

答案分析：正常胎盘剥离的征象包括有阴道少量流血。

（三）X型题

39. ABCD。

答案分析：临产后正常的子宫收缩特点包括节律性、对称性和极性、缩复作用。

二、名词解释

1. 早产：妊娠满28周至不满37足周（196~258日）间分娩，称为早产。

2. 足月产：妊娠满37周至不满42足周（259~293日）间分娩，称为足月产。

3. 过期产：妊娠满42周及其后（294日及294日以上）分娩，称为过期产。

4. 骨盆轴：指连接骨盆各假想平面中

点的曲线，此曲线上段向下向后中段向下、下段向下向前。分娩时，胎儿即沿此轴娩出。

5. 分娩机制：是指胎儿先露部为适应骨盆各平面的不同形态，被动进行一系列的转动，以其最小的径线通过骨盆各平面的过程。

6. 衔接：正常胎儿在子宫内胎头呈半俯屈状态，一般以双顶径进入骨盆入口。当胎头颅骨最低点接近或达到坐骨棘水平时，称为衔接。

7. 见红：在接近分娩时，部分产妇可见阴道有少量的血性分泌物排出，称见红。

三、简答题

1. 答：骨盆入口平面：即真假骨盆的交界面，前起耻骨联合上缘，两侧经髂骨峰，至后面的骶骨岬上缘，其特点是前后径短而横径长。

骨盆最大平面：骨盆腔内最宽敞的部分。其前方为耻骨联合后面的中点，两侧相当于髋臼中心，后方为第 2、3 骶椎之间，近似圆形，前后径和横径的平均值均为 12.5cm 左右，无产科临床重要性。

中骨盆平面：是骨盆的最小、最窄平面，由耻骨联合下缘起经两侧坐骨棘至后方骶骨下端，其特点为前后径长而横径短。此平面，在产科临床上极为重要。

骨盆出口平面：即骨盆腔的下口，不是一个真正的平面，而是由两个不在一个水平面上的三角形组成。前三角的顶端为耻骨联合下缘，两侧为耻骨降支；后三角的尖端为骶尾关节，两侧为骶结节韧带。坐骨结节间径为两个三角形共同的底。

2. 答：（1）节律性：节律性的子宫收缩，是临产的重要标志之一。

（2）对称性和极性：正常子宫收缩起自两侧子宫角部，先迅速以微波形式向子宫底中线扩散，然后向子宫下段扩散，此为子宫收缩的对称性。

（3）缩复作用：子宫体部的肌肉在收缩时，肌纤维缩短、变宽，但在舒张时肌纤维不能恢复到原来长度而固定于较短状态，其肌张力与缩短前相同。

3. 答：衔接；下降；俯屈；内旋转；仰伸；复位和外旋转；胎儿娩出。

4. 答：胎儿下降感：孕妇自觉呼吸较以前轻快，上腹部较前舒适，进食量增多。胎头下降压迫骨盆和膀胱，孕妇常有尿频的症状。

假临产：又称假阵缩。其特点是宫缩间隔的时间不规律，强度不大，只感到下腹部有轻微的胀痛，常在夜间出现而清晨消失；持续的时间短且不恒定，一般不超过 30 秒。假临产不伴有宫颈管的缩短和宫口扩张，并可被镇静药缓解。

见红：在接近分娩时，部分产妇可见阴道有少量的血性分泌物排出，称见红。是分娩即将开始的可靠征象，大多数产妇在 24～48 小时内临产。

5. 答：临床上将全部产程分为三期。

第一产程：又称宫颈扩张期，自规律宫缩开始至宫口开全。初产妇一般需 11～12 个小时；经产妇约需 6～8 个小时。

第二产程：又称胎儿娩出期，指宫口开全至胎儿娩出。正常分娩初产妇约需 1～2 个小时，平均 50 分钟；经产妇不超过 1 小时，通常在 30 分钟以内。

第三产程：又称胎盘娩出期。指从胎儿娩出至胎盘娩出。初产妇与经产妇相同，约需 5～15 分钟，一般不超过 30 分钟。

6. 答：（1）规律宫缩：产程开始时，宫缩持续时间较短（约 30 秒），且较弱，间歇时间较长（约 5～6 分钟）；随产程进展，宫缩持续时间逐渐延长，间歇时间渐缩短，而且宫缩强度也不断增加，至第一产程末，宫缩可达每2～3分钟1次，每次持续50～60秒。

（2）宫口开大：随宫缩的渐频且不断增强，宫颈管逐渐消失进而逐渐扩张。

（3）胎头下降：胎头能否顺利下降，是决定能否经阴道分娩的重要条件。胎头下降的程度以胎儿颅骨最低点与骨盆坐骨棘平面的关系为标志。

（4）胎膜破裂：羊膜腔压力增加到一定程度时即自然破裂，称之为破膜（或破水）。破膜多发生在宫口近开全或开全时。

7. 答：胎盘剥离的征象有：子宫体变硬，呈球形，胎盘剥离后降至子宫下段，下段被扩张，子宫体呈狭长形被推向上，子宫底升高达脐上；剥离的胎盘降至子宫下段，阴道口外露的一段脐带自行延长；用手掌尺侧在产妇耻骨联合上方轻压子宫下段时，子宫体上升而外露的脐带不再回缩；阴道少量流血。

四、论述题

答：影响分娩的因素应包括产力、产道、胎儿和精神因素。

（1）产力：是将胎儿及其附属物从子宫腔排出的力量，包括子宫收缩力、腹肌和膈肌的收缩力以及盆底肛提肌的收缩力。

子宫收缩力：子宫收缩力是产力中最主要的，在整个产程中始终起主导作用。临产后，通过子宫收缩使子宫下段和宫颈进行性扩张，胎儿下降，最后将胎儿及其附属物自产道娩出。

腹肌及膈肌收缩力：仅在第二产程时起重要辅助作用。

肛提肌收缩力：对先露部在盆腔内的内旋转起重要作用。

（2）产道：产道是胎儿娩出的通道，分为骨产道和软产道两部分。

骨产道：骨产道指真骨盆，是产道的重要部分，其形状、大小与分娩关系密切。

软产道：是由子宫下段、宫颈、阴道及骨盆底软组织构成的管道。

（3）胎儿：胎儿的大小、胎位及有无畸形是影响分娩过程的重要因素。

（4）精神因素：分娩对产妇来说是一个应激状态。在分娩过程中，精神心理状态可以明显地影响产力，进而影响产程的进展。

第五章　妇产科特殊检查与常用诊断技术

【学习目的要求】

1. 熟悉妇科特殊检查的方法及记录。
2. 熟悉妇科特殊检查的临床意义。
3. 熟悉产科检查触诊的四步手法。
4. 熟悉妇产科常用特殊诊断技术的方法及适应症、禁忌症。
5. 熟悉妇产科常用特殊诊断技术的临床意义及应用。

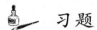 习题

一、填空题

1. 妇科检查应取_____位。
2. 妇科检查包括_____、_____、_____、_____、_____等五种。
3. 产科腹部检查包括_____、_____、_____。
4. 妊娠_____周后，在母体腹壁用听诊器能听到_____，其频率为_____次/分。

二、选择题

（一）A₁ 型题

1. 宫颈粘液呈典型羊齿叶状结晶，对正常月经周期的妇女在其周期的多少天时出现（　　）

　　A. 第 6～7 天
　　B. 第 8～9 天
　　C. 第 13～14 天
　　D. 第 18～20 天
　　E. 第 23～25 天

2. 宫颈粘液涂片干燥后，镜下可见典型羊齿状结晶，直接受哪种激素影响（　　）

　　A. 促卵泡素　　B. 促黄体素
　　C. 生乳素　　　D. 雌激素
　　E. 孕激素

3. 骨盆外测量骶耻外径（E. C）的后据点是（　　）

　　A. 第五腰椎棘突上
　　B. 米氏菱形窝的上角
　　C. 米氏菱形窝的中央
　　D. 髂后上棘联线中点下 2～2.5cm
　　E. 髂嵴后联线中点上 1.5cm

4. 下列骨盆径线数值异常的是（　　）

　　A. 真结合径 11cm
　　B. 对角径 13cm
　　C. 坐骨结节间径 9cm
　　D. 出口后矢状径 9cm
　　E. 坐骨棘间径 8cm

三、简答题

1. 简述妇科检查记录要点。
2. 简述妊娠试验及其临床意义。
3. 简述阴道脱落细胞检查及临床意义。
4. 简述宫颈粘液结晶的分类与周期变化。
5. 简述基础体温的临床应用。
6. 简述诊断性刮宫的适应症与禁忌症。
7. 简述子宫输卵管造影术的适应症与禁忌症。
8. 简述后穹隆穿刺的适应症与方法。
9. 简述后穹隆穿刺的注意事项。

四、论述题

试述产前检查四步手法的方法。

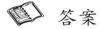 **答案**

一、填空题

1. 膀胱截石位
2. 外阴部　阴道窥器　双合诊　三合诊　肛腹诊
3. 视诊　触诊　听诊
4. 20　胎心音　120～160

二、选择题

（一）A₁ 型题

1. C。

答案分析：排卵期见典型的Ⅰ型宫颈黏液结晶（典型羊齿状结晶）。

2. D。

答案分析：排卵期雌激素高峰，可见典型的Ⅰ型宫颈黏液结晶（典型羊齿状结晶）。

3. B。

答案分析：骶耻外径是从第5腰椎棘突下（即米氏菱形窝的上角）至耻骨联合上缘中点的距离。

4. E。

答案分析：中骨盆横径又称坐骨棘间径，指两侧坐骨棘间的距离，平均值约为10cm，是胎儿先露部通过中骨盆的重要径线。

三、简答题

1. 答：外阴、阴道、宫颈、宫体、附件。

2. 答：妊娠试验是利用孕妇尿液及血清中含有绒毛膜促性腺激素的生物学或免疫学特点，检测受孕者体内有无绒促性素的方法，可协助诊断早期妊娠等。

临床上除能检测是否妊娠外，对滋养细胞疾病的诊断、治疗及随访具有重要价值。

3. 答：阴道脱落细胞是指脱落在阴道的上皮细胞，主要以阴道上段、宫颈阴道部、内生殖器及阴道部为主。

阴道上皮细胞受卵巢激素的影响而有周期性变化。因此，检查阴道脱落细胞可反映体内性激素水平，但必须定期连续观察，才能正确掌握其动态变化。

4. 答：Ⅰ型：典型羊齿状结晶，主梗直而粗硬，分支密而长。

Ⅱ型：类似Ⅰ型但主梗弯曲较软，分支少而短，似树枝着雪后的形态。

Ⅲ型：小典型结晶，其特点为树枝形象较模糊，分支少而稀疏，呈离散状态。

Ⅳ型：主要为椭圆体或梭形物体，顺同一方向排列成行，比白细胞长2～3倍，但稍窄，透光度大。

正常月经周期中，宫颈粘液中羊齿状结晶的出现与消失，有一定的规律性。一般在月经周期第7日左右出现Ⅲ型结晶，随着体内雌激素水平的逐渐升高转变为Ⅱ型，至排卵期见典型的Ⅰ型，排卵后又转为Ⅱ型，以至于Ⅲ型，约在月经周期的第22日转为椭圆体。

5. 答：（1）检查不孕原因：常规测量基础体温，了解其卵巢功能，有无排卵，以及黄体功能。

（2）指导避孕与受孕：根据安全期可用以指导避孕。基础体温上升前后2～3日是排卵期，此期最易受孕，称为易孕期，故可用以指导不孕妇女掌握易受孕的时期进行性生活。

（3）协助诊断妊娠：妊娠后由于妊娠黄体的作用，雌、孕激素水平均增高，故基础体温于排卵后持续升高。若基础体温上升持续3周以上，则提示有妊娠可能。

（4）协助诊断月经失调：基础体温可以反映排卵功能，例如无排卵性功能失调性子宫出血患者，基础体温单相型。此外，根据基础体温上升持续的时间、体温的高低以及下降的方式又可以反映黄体的功能状态。因此，基础体温可用以诊断月经失调及观察药物疗效。

6. 答：（1）适应症：子宫异常出血，需证实或排除子宫内膜癌、宫颈管癌者；月经失调，需了解子宫内膜变化及其对性激素的反应者；不孕症，需了解有无排卵者；疑有子宫内膜结核者；因宫腔残留组织或子宫内膜脱落不全导致长时间多量出血者，不仅起诊断作用，还起治疗作用。

（2）禁忌症：急性或亚急性生殖道炎症；疑有妊娠者；急性或严重的全身性疾病；手术前体温 > 37.5℃者。

7. 答：（1）适应症：①不孕症：经输卵管通液或通气术检查，显示输卵管不通或通而不畅者；输卵管整复或粘堵手术后，观察手术效果。②习惯性流产：检查有无宫颈内口松弛或子宫畸形。③寻找子宫异常出血的原因。④确定生殖器畸形的类别。

（2）禁忌症：急性或亚急性生殖道炎症；急性或严重的全身性疾病；流产、刮宫术或产后 6 周内；停经不能排除妊娠者；过敏性体质或碘过敏者。

8. 答：（1）适应症：常用以辨明直肠子宫陷凹积液或贴接该部肿块的性质及原因，若为异位妊娠或卵泡破裂等所引起的内出血、盆腔炎性积液或积脓，多积聚或贴接于直肠子宫陷凹部，经此处穿刺吸取标本送检，可以明确诊断。此外，对贴接阴道后穹隆疑为肿瘤而性质不明者。

（2）方法：排尿或导尿后，取膀胱截石位。外阴、阴道常规消毒，覆以无菌洞巾。阴道窥器暴露宫颈及阴道穹隆部，再次消毒，用宫颈钳夹持宫颈后唇向前牵引，充分暴露阴道后穹隆。

以 8 号注射针头接 10ml 注射器，于宫颈后唇与阴道后壁之间（后穹隆中央部），取与宫颈平行而稍向后的方向刺入约 2 ～ 3cm，然后抽吸。若为肿块，则于最突出或囊感最显著部位穿刺。

吸取完毕，拔针。若有渗血，可用无菌棉球压迫或干纱布填塞，压迫片刻，待血止后取出阴道窥器。

9. 答：吸取标本肉眼观察及送检项目基本同腹腔穿刺，疑有腹水者，一般多经腹壁穿刺。经阴道后穹隆穿刺最常用于内出血及炎症，故肉眼观察更为重要。若抽出鲜血，放置 4 - 5 分钟，血凝者为血管内血液，应改变穿刺部位、方向或深度；若抽出不凝血（放置 6 分钟以上确定），则为内出血，可结合病史及体征确定诊断。若抽出液为淡红色、稀薄、微混浊，多为盆腔炎症渗出液。若为脓液，则一目了然。抽取液一般有 5—10ml 即足供诊断用。应注意进针方向、深度，避免伤及子宫或直肠。如未抽出不凝血液亦不能排除宫外孕，可能为内出血量少、血肿位置高或与周围组织粘连而出现假阴性结果。

四、论述题

答：第一步手法：检查者两手置于子宫底部，测量宫底高度，估计胎儿大小与妊娠周数是否相符，判断宫底部的胎儿部分，若为胎头则硬而圆且有浮球感，若为胎臀则软而宽且形状略不规则。

第二步手法：检查者左右手分别置于腹部两侧，一手固定，另手轻轻深按，两手交替，判断胎背及胎儿四肢的位置，以间接判断胎方位，平坦饱满者为胎背，可变形的高低不平部分是胎儿肢体，若胎儿肢体活动，更易诊断。

第三步手法：检查者右手拇指与其余 4

指分开，置于耻骨联合上方握住胎儿先露部，进一步证实是胎头或胎臀，左右推动确定是否衔接。若已衔接，则胎先露部不能被推动。

第四步手法：检查者左右手分别置于胎先露部的两侧，向骨盆入口方向向下深按，再次核实胎先露部诊断的正确性以及其衔接情况。

附：模拟试题与答案

本科模拟试题（A卷）

班级＿＿＿＿ 学号＿＿＿＿ 姓名＿＿＿＿ 评分＿＿＿＿

一、选择题（每题1分，共25分）

（一）A₁型题

1. 妇科的第一首方应是（　　）
   - A. 温经汤　　B. 四物汤
   - C. 胶艾汤　　D. 四乌贼骨一藘茹丸
   - E. 当归芍药散

2. 我国从哪个历史时期开始将产科独立分科（　　）
   - A. 金元时期　　B. 秦汉时期
   - C. 隋唐五代时期
   - D. 两宋时期　　E. 明代

3. "气血失调"是妇科最常见的发病机理，主要理论依据是（　　）
   - A. 百病皆生于气
   - B. 气为血帅，血为气母
   - C. 妇人之生，有余之气，不足于血，以其数脱血也
   - D. 血病必及气，气病必及血
   - E. 妇人以血为本

4. 阴痒，带下量多，色黄有泡沫，气秽，治宜（　　）
   - A. 清热解毒，除湿止带
   - B. 清热利湿止带
   - C. 清热利湿，佐以解毒杀虫
   - D. 滋阴降火止痒
   - E. 健脾益气，升阳除湿

5. 健固汤的主要功能是（　　）

   - A. 温阳补肾，健脾止泻
   - B. 温补肾阳　　C. 健脾益气
   - D. 温肾固涩　　E. 渗利水湿

6. 经期错后，量少，色淡，质稀，头晕，心悸，或小腹绵绵痛，面色苍白或萎黄。舌淡苔少，脉细。辨证是（　　）
   - A. 气虚　　B. 血虚　　C. 肾虚
   - D. 脾虚　　E. 阴虚

7. 经行面浮肢肿，按之没指，月经常推迟，量多，色淡质薄。腰酸膝软，腹胀，纳差便溏。舌淡苔白腻，脉濡细。首选方是（　　）
   - A. 八物汤
   - B. 肾气丸合苓桂术甘汤
   - C. 参苓白术散
   - D. 真武汤
   - E. 全生白术散

8. 由阿胶、生地、麦冬、地骨皮、白芍、玄参组成的方剂是（　　）
   - A. 清热固经汤　　B. 保阴煎
   - C. 左归饮　　　　D. 清经散
   - E. 两地汤

9. 脾虚肝旺子晕可表现为下列症状，除了（　　）
   - A. 头晕头重目眩
   - B. 胸闷心烦　　C. 面浮肢肿
   - D. 呕逆泛恶　　E. 抽搐昏迷

10. 产后病的治疗原则是（　　）

　　A. 大补气血

　　B. 活血化瘀

　　C. 补虚化瘀

　　D. 勿拘于产后，勿忘于产后

　　E. 调理肾肝脾

11. 下列哪项是临产先兆（　　）

　　A. 拨露　　　　B. 着冠

　　C. 胎头衔接　　D. 见红

　　E. 宫口开大

12. 药物性流产适用于妊娠（　　）内

　　A. 7 周　　B. 10 周　　C. 12 周

　　D. 14 周　　E. 16 周

（二）A₂ 型题

13. 某妇，28 岁，停经 55 天，阴道出血 2 天，量少，色淡黯，腰酸下坠，小腹隐痛，头晕耳鸣，夜尿多，纳差恶心，舌淡黯苔白，脉细滑尺脉弱。妊娠试验阳性。B 超：宫内妊娠 8 周，活胎。此病例最可能的诊断是（　　）

　　A. 异位妊娠　　B. 胎死不下

　　C. 胎漏　　　　D. 胎动不安

　　E. 妊娠腹痛

14. 一妇人暴崩下血，色淡黯质稀；面色晦黯，肢冷畏寒，腰膝酸软，小便清长，夜尿多，眼眶暗，舌质淡黯，脉沉细。证属（　　）

　　A. 脾虚崩漏　　B. 血瘀崩漏

　　C. 肾阳虚崩漏　D. 肾阴虚崩漏

　　E. 脾肾阳虚崩漏

15. 某女，经来无期，经来难止，或突然暴崩下注，血色深红，质稠，口渴烦热，便秘溺黄；舌红苔黄，脉滑数。最佳选方是（　　）

　　A. 清热固经汤　B. 清经散

　　C. 保阴煎　　　D. 两地汤

　　E. 上下相资汤

（三）X 型题

16. 妇产科疾病常见病因有（　　）

　　A. 寒、热、湿邪

　　B. 七情内伤　　C. 生活失度

　　D. 体质因素　　E. 跌仆损伤

17. 女性月经特殊生理现象有（　　）

　　A. 并月　　B. 居经　　C. 避年

　　D. 激经　　E. 暗经

18. 癥瘕的主要证候表现有（　　）

　　A. 腹部结块　　B. 胞中结块

　　C. 小腹胀满　　D. 结块作痛

　　E. 阴道下血

19. 血瘀导致的月经病有（　　）

　　A. 月经后期　　B. 经期延长

　　C. 崩漏　　　　D. 经间期出血

　　E. 月经过少

20. 气滞血瘀痛经的主要证候表现有（　　）

　　A. 经期小腹胀痛

　　B. 经前或经期乳房胀痛

　　C. 经行不畅

　　D. 经色黯红夹血块

　　E. 脉弦数

21. 脾虚证之带下过多辨证要点是（　　）

　　A. 带下量多，色白或淡黄

　　B. 四肢倦怠

　　C. 腰酸腹胀

　　D. 舌淡苔白，脉细缓

　　E. 生殖道有器质性病变

22. 妊娠早期出现哪些症状可诊为妊娠恶阻（　　）

　　A. 恶心，择食

　　B. 食入即吐，夹有血丝

　　C. 恶心，呕吐，纳呆

　　D. 呕吐酸水、苦水

　　E. 晨间恶心欲呕

23. 《全生指迷方》白术散中除白术外还有哪些药物（　　）

A. 橘皮　　　B. 生姜皮

C. 大腹皮　　D. 泽泻

E. 茯苓

24. 产后危重病有（　　　）

A. 产后腹痛　　B. 产后血晕

C. 产后痉病　　D. 产后恶露不绝

E. 产后发热

25. 产后发热的常见病机是：（　　　）

A. 感染邪毒　　B. 外感发热

C. 血虚发热　　D. 血瘀发热

E. 中暑发热

二、填空题（每题1分，共10分）

1. 从马王堆汉墓出土文物，已有关于妇产科的《＿＿＿》。

2. 《景岳全书·阴阳篇》指出："元阴者，＿＿＿＿，以长以立，天癸是也。"

3. 肝气郁结型不孕症的主方是＿＿＿。

4. 经期延长是指＿＿＿＿。

5. 固本止崩汤的组成是＿＿＿＿。

6. 经行吐衄的发病机理主要是＿＿＿。

7. 异位妊娠是指＿＿＿＿。

8. 生化汤的组成是＿＿＿＿。

9. 完带汤出自《＿＿＿＿》。

10. 妇科外治法开创于《＿＿＿＿》。

三、名词解释（每个3分，共15分）

1. 中医妇科学

2. 崩漏

3. 产后发热

4. 闭经

5. 痛经

四、简答题（每题5分，共15分）

1. 产后病的治疗原则是什么？具体治法有哪些？

2. 简述带下过多与带下过少的临床表现。

3. 孕激素有哪些生理作用？

五、论述题（每题10分，共20分）

1. 请从中医学的角度，叙述肾在月经

产生中的主导作用。

2. 试述胎动不安与异位妊娠的鉴别诊断。

六、病案分析（共15分）

张某，女，35岁，已婚，2002年11月17日初诊。

主诉：月经提前来潮，经量减少2年多。

现病史：患者自两年前堕胎后，月经每15～20天左右来潮一次，行经1～2天，量少，每次用卫生巾约半包。末次月经11月15日，现已净。经色淡红，无血块。头晕，耳鸣，神疲，纳差，小腹冷，腰酸，眼眶黯黑，舌淡苔白，脉沉细。

月经史：$14 \frac{4-5}{28-30}$ 天，近2年月经情况如上述。末次月经11月15日，上次月经10月26日。

婚育史：结婚5年，孕3，产0，自然流产3（均在孕6～8周流产清宫），末次流产1999年2月，其后曾避孕半年。

过去史、个人史、家族史无特殊。

妇查：未发现异常。

请写出：

1. 诊断(中医、西医)

2. 诊断依据

3. 辨证分型

4. 证候分析

5. 治法

6. 方药（含药物和药量）

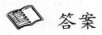 **答案**

一、选择题

（一）A₁ 题型

1. D。

答案分析：从历史资料查考可证明 D 是正确的。

2. D。

答案分析：从妇科发展中可证明 D 是正确的，即宋代将产科独立分科。宋政府设"太医局"，规定设立的九科中有产科。

3. C。

答案分析：正确答案出自《内经》，符合题干要求。

4. C。

答案分析：题干为湿热下注证，故治宜清热利湿，佐以杀虫止痒。

5. A。

答案分析：健固汤为治疗脾肾虚经行泄泻，其功能应是温阳补肾，健脾止泻。

6. B。

答案分析：题干为血虚所致的月经后期。

7. B。

答案分析：题干为脾肾虚证的经行浮肿，治宜温肾化气，健脾利水，首选方为肾气丸合苓桂术甘汤。

8. E。

答案分析：题干为两地汤组成。

9. E。

答案分析：题干结合备选答案为脾虚肝旺，头晕。不应有 E 症状，即抽搐昏迷应除外。

10. D。

答案分析：D 与题干相符为治疗原则，其余为具体治法。

11. D。

答案分析：D 是临产先兆的可靠指征。大多产妇在 24～28 小时内临产。

12. A。

答案分析：药物流产规定的最佳时间为49 天内。

（二）A₂ 型题

13. D。

答案分析：题干所述为肾虚证胎动不安。

14. C。

答案分析：题干小病案为肾阳虚崩漏。

15. A。

答案分析：题干小病案为实热崩漏。

（三）X 型题

16. ABCD。

答案分析：E 属生活失度之一，故不选。

17. ABCDE。

答案分析：全部备选答案与题干相符，属女性月经特殊生理现象。

18. BCDE。

答案分析：A 与题干不符，故不选，其他均为癥瘕主要证候。

19. BCDE。

答案分析：A 与题干不符，故不选。

20. ABCD。

答案分析：E 不属题干的表现，故不选。

21. ABD。

答案分析：所选与题干相符，均为脾虚带下过多的辨证要点。

22. BCD。

答案分析：所选与题干相符，其余属早孕反应，是生理现象。

23. ABCE。

答案分析：所选与题干结合，是白术散全方。

24. BCE。

答案分析：所选符合题干要求。

25. ABCD。

答案分析：答案符合题干要求，中暑发热属外感发热范围，故不再选。

二、填空题

1. 胎产书

2. 即无形之水

3. 开郁种玉汤

· 258 ·

4. 月经周期基本正常，行经时间超过 7 天以上，甚至淋漓半月者

5. 党参、白术、黄芪、黑姜、当归、熟地

6. 血热而冲气上逆，迫血妄行

7. 孕卵在子宫体腔外着床发育

8. 当归、川芎、桃仁、炮姜、炙甘草

9. 傅青主女科

10. 《金匮要略·妇人杂病》

三、名词解释

1. 中医妇科学：中医妇科学是运用中医基础理论与方法，认识和研究妇女解剖、生理、病因病机、诊治规律，以防治妇女特有疾病的一门临床学科。

2. 崩漏：是指经血非时暴下不止或淋漓不尽，前者谓之崩中，后者谓之漏下。二者常交替出现，且病因病机基本一致，故概称崩漏。

3. 产后发热：产褥期内，出现发热持续不退，或突然高热寒战，并伴有其他症状者，称产后发热。

4. 闭经：闭经是指女子年逾 16 周岁，月经尚未来潮，或月经周期已建立后又中断 6 个月以上者。

5. 痛经：妇女正值经期或经行前后出现周期性小腹疼痛或痛引腰骶，甚至剧痛晕厥者，称之。

四、简答题

1. 答：产后病的治疗原则是勿拘于产后，亦勿忘于产后。

具体治法有补虚化瘀，清热解毒，益气固表，调理肾、肝、脾。

2. 答：带下过多的临床表现：带下增多，伴有带下的色、质、气味异常，或伴有阴部瘙痒、灼热、疼痛，或兼有尿频尿痛等局部或全身症状。

带下过少的临床表现：带下过少，甚或全无，阴道干涩、痒痛，甚至阴部萎缩，或

伴性欲低下，性交痛，烘热汗出，月经错后、稀发，经量偏少，闭经，不孕等。

3. 答：孕激素的生理作用有：

（1）使子宫肌松弛，降低妊娠子宫平滑肌对催产素的敏感性；使增生期子宫内膜转化为分泌期内膜为孕卵着床作准备；使宫颈口闭合，黏液减少、变稠、拉丝度减少，有利于精子通过。

（2）抑制输卵管的节律性收缩，调节孕卵的运行。

（3）使阴道上皮细胞脱落加快。

（4）在雌激素影响基础上，促进乳腺泡增生。

（5）对下丘脑有负反馈作用。

（6）有升体温作用。

（7）促进水钠排泄。

（8）促进蛋白分解，增加尿素氮排出，也能促进肝脏某些酶的合成。

五、论述题

1. 答：五脏的生理功能是化生和贮藏精、气、血、津液。肾藏精，肝藏血，脾生血，心主血，肺主气，气帅血，在月经产生的生理中，各司其职，互相协调，其中肾在月经产生中起主导作用。

（1）肾藏精，主生殖，是指肾具有生成、贮藏和施泄精气的作用，发挥其化生月经、主生殖的功能。

（2）肾为天癸之源，天癸至，月事以时下，天癸竭，月经断绝。

（3）肾为冲任之本，任通冲盛，月事以时下，任虚冲衰则经水断绝，然冲任的通盛以肾气盛为前提。

（4）肾为气血之根，血是月经的物质基础，气为血之帅，气血和调，经候如常，然气血之根在于肾，气血久虚，常从肾治，补肾益精生化气血以调经助孕。

（5）肾与胞宫相系，胞宫司月经，肾与冲、任、督脉相关，与胞宫相系，直接影

响月经的产生与调节。

（6）肾与脑相通，直接参与月经的调控。

（7）肾为五脏阴阳之本，肾气调节机体的代谢和生理活动是通过肾中阴阳来实现的，肾中阴阳平衡协调才能维持机体生理，包括月经生理的正常。

综上所述，肾通过多渠道、多层次、多位点对月经的产生发挥主导作用。

2. 答：胎动不安和异位妊娠均可在妊娠早期发生阴道少量出血和下腹痛。

胎动不安的腹痛部位是多在小腹部，隐隐作痛，伴腰酸，下坠感，或有少量阴道出血。异位妊娠则表现为一侧少腹痛，初为隐痛或胀痛，可突然发生撕裂样剧痛，伴少量阴道出血，有时可排出蜕膜管型或碎片；头晕眼花，面色苍白，脉细微欲绝。阴道出血与失血证候不符，甚则出现晕厥与休克。

辅助检查：二者尿妊娠试验可阳性。B超检查有助鉴别。在妊娠6周以上，B超子宫增大，宫内有孕囊，并可见胎心搏动，可诊为胎动不安；如子宫正常大小，宫内未见孕囊，一侧附件可见混合性包块，后穹窿穿刺可抽出不凝血，则应考虑为异位妊娠。

六、病例分析

1. 中医诊断：（1）月经先期。

（2）月经过少。

（3）滑胎。

（4）断绪。

西医诊断：（1）月经不调。

（2）习惯性流产。

（3）继发性不孕。

2. 诊断依据：

（1）近二年月经每15～20天一潮。

（2）近二年月经量少，每次用卫生巾半包，经期缩短。

（3）连续堕胎3次。

（4）堕胎后已停止避孕2年以上未复孕。

3. 辨证分型：脾肾两虚。

4. 证候分析：屡孕屡堕，损伤肾气及精血，血海不充故经量过少；肾虚不能温煦脾阳，统摄失职，则月经先期；脾肾两虚，冲任失养，子宫虚冷，故不能摄精成孕。

5. 治法：补肾健脾，养血调经。

6. 方药：归肾丸合四君子汤或毓麟珠加减。

菟丝子20g，杜仲15g，熟地15g，当归12g，山药15g，山萸肉12g，枸杞15g，茯苓15g，党参15g，炙甘草6g。

本科模拟试题（B卷）

班级_____ 学号_____ 姓名_____评分_____

一、选择题（每题1分，共25分）

（一）A₁型题

1. 对女子生理缺陷"五不女"的描述，最早见于（　　）

    A.《内经》

    B.《金匮要略》

    C.《景岳全书·妇人规》

    D.《广嗣纪要》

    E.《妇人大全良方》

2. 健固汤的主要功能是（　　）

    A. 温阳补肾，健脾止泻

    B. 温补肾阳　　C. 健脾益气

    D. 温肾固涩　　E. 渗利水湿

3. 妇科的第一首方应是（　　）

    A. 温经汤

    B. 四物汤

    C. 胶艾汤

    D. 四乌贼骨一蘆茹丸

    E. 当归芍药散

4. 阴痒，带下量多，色黄有泡沫，气秽，治宜（　　）

    A. 清热解毒，除湿止带

    B. 清热利湿止带

    C. 清热利湿，佐以杀虫止痒

    D. 滋阴降火止痒

    E. 健脾益气，升阳除湿

5. 经前乳房胀痛，经行不畅，周期先后不定，经色黯红；小腹胀痛；胸闷胁胀，精神抑郁，时叹息；舌稍黯，苔薄白，脉弦。首选方剂是（　　）

    A. 逍遥散

    B. 丹栀逍遥散

    C. 柴胡疏肝散

    D. 调肝汤

    E. 清肝引经汤

6. 以下是生理性带下的特征，除了（　　）

    A. 色白或透明无色

    B. 质粘而不稠

    C. 津津常润

    D. 状如米泔

    E. 无臭

7. 在妊娠28周内，胎漏、胎动不安相当于西医的（　　）

    A. 先兆流产　　B. 难免流产

    C. 不全流产　　D. 过期流产

    E. 完全流产

8. 滋肾育胎丸适用于胎漏、胎动不安哪种证型（　　）

    A. 肾虚证　　B. 气血虚弱证

    C. 血热证　　D. 血瘀证

    E. 肾虚血瘀证

9. 下列哪项不是了解卵巢功能的方法（　　）

    A. 宫颈刮片检查

    B. 宫颈粘液检查

    C. 阴道细胞涂片检查

    D. 性激素测定

    E. B超检查

10. 下列哪种激素不是脑垂体所分泌的（　　）

    A. 促卵泡素

B. 黄体生成素

C. 促性腺激素释放激素

D. 促甲状腺

E. 催乳素

11. "妇人之生，有余于气，不足于血"出自（ ）

　　A.《妇人大全良方》

　　B.《金匮要略》

　　C.《内经》

　　D.《难经》

　　E.《诸病源候论》

12. 在月经产生的机理中，起决定性作用的是（ ）

　　A. 天癸　　B. 气血　　C. 肾

　　D. 肝　　　E. 脾

13. 肾气虚不孕症的最佳处方是（ ）

　　A. 毓麟珠　　　B. 肾气丸

　　C. 右归丸　　　D. 归肾丸

　　E. 温胞饮

14. 下列哪个病与血瘀关系不大（ ）

　　A. 月经先后无定期

　　B. 异位妊娠

　　C. 崩漏

　　D. 痛经

　　E. 产后恶露不绝

（二）A₂型题

15. 某女，30岁，停经50天，近一周小腹隐痛，腹胀，腰酸。昨天阴道少量出血、色淡黯。舌淡稍黯，脉沉细滑。曾验尿妊娠试验阳性，目前首选的辅助检查是（ ）

　　A. HCG 定量　　　B. 血分析

　　C. 白带常规检查

　　D. B 型超声波　　E. 尿酮体

16. 王某，月经40天一潮，量少，色淡红，质清稀。小腹隐痛，喜温喜揉，腰酸，便溏，舌淡苔白，脉沉迟。治宜（ ）

　　A. 温经散寒调经

B. 益气活血调经

C. 行气活血调经

D. 扶阳祛寒调经

E. 扶脾益气，养血调经

17. 张女士，妊娠早期，恶心呕吐不食，甚则食入即吐，口淡，呕吐清涎；头晕体倦，脘痞腹胀，舌淡，苔白，脉细滑。首选方是（ ）

　　A. 苏叶黄连汤

　　B. 二陈汤

　　C. 生脉散合增液汤

　　D. 香砂六君子汤

　　E. 参苓白术散

18. 陈某，产后血性恶露过期不尽，量多，色淡红，质稀，无臭气；小腹下坠，面色㿠白，神疲懒言，小腹下坠；舌淡，脉细弱。治宜（ ）

　　A. 补气养血止血

　　B. 补血固涩止血

　　C. 补气摄血固冲

　　D. 益气养阴止血

　　E. 健脾益气化瘀

19. 某妇，带下量多一周，色白，质稀薄，无臭气；面色黄，四肢倦怠，纳少便溏，舌质胖，苔白，最佳处方是（ ）

　　A. 四君子汤　　　B. 六君子汤

　　C. 参苓白术散　　D. 完带汤

　　E. 内补丸

20. 产后病的最佳治疗原则是（ ）

　　A. 补虚化瘀

　　B. 清热解毒

　　C. 益气固表

　　D. 勿拘于产后，亦勿忘于产后

　　E. 调理肾肝脾

（三）X型题

21. 月经过多的常见证型有（ ）

　　A. 气虚　　　　B. 肾虚

　　C. 血热　　　　D. 血瘀

E. 肝郁

22. 古人云："凡看妇人病，入门先问经"，问月经应包括（　　）

　　A. 月经初潮年龄

　　B. 月经周期、持续时间

　　C. 经量、经色、经质

　　D. 末次月经日期

　　E. 伴随月经周期而出现的症状

23. 输卵管妊娠破裂的主要症状（　　）

　　A. 一侧少腹剧痛

　　B. 阴道不规则出血

　　C. 晕厥与休克

　　D. 下腹压痛、反跳痛，可有移动性浊音

　　E. 子宫颈举摆痛，子宫一侧可扪及软性边界不清之包块，触痛，后穹隆穿刺可抽出不凝固之血

24. 带下病的常用检查有（　　）

　　A. 妇科检查

　　B. 白带常规

　　C. 宫颈刮片

　　D. 阴道脱落细胞涂片

　　E. 衣原体、支原体培养

25. 治崩三法是指（　　）

　　A. 塞流　　　　　B. 澄源

　　C. 复旧　　　　　D. 求因

　　E. 固本

二、填空题（每题 1 分，共 10 分）

1.《　　　　》开创了妇科冲洗和阴道纳药的先河。

2.《景岳全书·阴阳篇》指出："元阴者，即　　　　，以长以立，天癸是也"。

3. 血瘀型癥瘕的首选方是　　　　。

4. 清经散的组成是　　　　。

5. 产后抑郁的发病特点是　　　　。

6. 经期延长是指　　　　。

7. 恶阻的病机主要是　　　　。

8. 滑胎是指　　　　。

9. 肾虚证胎动不安的主方是　　　　，其组成是　　　　。

10. 产后恶露不绝是指　　　　。

三、名词解释（每题 3 分，共 15 分）

1. 中医妇科学

2. 闭经

3. 经间期出血

4. 癥瘕

5. 不孕症

四、简答题（每题 5 分，共 15 分）

1. 简述慢性盆腔炎的临床表现。

2. 简述气滞血瘀证痛经的主要证候、治法及代表方。

3. 简述雌激素的生理作用。

五、论述题（每题 10 分，共 20 分）

1. 如何理解《景岳全书·妇人规》指出的"调经之要，贵在补脾胃以资血之源，养肾气以安血之室，知斯二者，则尽善矣"。

2. 叙述胎漏、胎动不安的病因病机。

六、病案分析

某女士，49 岁，已婚，教师，2002 年 3 月 20 日初诊。

主　诉：经行月余未尽，量多如注 2 日。

现病史：患者"七七"之年，经乱无期，行经难以自止。末次月经 2 日 15 日，至今月余不尽，近 2 日量多如注，卧床休息未见减少，已用卫生纸多包，血色淡红，质清稀。面色㿠白，神疲气短，面浮肢肿，小腹空坠，腰膝酸软，肢冷畏寒，纳呆便溏，小便清长，夜尿多；舌淡胖，苔白，脉沉细尺弱。

月经史：14 岁初潮，量中，无痛经，近 2 年经乱无期。

婚产史：26 岁结婚，孕 4 产 2 人流 2，已结扎输卵管多年。

过去史、家族史、个人史无特殊。

体查、妇科检查、盆腔 B 超均正常，

血分析提示轻度贫血。

请写出：1. 诊断(中医、西医)

2. 诊断依据

3. 辨证分型

4. 证候分析

5. 治法

6. 方药

7. 下一步治疗计划（未止血及止血后）

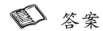 ## 答案

一、选择题

（一）A₁ 型题

1. D。

答案分析：《广嗣纪要》在择配篇中描述了"五不女"。

2. A。

答案分析：健固汤是《傅青主女科》治经前泄水的代表方，由补肾健脾药组成，其功能是温阳补肾，健脾止泻。

3. D。

答案分析：《素问·腹中论》记载了四乌贼骨一藘茹丸治疗血枯经闭，是妇科第一方。

4. C。

答案分析：题干所述为湿热下注证，治宜清热利湿，佐以杀虫止痒。

5. A。

答案分析：题干所述为肝郁证经前乳房胀痛，首选方为逍遥散。

6. D。

答案分析：状如米泔是带下病之症状之一，非生理性带下的特征。

7. A。

答案分析：先兆流产与胎动不安的临床表现及治疗相当。

8. A。

答案分析：滋肾育胎丸以补肾安胎为主。

9. A。

答案分析：宫颈刮片检查是防癌普查的常用检查，其余各项都是了解卵巢功能的方法。

10. C。

答案分析：促性腺激素释放激素是由下丘脑的神经分泌细胞分泌，不是脑垂体所分泌。

11. C。

答案分析：在《内经·灵枢·五音五味》中指出。

12. A。

答案分析：天癸的至与竭，决定着月经的潮与止，天癸与月经相始终。

13. A。

答案分析：毓麟珠补肾益气养血，温养冲任，是肾气虚不孕的最佳处方。

14. A。

答案分析：月经先后不定主要是肝郁、肾虚，与血瘀关系不大。

（二）A₂ 型题

15. D。

答案分析：题干所述为胎动不安，应首选 B 型超声波了解胚胎是否存活在宫内。

16. A。

答案分析：题干所述为虚寒证月经后期，治宜扶阳祛寒调经。

17. D。

答案分析：题干所述为脾胃虚弱证恶阻，首选方应是香砂六君子汤。

18. C。

答案分析：题干所述为气虚证产后恶露不绝，治宜补气摄血固冲。

19. D。

答案分析：题干所述为脾虚带下，最佳处方是完带汤。

20. D。

答案分析：勿拘于产后，亦勿忘于产后是产后病的治疗原则，其余为具体治法。

（三）X 型题

21. ACD。

答案分析：虚（气虚）、热、瘀为月经过多的主要病因病机。

22. ABCDE。

答案分析：五个备案答案均为题干所包括的内容。

23. ABCDE。

答案分析：五个备案答案均与题干相符合。

24. ABCE。

答案分析：阴道脱落细胞涂片是检查卵巢功能有无低下，其他是检查白带的病因及有无恶变，故均选用。

25. ABC。

答案分析：澄源即求因，复旧即固本，故不选 D、E，塞流、澄源、复旧为治崩三法。

二、填空题

1. 金匮要略

2. 无形之水

3. 桂枝茯苓丸

4. 丹皮、黄柏、地黄、白芍、云苓、青蒿、地骨皮

5. 产后出现情绪低落、精神抑郁。

6. 月经周期基本正常，行经时间超过 7 天以上，甚或淋漓半月方净者。

7. 冲气上逆，胃失和降。

8. 凡堕胎或小产连续发生 3 次或 3 次以上者。

9. 寿胎丸 菟丝子、桑寄生、川断、阿胶

10. 血性恶露持续 10 天以上，仍淋漓不尽者。

三、名词解释

1. 中医妇科学：中医妇科学是运用中医学基础理论与方法，认识和研究妇女解剖、生理、病因病机、诊治规律，以防治妇女特有疾病的一门临床学科。

2. 闭经：女子年逾 16 周岁，月经尚未来潮，或月经周期已建立后又中断 6 个月以上者。

3. 经间期出血：两次月经中间，即氤氲之时，出现周期性的少量阴道出血者。

4. 癥瘕：妇人下腹结块，伴有或胀、或痛、或满、或异常出血者。

5. 不孕症：女子婚后未避孕，有正常性生活，同居 2 年，而未受孕者；或曾有过妊娠，而后未避孕，又连续 2 年未再受孕者。

四、简答题

1. 答：慢性盆腔炎的临床表现为下腹部疼痛，痛连腰骶，可伴有低热起伏，易疲劳，劳则复发。带下增多，月经不调，经血量多，或经期腹痛，经期时间延长，甚至输卵管阻塞性不孕等。

2. 答：气滞血瘀痛经的主要证候是经前或经期小腹胀痛拒按，经血量少，行而不畅，血色紫黯有块，块下痛暂减；乳房胀痛，胸闷不舒；舌质紫黯或有瘀点，脉弦。

治法：理气行滞，化瘀止痛。

代表方：膈下逐瘀汤。

3. 答：雌激素的生理作用是：

（1）促进卵泡发育。

（2）增加子宫的血循环，促进子宫发育，使子宫内膜呈增生变化。

（3）使输卵管发育，蠕动增强，利于卵子输送。

（4）促使阴道上皮细胞增生、角化，黏膜变厚，和自洁作用。

（5）促使大小阴唇发育。

（6）使乳腺管增生、发育，增加乳头着色。

（7）促进第二性征发育。

（8）对丘脑下部和垂体产生反馈调节。

（9）促进水、钠潴留。

（10）促进骨中钙的沉积。

五、论述题

1. 答：调经之法，应遵循《内经》"谨守病机"及"谨察阴阳所在而调之，以平为期"的宗旨，采用补肾、扶脾、疏肝、调理气血、调理冲任等法以调治，上述诸法又常以补肾扶脾为要。《内经·素问·上古天真论》提出女子生长发育与生殖的规律，突出了在月经产生的过程中以肾为主导。《傅青主女科》又提出"经水出诸肾"，"经本于肾"。临床调经以补肾为主，补肾在于益先天之阴精，或补益肾气，以填精补血为主，并佐以助阳益气之品，使阴生阳长，肾气充盛，精血俱旺则月经自调。用药注意"阴中求阳"，"阳中求阴"；扶脾在于益血之源或统血，以健脾益气或健脾除湿升阳为主，脾气健运，生化有源，统摄有权，血海充盈，月经的期、量可正常。用药不可过用辛温或滋腻之品，以免耗伤脾阴或困阻脾阳；同时，月经的产生，天癸起着决定性作用，与月经相始终。而天癸来源于先天肾气，又靠后天脾胃水谷精气的滋养而成熟必至，决定着月经的潮与止。可见月经的产生与调经之要，都与肾脾至关重要。故《景岳全书·妇人规》云："调经之要，贵在补脾胃以资血之源，养肾气以安血之室，知斯二者，则尽善矣"，正是强调了补肾扶脾，先后天同治在调经中的重要作用。

2. 答：胎漏、胎动不安的主要病机是冲任损伤，胎元不固。其常见的病因病机有肾虚、气血虚弱、血热和血瘀。

肾虚：冲任损伤，胎元不固，则胎失所系。

血热：热伤冲任，扰动胎元而不固。

气血虚弱：冲任匮乏，不能固摄滋养胎元，则胎元不固。

血瘀：瘀阻子宫、冲任，气血不和，胎元失养而不固。

六、病案分析

1. 诊断：中医：崩漏
　　　　　西医：（更年期）功血

2. 诊断依据：七七之年，经乱无期，经来月余未净，量多如注2日。符合崩漏"经血非时暴下不止或淋漓不尽"的诊断。

3. 辨证分型：肾阳虚兼脾虚

4. 病机分析：肾阳虚，阳不摄阴，封藏失司。脾虚，血失统摄，均可导致冲任不固，经乱无期，出血如崩。阳虚血失温煦，故色淡红，质清稀。神疲气短，小腹空坠，腰酸膝软，肢冷畏寒及舌脉等均为肾脾阳虚之征。

5. 治法：温肾益气，固冲止血。

6. 方药：右归丸加党参、黄芪、田七。

熟附子9g、（焗）肉桂5g、熟地15g、山萸肉15g、山药20g、枸杞15g、菟丝子20g、鹿角胶15g（烊）、杜仲15g、党参30g、黄芪30g、（冲）田七末3g。

7. 治疗计划：如未止血，则诊刮送病理检查。止血后健脾养血为主，促康复。

硕士研究生入学考试试题

一、单项选择题（每小题 1 分，共 20 分）

答题说明：每小题后有 5 个备选答案，请选出 1 个最佳答案，将其标序字母填入题干后的括号内，以示回答。多选、错选、不选，均不得分。

1. _____，已具中医妇科学的雏形（　　）

　　A. 夏商周时期

　　B. 春秋战国时期

　　C. 秦汉时期

　　D. 隋唐五代时期

　　E. 两宋时期

2. 描述子宫"一系在下，上有两歧，一达于左，一达于右"形态特征的医学家是（　　）

　　A. 张仲景　　　　B. 刘完素

　　C. 李东垣　　　　D. 朱丹溪

　　E. 张子和

3. 卵泡发育至直径达_____mm，称为成熟卵泡（　　）

　　A. 10～12　　　　B. 12～14

　　C. 14～16　　　　D. 16～18

　　E. 18～20

4. "外治之理即内治之理，外治之药亦即内治之药，所异者，法耳"之论，出自（　　）

　　A. 《黄帝内经》

　　B. 《金匮要略》

　　C. 《妇人大全良方》

　　D. 《理瀹骈文》

　　E. 《医宗金鉴》

5. 孕妇童某某，末次月经：2001 年 7 月 6 日，推算其预产期为（　　）

　　A. 2002 年 4 月 13 日

　　B. 2002 年 4 月 17 日

　　C. 2002 年 4 月 20 日

　　D. 2002 年 4 月 24 日

　　E. 2002 年 5 月 6 日

6. 月经提前，量多，色深红，质稠黏；心烦，面红口干，小便短黄，大便燥结；舌质红，苔黄，脉数。辨证应属（　　）

　　A. 阳盛血热　　　B. 肝郁血热

　　C. 阴虚血热　　　D. 湿热内蕴

　　E. 瘀热互结

7. 因气虚冲任不固而致月经过多，方用举元煎，经期宜选加止血药（　　）

　　A. 地榆、茜草

　　B. 艾炭、炮姜

　　C. 三七、益母草

　　D. 女贞、旱莲草

　　E. 黄芩、焦栀

8. 于 BBT 低高温相交替时，少量阴道出血的病证是（　　）

　　A. 月经先期　　　B. 月经过少

　　C. 经间期出血　　D. 赤带

　　E. 胎漏

9. "崩漏不止，经乱之甚者也"，出自（　　）

　　A. 《景岳全书》

　　B. 《妇人大全良方》

　　C. 《丹溪心法附余》

D. 《傅青主女科》

E. 《诸病源候论》

10. 月经周期 36 天者，其排卵时间约发生在月经周期的（　　）

A. 第 14 天　　　　B. 第 16 天

C. 第 18 天　　　　D. 第 20 天

E. 第 22 天

11. 痛经，寒甚而厥，四肢冰凉，冷汗淋漓，方用少腹逐瘀汤，宜选加（　　）

A. 麻黄、桂枝　　B. 生姜、葱白

C. 牛黄、麝香　　D. 附子、细辛

E. 浮小麦、五味子

12. 经行吐衄，相类于西医妇科学的（　　）

A. 倒经　　　　　B. 逆经

C. 错经　　　　　D. 乱经

E. 代偿性月经

13. 带下过少，阴中干涩，阴痒；面色无华，头晕眼花，心悸失眠，经血色紫黯有块，肌肤甲错；舌质黯，边有瘀斑，脉细涩。辨证应属（　　）

A. 气滞血瘀　　　B. 气虚血瘀

C. 血枯瘀阻　　　D. 瘀血内阻

E. 寒凝血瘀

14. 恶阻的发病机理，责之（　　）

A. 冲气上逆，胃失和降

B. 脾胃虚弱，胃失和降

C. 肝郁侮土，胃失和降

D. 痰湿中阻，胃失和降

E. 气阴双亏，胃失和降

15. 妊娠 12 周内，胚胎自然殒堕者，称（　　）

A. 堕胎　　　　　B. 小产

C. 半产　　　　　D. 暗产

E. 滑胎

16. "产后三审"是指（　　）

A. 恶露、发热、大便

B. 腹痛、褥汗、大便

C. 腹痛、恶露、乳汁与饮食

D. 腹痛、大便、乳汁与饮食

E. 恶露、褥汗、大便

17. 李某，经来无期，经血淋漓难止，色深红，质稠；口渴烦热，便秘溲黄；舌质红，脉滑数。最佳选方（　　）

A. 上下相资汤　　B. 清经散

C. 保阴煎　　　　D. 清热固经汤

E. 两地汤

18. 朱某某，25 岁，既往月经正常，因情志失常而致经闭 6 个多月。B 超检查：子宫正常大小，双侧附件未见异常；阴道涂片每周 1 次，连续 4 次均呈中高度影响；黄体酮试验"＋"。应考虑为_____性闭经（　　）

A. 子宫　　　　　B. 卵巢

C. 垂体　　　　　D. 下丘脑

E. 甲状腺功能减退

19. 邹某某，女，45 岁，已婚，近 1 月白带增多，呈豆腐渣样，有臭气，外阴瘙痒难忍。最可能的诊断是（　　）

A. 滴虫性阴道炎

B. 霉菌性阴道炎

C. 细菌性阴道炎

D. 老年性阴道炎

E. 以上都不是

20. 生化汤（《傅青主女科》）的药物组成为（　　）

A. 当归、川芎、桃仁、红花、益母草

B. 当归、川芎、桃仁、丹皮、益母草

C. 当归、川芎、桃仁、炮姜、炙甘草

D. 当归、川芎、桃仁、炮姜、益母草

E. 当归、川芎、桃仁、益母草、炙甘草

二、X 型题（多项选择题，每小题 1 分，共 10 分）

答题说明：每小题后有 5 个备选答案，其中有 2~5 个是正确的，请将正确答案全部选出，并将其标序字母填入题干后的括号内，以示回答。凡错选、漏选或不选者，均不得分。

1. 胞宫，包括解剖学中所指的（　　）
    A. 阴户　　　　B. 阴道
    C. 子宫　　　　D. 输卵管
    E. 卵巢

2. 因生活失度而致妇产科疾病，主要包含（　　）
    A. 七情内伤　　B. 房劳多产
    C. 饮食不节　　D. 劳逸失常
    E. 跌仆损伤

3. 下述哪些病证，呈现急性下腹痛时，可应用止痛的急治法（　　）
    A. 原发性痛经
    B. 经间期腹痛
    C. 子宫内膜异位症
    D. 慢性盆腔炎
    E. 卵巢囊肿蒂扭转

4. 月经后期的常见病因病机有（　　）
    A. 肾虚　　　　B. 血虚
    C. 血寒　　　　D. 气滞
    E. 血瘀

5. 西医药物治疗多囊卵巢综合征，可选用（　　）
    A. 口服避孕药
    B. 醋酸环丙孕酮（CPA）
    C. 糖皮质类固醇
    D. 促性腺激素释放激素激动剂
    E. 克罗米酚

6. 可引起继发性痛经的疾病有（　　）
    A. 子宫内膜异位症
    B. 子宫腺肌症
    C. 盆腔炎
    D. 卵巢囊肿蒂扭转
    E. 宫颈狭窄

7. 慢性宫颈炎的病理变化有（　　）
    A. 宫颈糜烂　　B. 宫颈息肉
    C. 宫颈肥大　　D. 宫颈腺体囊肿
    E. 宫颈陈旧性裂伤

8. 妊娠期间，应慎用或禁用的药物（　　）
    A. 峻下滑利　　B. 祛瘀破血
    C. 耗气散气　　D. 和胃降逆
    E. 有毒之品

9. 异位妊娠，可发生于（　　）
    A. 输卵管　　　B. 卵巢
    C. 腹腔　　　　D. 阔韧带
    E. 宫颈

10. 卵巢分泌的激素有（　　）
    A. 雌激素　　　B. 孕激素
    C. 雄激素　　　D. 卵泡刺激素
    E. 黄体生成激素

三、解释题（共 15 分）

1. "阴虚阳搏谓之崩"（2 分）
2. "二阳之病发心脾，有不得隐曲，女子不月"（2 分）
3. "有故无殒，亦无殒也"（2 分）
4. 闭经（2 分）
5. 绝经妇女骨质疏松症（3 分）
6. 胎动不安（2 分）
7. 不孕症（2 分）

四、简答题（每小题 5 分，共 20 分）

1. 中药人工周期疗法的立法原则及用药思路。
2. 简述月经病的治疗原则。
3. 回乳的常用方药有哪些？如何使用？处于哪些情况的妇女需回乳治疗？
4. 人流综合征的诊断与防治。

五、论述题（每小题 10 分，共 20 分）

1. 试论崩漏的诊断与治疗原则。
2. 感染邪毒所致产后发热的发病机理

及其急症处理。

六、病案分析题（共15分）

张某某，女，28岁，公务员，已婚。

初诊时间：2001年10月16日

主诉：经来不畅，量少点滴12天。

现病史：末次月经2001年9月1日，量、色、质正常。此次月经于10月4日来潮，量少，色黯，无块，每日仅用卫生巾护垫即可。全身无明显不适。

现症：阴道流血量少，色黯，质中，无腰酸腹痛。苔薄白，舌质边有瘀点，脉细弦。

既往史：5年前曾疑右侧"宫外孕"行手术，术中见双侧附件伞端粘连，右附件未见孕囊，病人要求同时进行输卵管结扎术，医生因见输卵管粘连而未作结扎。术后进一步检查证实为宫内孕而行人工流产术。否认肝炎、胃炎等病史。对磺胺过敏。

经带史：12岁初潮，量中，约80ml，色、质正常。平素带下正常。

婚产史：24岁结婚，孕3产1人流2，末次人流于5年前。术后一直未避孕，也未上环。

个人生活史、家族史：无特殊。

要求：1. 制定诊疗方案

2. 写出诊治依据

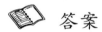 **答案**

一、单项选择题（每小题1分，共20分）

1. C。	2. D。	3. E。	4. D。
5. A。	6. A。	7. B。	8. C。
9. A。	10. E。	11. D。	12. E。
13. C。	14. A。	15. A。	16. D。
17. D。	18. D。	19. B。	20. C。

二、X型题（多项选择题，每小题1分，共10分）

1. CDE。	2. BCDE。
3. ABCD。	4. ABCD。
5. ABCDE。	6. ABCE。
7. ABCD。	8. ABCE。
9. ABCDE。	10. ABC。

三、解释题（共15分）

1. "阴虚阳搏谓之崩"出自《黄帝内经素问·阴阳别论篇》。阴为尺脉，阳为寸脉，阴脉虚而阳脉搏击，火迫而血妄行，在妇人发为血崩。

2. "二阳之病发心脾，有不得隐曲，女子不月"出自《素问·阴阳别论篇》。二阳，张景岳谓阳明也，如胃肠有病，可影响心脾，病人往往有曲折难言的隐情，如果发生在女子，就会引起经闭。

3. "有故无殒，亦无殒也"出自《素问·六元正纪大论篇》。黄帝询问怀孕而应用有毒性药物的原则，歧伯认为：有病而应用，既不伤胎，也不伤害母体。

4. 女子年逾16周岁，月经尚未初潮，或月经周期已建立后又中断6个月以上者，称闭经。前者为原发性闭经，后者称继发性闭经。

5. 绝经后短时间内由于雌激素水平急剧下降，导致骨吸收亢进，全身骨量减少，骨骼脆性增加，极易发生骨折的一种与绝经有关的代谢性骨病。

6. 妊娠期间出现腰酸、腹痛、小腹下坠，或伴少量阴道出血者。

7. 女子婚后未避孕，有正常性生活，同居2年，而未受孕者；或曾有过妊娠而后未避孕，又连续2年未再受孕者，称不孕症。前者为原发性不孕，后者称继发性不孕。

四、简答题（每小题5分，共20分）

1. 答：中药人工周期多遵循滋肾养血

——活血化瘀——补肾——活血化瘀的序贯立法原则。用药思路基于月经（或阴道出血）后血海空虚，属于在肾气作用下逐渐蓄积精血之期，治法上以滋肾益阴养血为主；经间期为重阴转化期，冲任气血活动显著，主以活血化瘀，并配合激发兴奋肾阳而促排卵；经前期为阳长期，阴充阳长，治宜阴中求阳，温肾暖宫辅以滋肾益阴；行经期为重阳转化期，重阳则开，血海满盈而溢泻，治宜活血调经。

2. 答：月经病的治疗原则：一是重在治本调经。治本应遵循《内经》"谨守病机""谨察阴阳所在而调之，以平为期"的宗旨，采用补肾、扶脾、疏肝、调理气血、调理冲任等法，使月经恢复正常。二是分清月经疾病和他病的关系而论治，如因经不调而后生他病者，当先调经，经调则他病自除；若因他病而致经不调者，当先治他病，病去则经自调。三是本着"急则治其标，缓则治其本"的原则，分清标本缓急而调理，如经血暴下，当以止血为先，症状缓解后，审证求因治其本。

3. 答：回乳的常用方药有：麦芽200g、蝉蜕5g，水煎服；免怀散（《济阴纲目》）红花、赤芍、当归尾、川牛膝，水煎服，可酌加麦芽、青皮、远志、蒲公英；皮硝120g，装于布袋，排空乳房后，敷于乳部（暴露乳头），扎紧，待湿后更换。若产妇不欲哺乳；或乳母体质虚弱或有病，不宜哺乳；或已到断乳之时，均可予回乳。

4. 答：人流综合征的诊断要点：多在人流吸引术中或结束时发生头晕、恶心、呕吐、面色苍白及出冷汗，甚至晕厥；心跳过缓，每分钟<60次，心律不齐，血压下降。

预防：手术动作轻柔，扩张宫颈缓慢；负压不宜过高，特别是宫腔已收缩后，勿过度、多次吸引或吸刮；精神过度紧张者术前给予止痛处理；心脏病及原心率偏慢者术前给予阿托品0.5mg。

处理：发生在手术结束且不重者可平卧，待其自然恢复后再起床；反应较重，心率在每分钟50次以下者，静脉注射阿托品0.5mg，并吸氧。

五、论述题（每小题10分，共20分）

1. 答：月经周期、经期、经量的严重紊乱是崩漏主要的临床特征，除月经周期失常外，还表现为行经时间超过半月以上，甚至数月断续不休，亦有停闭数月又突然暴下不止或淋漓不尽；妇科检查无明显器质性病变；临床常结合阴道脱落细胞、宫颈粘液结晶、基础体温测定、诊断性刮宫、有关激素测定或据病情需要选作B超、MRI、宫腔镜检查等作出诊断与鉴别。

治疗崩漏，多根据发病缓急和出血新久，本着"急则治其标，缓则治其本"的原则，灵活掌握和运用"塞流、澄源、复旧"三法。

塞流：即止血，用于暴崩之际，急当塞流止血防脱。

澄源：即正本清源，亦是求因固本，一般用于出血减缓后的辨证论治。

复旧：即固本善后，是巩固崩漏治疗的重要阶段，常根据患者的不同年龄阶段而施治。如青春期及生育期妇女，应注重调整月经周期，健全排卵功能，对不孕不育者，注意解决生育问题；更年期患者又以健脾养血促进康复，并注意排除恶性病变为要点。

治崩三法，虽不相同，但又不可截然分开，临证中必须灵活运用；三法互为前提，相互为用，各有侧重。

2. 答：产后血室正开，胞脉空虚，若产时接生不慎，或产后护理不洁，邪毒之邪乘虚入侵直犯胞宫，正邪交争而致发热，为感染邪毒所致产后发热的发病机理。因产后正虚，若邪毒炽盛，与血相搏，传变迅速，可引发热入营血，甚而逆传心包。

感染邪毒所致产后发热，为产科危急重症，应及时正确施治，其急症处理包括：

（1）支持疗法　加强营养，纠正水、电解质紊乱，病情严重或贫血者，多次少量输血。

（2）热入营血　高热不退，心烦汗出，斑疹隐隐，舌红绛，苔黄燥，脉弦细数者，治宜解毒清营、凉血养阴。以清营汤加味，或用清开灵注射液等静脉滴注。

（3）热入心包　高热不退，神昏谵语，甚则昏迷，面色苍白，四肢厥冷，脉微而数，治宜凉血托毒、清心开窍。清营汤送服安宫牛黄丸或紫雪丹，或醒脑静注射液肌内注射或静脉滴注。

（4）热深厥脱　冷汗淋漓，四肢厥冷，脉微欲绝，急当回阳救逆，方用独参汤、生脉散、参附汤或参附注射液肌内注射或静脉滴注。同时根据病情需要中西医结合救治。

六、病案分析题（共 15 分）

答：患者既往月经正常，此次"月经"如期而潮，表现为经来不畅，量少点滴而下，持续 12 天未净，故可考虑为月经过少、经期延长；但患者 5 年前因疑右侧"宫外孕"行手术，术中见双侧附件伞端粘连，又一直未避孕，也未上环，且属 28 岁育龄期，应注意排除异位妊娠。

因此，目前应考虑通过妇科检查、妊娠试验、B 超以及基础体温测定等作出诊断与鉴别。

经检查明确诊断后，可作如下处理：

1. 若为月经过少、经期延长，据其血色黯，点滴不净，舌质边有瘀点，辨证属血瘀，治宜化瘀调经，选方桃红四物汤加减治疗。

2. 若为妊娠，又当据其属宫内亦或宫外的不同情况，分别予以保胎或按异位妊娠采用中西医结合诊治。